Ta 18
34
A

T 3527.
A.6.

TRAITÉ

D'OSTÉOLOGIE,

TOME II.

TRAITÉ D'OSTÉOLOGIE,

Par M. BERTIN,

Docteur-Régent de la Faculté de Médecine en l'Université de Paris, de l'Académie Royale des Sciences, ci-devant premier Médecin du Prince des Valaquies & de Moldavie, ancien Professeur de Chirurgie, & premier Médecin d'une des Armées du Roi.

SUIVI

De trois Mémoires de M. HÉRISSANT, D. M. P. sur différens points d'Ostéologie.

TOME SECOND.

Du Fonds de P. Fr. DIDOT le jeune.

A PARIS,

Chez MÉQUIGNON l'aîné, Libraire, rue des Cordeliers, près des Ecoles de Chirurgie.

M. DCC. LXXXIII.

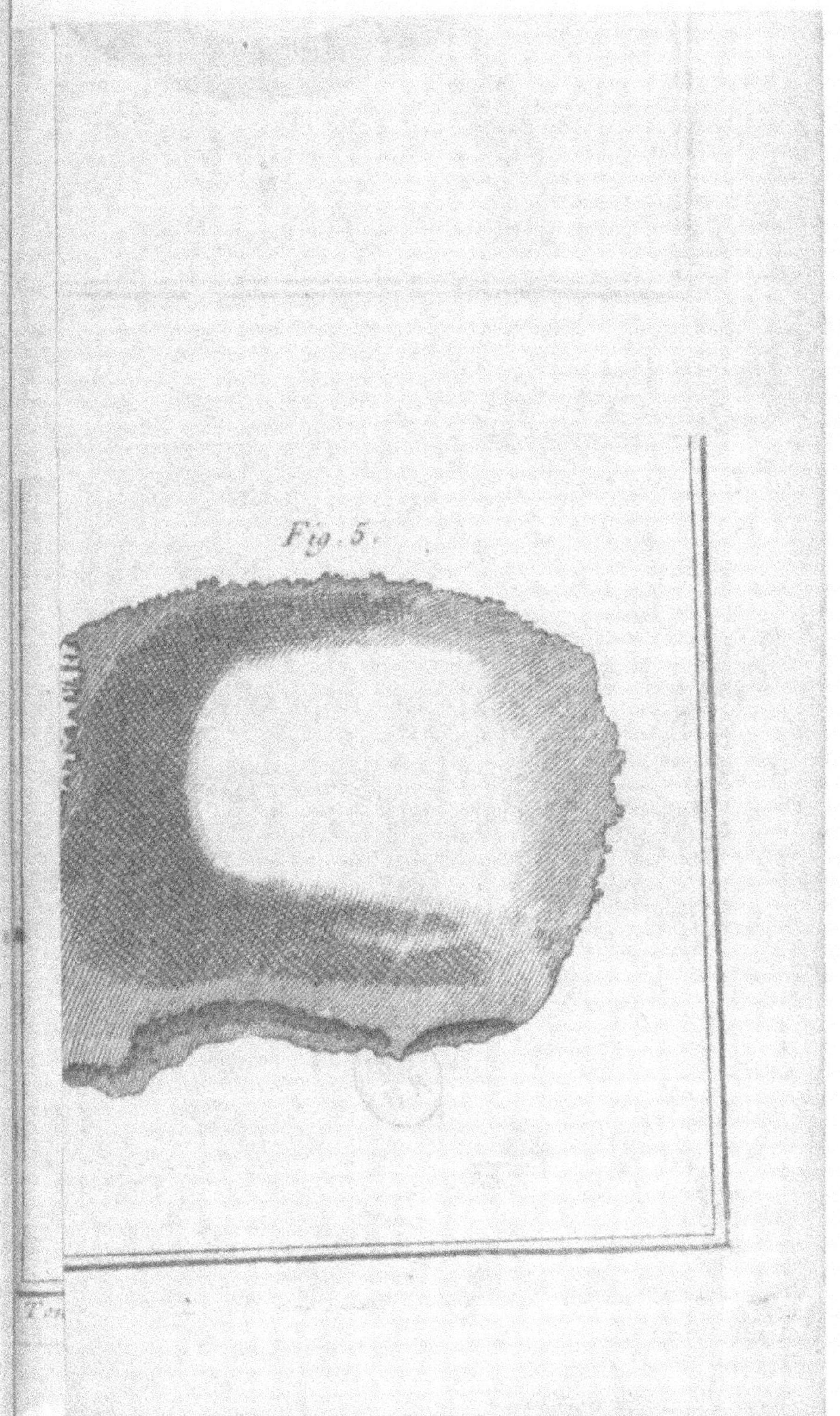
Fig. 5.

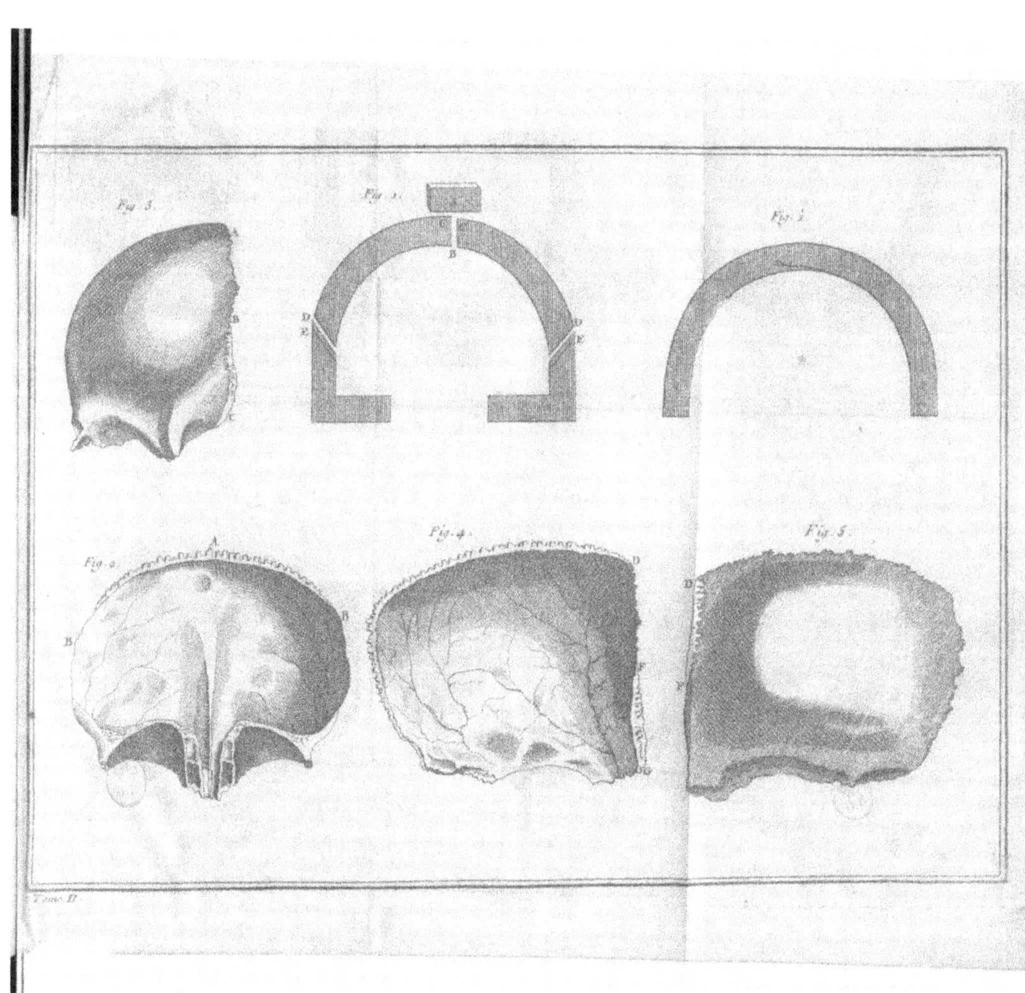

Fig. 3.
Fig. 1.
Fig. 2.
Fig. 2.
Fig. 4.
Fig. 5.
A
B
B
C
D
E
D
E
A
B
D
D

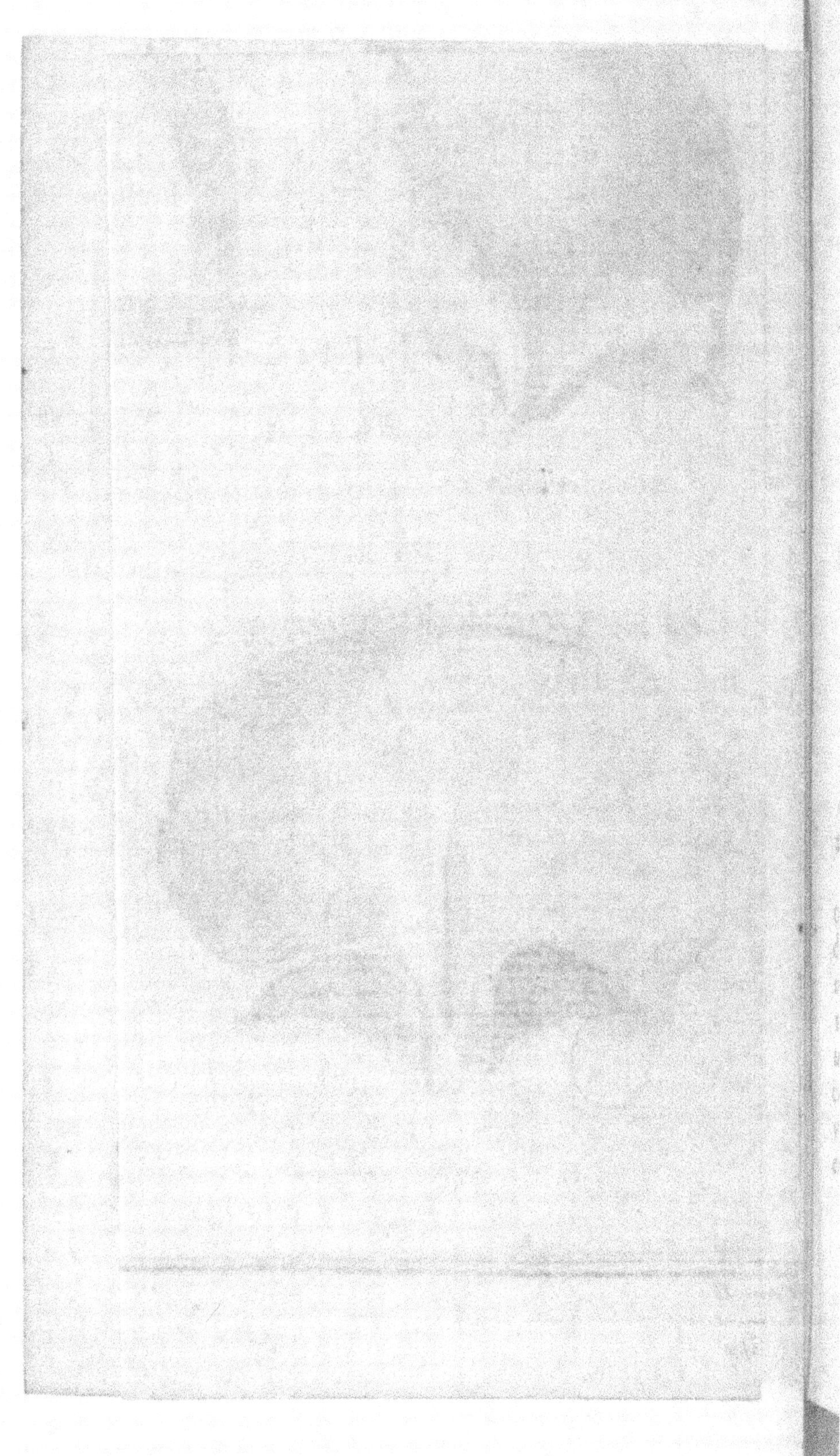

DE
L'OSTÉOLOGIE
EN PARTICULIER,
PREMIÈRE PARTIE.

CHAPITRE PREMIER.

De la Tête.

LA tête se divise ordinairement en deux parties; l'une est la face, l'autre le crâne.

Le crâne est une boîte formée de huit os unis par synarthroses, c'est-à-dire, par des articulations qui ne permettent aucun mouvement. De cette union il résulte une voûte osseuse de figure ovalaire, & une ample cavité propre à renfermer le cerveau & à le mettre à l'abri des actions violentes des corps dont nous sommes environnés. Cette voûte est assez ordinairement appelée la calotte du crâne. La partie inférieure de la voûte, ou le plancher qui lui sert de base, est creusée par plusieurs enfoncemens, & relevée de plusieurs bosses & éminences, & est appelée la base du crâne.

Tous les os qui entrent dans la composition du crâne, contribuent aussi, selon moi, les uns plus, les autres moins, à la formation de la face. Il n'en est pas tout-à-fait de même de bien des os de la face : plusieurs d'entr'eux ne contribuent nullement à la formation du crâne.

Le crâne & la face représentent en quelque sorte deux assemblages osseux de figure ovalaire, unis & comme adossés par leurs extrémités. Les huit os dont le crâne est composé, sont : l'os frontal, les deux pariétaux, les deux os temporaux, l'os occipital, l'os sphénoïde, & l'os ethmoïde.

La face, outre ces huit os qui lui sont en quelque sorte communs, est composée de quatorze os dont plusieurs lui sont propres, savoir : les deux os maxillaires, les deux zigomatiques, les deux os du palais, les os propres du nez, les deux os unguis, les cornets inférieurs, l'os vomer, & l'os de la mâchoire inférieure.

Nous distinguerons dans le crâne deux principales régions, savoir ; la voûte, à la formation de laquelle concourent l'os frontal par sa partie supérieure, postérieurement l'os occipital par sa partie supérieure, supérieurement & latéralement la plus grande partie de chaque os pariétal. Nous y distinguerons aussi la base, qui est formée antérieurement par la partie inférieure de l'os frontal, par l'os ethmoïde, l'os sphénoïde, par la plus grande partie des os temporaux & de l'os occipital.

La base du crâne est comme partagée en trois régions différentes, comme je l'expliquerai plus exactement dans la suite; en une antérieure qui soutient le cerveau, une postérieure qui contient le cervelet, une moyenne qui soutient la moëlle alongée.

L'on peut encore distinguer certaines régions qui sont comme placées entre la base & la calotte du crâne; telle est antérieurement la région du front, dont la partie la plus élevée s'appelle le sinciput; telles sont plus latéralement & un peu plus bas les régions des oreilles, plus latéralement & plus postérieurement les régions mastoïdiennes, & tout-à-fait postérieurement la région occipitale. La région frontale n'est formée que d'un seul os, qui est l'os frontal. Le temporal & l'os sphénoïde, avec une légère partie du pariétal, forment la région temporale.

On peut encore ajouter à ces os une partie de l'os zigomatique. La région mastoïdienne est formée par l'os temporal, & par la portion latérale de l'os occipital.

Il est encore utile de distinguer dans la face différentes régions. La partie inférieure de la région du front fait partie de la face ; au-dessous se présente la région du nez ; plus latéralement s'apperçoivent les régions des yeux. Les régions zigomatiques sont placées au-dessous des précédentes. Les régions temporales font partie de la face. On distingue encore dans la face, la région de la bouche, celle du menton, & les deux régions des joues, qui font placées au-dessous des régions zigomatiques.

La région nasale est formée par les os propres du nez, par les os maxillaires, par les cornets inférieurs, par l'os ethmoïde, l'os vomer, l'os sphénoïde, les os unguis, & par les os palatins.

Chaque région orbitaire est formée par l'os frontal, l'os maxillaire, l'os zigomatique, l'os ethmoïde, l'os sphénoïde, l'os palatin, & par l'os unguis.

L'os maxillaire & l'os zigomatique forment la région zigomatique ; chaque région des joues ou malaires est formée par l'os maxillaire, & par une partie du grand os de la face, connu fous le nom d'os de la mâchoire inférieure.

La région du menton est formée par le milieu ou par la convexité du grand os maxillaire inférieur.

La région de la bouche est formée par les trois os maxillaires, par les os du palais, l'os vomer, l'os sphénoïde, par l'os occipital, & les os temporaux.

CHAPITRE II.

De l'Os Frontal.

L'os frontal ou coronal, est situé à la partie antérieure du crâne ; il ressemble un peu à une grande coquille de mer : on compare aussi sa figure à celle d'une nacelle. Il n'y a qu'un os frontal dans l'adulte ; dans le fœtus, il est divisé en deux. Cette division subsiste quelquefois, mais très-rarement dans l'adulte. Nous y distinguerons deux faces, une interne qui est concave, une externe qui est convexe : l'on appelle face interne, celle qui regarde l'intérieur du crâne, & externe, celle qui paroît en dehors.

Dans la face externe qui est lisse & polie, l'on apperçoit assez souvent deux éminences, une de chaque côté d'une ligne moyenne & longitudinale qui est la trace de l'ancienne division qui existoit dans le temps de l'enfance. On les appelle éminences frontales. Au-dessous de ces deux éminences, sur la partie la plus déclive de l'os frontal, on apperçoit encore deux éminences transversales taillées en arcades plus ou moins saillantes, suivant l'âge & la constitution des sujets; on les appelle éminences sourcilières, parce qu'elles relèvent & soutiennent les sourcils.

Au-dessous & aux extrémités de ces deux arcades, paroissent quatre apophyses, appelées apophyses orbitaires, dont deux sont internes, & deux sont externes. Les externes sont plus saillantes que les internes. Derrière chaque apophyse orbitaire externe, l'on observe un enfoncement qui fait partie de la fosse temporale, & une empreinte musculaire en forme de ligne, qui s'étend jusqu'à l'os pariétal; les internes forment en partie les angles internes des orbites, & les externes forment en partie les angles externes.

Chaque éminence ou arcade sourcilière, est tantôt échancrée par une rainure, tantôt percée vers le milieu de son trajet par un trou: cette échancrure est appelée échancrure orbitaire supérieure: si c'est un trou, on le nomme trou orbitaire supérieur.

Les apophyses orbitaires internes sont
si voisines l'une de l'autre, qu'elles se
touchent pour ainsi dire, ou ne sont séparées que par une petite apophyse
inégale & aiguë, sur laquelle sont appuyés
les os propres du nez, & qui est nommée
pour cette raison apophyse nasale. Chaque
apophyse orbitaire interne présente sur sa
surface une petite éminence, à laquelle
est attachée la poulie du muscle trochléa-
teur. Dans la scissure orbitaire supérieure, ou dans le trou orbitaire supérieur,
on observe assez souvent un ou deux petits
trous qui transmettent des vaisseaux dans
la substance de l'os frontal.

Après avoir examiné ce qui se présente sur les dehors de l'os frontal, si
l'on tourne sa base ou sa partie inférieure
en devant, alors on découvre une portion considérable de cet os, à laquelle on
ne s'attendoit point. Dans cette partie
inférieure de l'os frontal, paroissent deux
fosses profondes ou deux voûtes oblongues, coniques, dont la longueur s'étend
de devant en arrière, plus grandes &
plus larges en devant qu'en arrière, plus
creusées vers les apophyses orbitaires
externes, que dans le reste de leur étendue, séparées l'une de l'autre, & par les
apophyses orbitaires internes, & par
l'apophyse nasale, & par une grande

échancrure appelée échancrure ou scissure ethmoïdale. Ce sont les fosses orbitaires.

Cette scissure ou échancrure est ouverte
en arrière ; mais en devant & sur les
côtés, elle est terminée par un bord cellulaire. Ce bord de chaque côté est percé
de deux trous ou plutôt de deux demi-
trous qui, par la jonction de ce bord
avec l'os ethmoïde, deviennent des trous
complets. On les appelle trous orbitaires
internes. L'un est appelé, à raison de sa
situation, trou orbitaire interne & antérieur ; l'autre est nommé trou orbitaire
interne & postérieur.

La partie antérieure de ce même bord
est aussi creusée par une petite scissure,
ou par un canal qui n'a pas d'ouverture
par en bas : on l'a appelé pour cette raison
le trou borgne. Mais j'ai souvent observé
une ouverture inférieure à ce trou ou
canal, par laquelle j'ai plusieurs fois fait
passer un stylet dans les fosses nasales.
Les cellules que l'on remarque sur le
bord dont la scissure ethmoïdale est environnée, ne sont pas complettes, mais
elles le deviennent en se joignant avec
d'autres demi-cellules pratiquées sur le
contour supérieur de l'os ethmoïde.

Dans la partie antérieure de l'échancrure ethmoïdale, & de chaque côté du

devant de cette échancrure, se remarquent deux ouvertures sous la forme de deux grandes cellules; ce sont les ouvertures des sinus frontaux.

Les sinus frontaux sont deux cavités partagées entre les deux tables de l'os frontal. Ces cavités ne se trouvent point dans le fœtus. Leur grandeur varie dans les adultes. Elles sont séparées l'une de l'autre par une lame osseuse qui s'élève de bas en haut, & qui est une véritable cloison. Cette cloison est quelquefois incomplette, & alors le sinus frontal d'un côté, communique avec le sinus frontal de l'autre côté. Ces cavités se terminent en bas chacune par une ouverture en forme d'un petit entonnoir, & cette ouverture s'ajuste par son contour avec une ou plusieurs cellules de l'os ethmoïde.

Les deux tables de l'os, qui forment par leur écartement les sinus frontaux, sont plus écartées en bas qu'en haut; mais pour l'ordinaire, cet écartement s'étend plus loin vers les côtés de l'os par en haut que par en bas. Ainsi les sinus sont plus étendus par en haut que par en bas, quoique vers le haut les tables soient plus rapprochées. Toute la surface des sinus est tapissée d'une membrane très-mince, & qui diffère beaucoup de la structure de la membrane pituitaire.

A v

Les finus étant ouverts, fe préfente d'abord de chaque côté cette partie de la table interne qui fait le fond de chaque finus. Elle a la forme d'une éminence convexe, oblongue ; c'eft la voûte de l'orbite. Au côté externe de chacune de ces voûtes, on remarque quelquefois un trou qui perce dans l'orbite ; on l'appelle trou orbitaire externe : par ce trou paffe une petite artère.

La furface interne de l'os frontal eft concave, ainfi que je l'ai déja dit. Dans fa concavité fe préfentent deux enfonce-mens qui répondent aux éminences fron-tales que j'ai décrites en parlant de la face externe. L'on y apperçoit auffi plu-fieurs éminences & cavités fuperficielles, qui on été appelées impreffions digitales. Il y a quelque rapport entre ces éminences & enfoncemens, avec les circonvolutions du cerveau.

Au bas & au milieu de la face externe, fe préfente une éminence longitudinale qui monte tantôt plus, tantôt moins haut, mais qui eft plus élevée en bas qu'en haut : on l'appelle épine frontale. Sur fon ex-trémité inférieure eft creufée une fciffure, qui, en fe joignant avec une autre fciffure pratiquée fur le devant du crifta-galli, forme le trou borgne dont nous avons déja parlé. Son extrémité fupérieure fe

termine infenfiblement dans une gouttière fuperficielle, dans laquelle eft placé
le commencement du finus longitudinal.
Cette gouttière, à peine fenfible dans fon
commencement, s'apperçoit aifément à
la partie fupérieure de l'os frontal; elle
répond à cette ligne longitudinale qui
femble partager l'os en deux moitiés égales, & dont j'ai parlé en décrivant la
face externe. Cette ligne longitudinale eft
appelée par quelques-uns épine frontale.

La fciffure ethmoïdale, dont nous
avons déja parlé, fe fait encore appercevoir dans la face interne. De chaque
côté de cette fciffure fe préfente une
éminence convexe qui répond à la voûte
de l'orbite, & qui forme la plus grande
partie de cette voûte.

Le bord fupérieur de cet os eft prefque
demi-circulaire; il eft dentelé dans
prefque toute fon étendue, pour former
avec les pariétaux la future coronale.
Dans quelques endroits, il eft taillé en
bifeau, de forte qu'il fert d'appui & de
foutien aux os pariétaux, qui à leur tour
lui rendent le même office. Le bord inférieur eft prefque droit; il eft divifé en
deux parties égales par la fciffure ethmoïdale.

La fubftance de l'os frontal, ainfi que
celle de la plupart des os du crâne, eft

compacte & cellulaire, ou diploïque.
La substance cellulaire se trouve renfermée entre deux couches de substance
compacte, dont l'une est interne, l'autre
externe. La couche externe a été appelée
la table externe du crâne ; la couche interne a été appelée la table interne. Dans
toute cette partie de l'os frontal, qui est
employée à former les sinus frontaux, il
n'y a point de diploé : j'en ai cependant
quelquefois apperçu dans la table antérieure de chaque sinus.

L'os frontal forme la partie antérieure
du crâne ; il reçoit les lobes antérieurs du
cerveau, il fait la partie supérieure de la
face, il donne des voûtes aux orbites, il
amplifie les cavités du nez ; il transmet
des vaisseaux & des nerfs des orbites dans
la cavité du crâne, & du crâne dans les
narines par les trous orbitaires internes.
Il donne attache aux muscles crotaphites
par la partie postérieure de chaque apophyse orbitaire externe, & par l'empreinte musculaire qui s'élève en forme
de ligne du sommet de cette apophyse.
Il transmet de la cavité des orbites, des
nerfs & des vaisseaux qui se répandent
dans la peau, les muscles & le périoste
du front, par les scissures suborbitaires.
Il donne attache aux poulies des muscles
trochléateurs, par les petites éminences

que nous avons observées sur chaque
apophyse orbitaire interne. Il fait partie
des fosses temporales, par l'enfoncement
que nous avons remarqué derrière chaque
apophyse orbitaire externe. Il donne insertion aux muscles frontaux & aux muscles pyramidaux du nez, par les apophyses
orbitaires internes ; aux muscles sourci-
liers, par les éminences ou arcades sourcilières.

Nota. Quand au lieu de trous sourci-
liers, il se trouve des échancrures ou
scissures pour le passage des nerfs & des
vaisseaux de l'orbite, alors à chaque bord
de la scissure est attaché un petit ligament
transversal qui protège le nerf & l'artère
qui passent par la scissure, & le mettent
à l'abri de toute compression.

L'os frontal est articulé avec douze os,
qui sont les deux pariétaux, l'os ethmoïde, les os unguis, l'os sphénoïde, les
deux os zigomatiques, les os maxillaires
supérieurs, & les os du nez.

Il est uni avec les pariétaux par la suture coronale formée par son bord supérieur ou demi-circulaire ; inférieurement
il est encore uni aux pariétaux par une
suture écailleuse, de façon qu'il est soutenu en haut par les pariétaux, & que
par en bas il sert de soutien aux pariétaux. Il est uni avec l'os sphénoïde par

fon bord droit & inférieur. Il s'unit avec cet os par une double future ; l'une eft écailleufe, l'autre eft par engrénure. Il eft articulé avec les os du nez, par l'apophyfe nafale ; avec les os unguis, par les apophyfes orbitaires internes ; avec l'os ethmoïde, par le bord demi-cellulaire de la fciffure ethmoïdale ; avec les os maxillaires fupérieurs, par les apophyfes orbitaires internes ; avec les os zigomatiques, par les apophyfes orbitaires externes.

Pour mettre l'os frontal dans fa fituation, il faut placer en devant la face convexe, & les apophyfes orbitaires en bas.

CHAPITRE III.

Des Os Pariétaux.

LES os pariétaux tirent leur dénomination de leur principal ufage ; car ils forment les parois & le deffus de la voûte du crâne. Dans chaque os pariétal, nous diftinguerons deux faces, l'une interne & l'autre externe. Sur l'externe, qui eft convexe, très-liffée & très-polie, règne une empreinte mufculaire en forme d'arcade, à laquelle font inférées les fibres fupérieurs du mufcle crotaphite. Sa face

interne est concave; l'on y observe des
éminences en forme de sillons irréguliers,
& des enfoncemens que l'on appelle
impressions digitales. L'on y remarque
encore plusieurs petites crénelures qui
s'élèvent de la partie inférieure de cette
face, & qui se ramifient en montant. Dans
ces traces ou crénelures, sont logées
plusieurs ramifications de la plus grande
des artères de la dure-mère, appelée artère
épineuse.

L'os pariétal a une figure carrée, &
par conséquent est terminé par quatre
bords ou côtés, qui forment par leurs
extrémités quatre angles différens. Des
quatre bords de cet os, l'un est supérieur,
un autre est inférieur, le troisième est
antérieur, le quatrième est postérieur.
Des quatre angles, l'un est supérieur &
antérieur, un autre est antérieur & inférieur, un autre est postérieur & supérieur,
le quatrième est postérieur & inférieur.

Le bord supérieur se distingue aisément
des trois autres; premièrement, parce
qu'il est plus long; secondement, parce
qu'en dedans, c'est-à-dire, du côté de
la cavité du crâne, il est un peu creusé
par une gouttière longitudinale, dans laquelle est reçu le sinus longitudinal de la
dure-mère: cette gouttière est comme la
suite de celle que nous avons observée

sur la surface intérieure de l'os frontal. Troisièmement, parce que vers son extrémité postérieure, il est percé par un petit trou qui laisse passer une artère & une veine qui se distribuent dans la dure-mère. Ce trou n'existe pas toujours dans les deux pariétaux; tantôt c'est dans le pariétal droit qu'on le remarque, d'autres fois c'est dans le pariétal gauche : on l'appelle trou pariétal. Enfin, les caractères que nous allons donner aux trois autres côtés, servent encore à distinguer celui-ci.

Le côté ou bord inférieur se distingue du supérieur, en ce qu'il n'a aucun des caractères que nous lui avons donnés. Secondement, parce qu'il est le plus court de tous. Troisièmement, parce qu'il est taillé un peu en croissant. En quatrième lieu, parce qu'il est aminci comme si on avoit coupé en dédolant la moitié de sa substance. Quatrièmement, parce que l'on remarque sur toute son étendue par dehors, des fibres rayonnées. C'est ce bord qui forme avec l'os temporal la future écailleuse.

Le bord antérieur se distingue des deux précédens, parce qu'il n'a point les caractères que nous leur avons remarqués : mais il est quelquefois assez difficile de le distinguer du postérieur. On y réussira aisément, en faisant attention premièrement, que ses dentelures sont plus petites & plus régulières que celles du bord postérieur : en second lieu, parce qu'il est coupé & dentelé en double sens, car tantôt il couvre le coronal, & tantôt il en est recouvert ; troisièmement, en ce qu'il est un peu plus court que le postérieur.

Le bord postérieur se distingue des trois autres. Premièrement, parce qu'il n'a point les caractères que nous y avons observés. Secondement, par l'irrégularité de ses dentelures, dont quelques-unes sont grandes & accompagnées de grands enfoncemens, dans lesquels sont placés des os surnuméraires, appelés les os de Vormius ou les clefs. Troisièmement, parce qu'en dedans & à son extrémité inférieure, on y remarque une gouttière très-courte & assez profonde, dans laquelle est reçue une partie du sinus latéral.

Ces bords, ainsi que je l'ai dit ci-dessus, forment des angles à leurs extrémités. L'angle antérieur & supérieur est formé par la rencontre du côté supérieur avec le côté ou bord antérieur : cet angle est celui qui approche le plus d'un angle droit. L'angle antérieur & inférieur est formé par le bord inférieur & par l'extrémité inférieure du bord antérieur. Cet angle est le plus alongé & le plus saillant ; de plus, il est écailleux ou taillé en biseau : sur sa partie interne est creusée une petite rainure ou portion de canal ; quelquefois ce canal est complet. Par cette rainure ou par ce petit canal, passe l'artère épineuse de la dure-mère. L'on remarque assez souvent deux trous dans la rainure, par lesquels passent deux rameaux artériels qui se distribuent dans la substance de l'os. L'angle postérieur & supérieur est formé par l'extrémité du bord supérieur, & par celle du bord postérieur. Cet angle n'est point si régulier que l'angle antérieur & postérieur ; il se termine moins en pointe que les deux précédens.

L'angle postérieur & inférieur est formé par le bord postérieur & par le bord inférieur. Il est comme divisé en deux ; un antérieur très-petit qui est reçu dans une échancrure profonde, creusée sur l'os des tempes, entre la portion écailleuse de cet os, & entre la portion mastoïdienne ; & un postérieur plus obtus, qui est uni avec deux os, savoir, avec l'os occipital, & avec la portion mamillaire des os des tempes. Sur la lèvre interne de l'angle postérieur & inférieur, est creusée cette gouttière dont j'ai parlé en décrivant le bord postérieur.

Pour placer l'os pariétal dans sa situation, & pour distinguer le droit du gauche,
il faut placer en devant & en bas l'angle
le plus saillant, & il faut que la face
convexe de l'os regarde en dehors.

Mais pour éviter toute erreur, quand
il s'agit de placer cet os, il faut bien faire
attention à la situation qu'il garde dans
une tête entière, & l'on remarque que
sa position est oblique; de sorte que
l'angle antérieur & inférieur est presque
à la hauteur de l'angle postérieur & supérieur, & que le postérieur & inférieur
est le plus bas de tous, pendant que
l'angle antérieur & supérieur est le plus
élevé.

L'os pariétal est uni avec cinq os;
savoir, avec l'os pariétal de l'autre côté,
avec l'os frontal, avec l'os sphénoïde,
avec l'os temporal, avec l'os occipital.
Il est uni avec son pareil, par son bord
supérieur; avec l'os frontal, par son bord
antérieur; avec l'os sphénoïde, par son
angle antérieur & inférieur; avec l'os des
tempes, par son bord inférieur; avec l'os
occipital, par son bord postérieur.

L'usage de l'os pariétal est de former
une très-grande partie de la voûte du
crâne, de former une légère partie des
fosses temporales, de transmettre à la
dure-mère l'artère épineuse, & une pe-

tite artère & une petite veine au finus longitudinal ; de donner attache à ce finus
& au finus latéral ; de donner infertion au
mufcle temporal. Quelquefois la portion
de gouttière que nous avons remarquée
fur la lèvre interne de l'angle poftérieur
& inférieur pour le finus latéral , manque
dans le pariétal du côté gauche , & pour
l'ordinaire elle eft plus grande & plus
marquée dans le pariétal droit.

L'os pariétal forme une grande partie
de la voûte du crâne par toute l'étendue
de fes deux faces ; il forme une légère
partie de la foffe temporale, & par con-
féquent de la face, par fon angle antérieur
& inférieur. Il tranfmet l'artère épineufe
à la dure-mère , par le petit canal ou la
petite portion de canal que nous avons
remarqué fur le bord interne de fon angle
antérieure & inférieure. Il donne attache
au finus longitudinal par la demi-gouttière
que nous avons obfervée le long de fon
bord fupérieur ; au finus latéral , par celle
que nous avons indiquée fur le bord interne de fon angle poftérieur & inférieur.
Il donne infertion au mufcle crotaphyte ,
par l'éminence en forme de ligne recourbée , que nous avons obfervée fur la face
externe.

La fubftance de l'os pariétal eft une
couche de diploé renfermée entre deux

couches de fubftance compacte. Dans les jeunes fujets , il y a plus de diploé que dans les vieillards; dans ceux-ci , les deux tables , l'externe & l'interne , font très-épaiffes.

Il faut obferver que dans le fœtus , & même dans l'enfance , l'angle antérieur & fupérieur n'eft pas encore offifié , ni la partie la plus élevée de l'os frontal. De-là il réfulte un efpace au milieu de la future coronale , dans lequel le cerveau n'eft recouvert d'aucun os , mais feulement de la peau , des mufcles , du péri-crâne , & de la dure-mère ; cet efpace eft nommé la fontanelle. Cette remarque eft très-importante quand il s'agit de remédier aux maladies qui , dans les enfans , ont leur fiège dans cette partie de la tête , telles que les abcès , les coups , les chûtes , les plaies , la teigne , la gale , &c.

L'on peut fentir en touchant la fontanelle , le mouvement du cerveau , que l'on a jufqu'à ce fiècle , ou ignoré , ou attribué à la dure-mère.

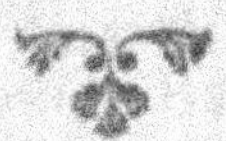

CHAPITRE IV.

Développement de l'Os Pariétal & des Os larges du crâne.

LE développement de l'os pariétal est plus facile à être faisi des yeux de l'esprit que celui des autres os larges; il femble que la nature, dans l'offification de cet os, procède d'une manière plus fimple que dans l'offification des autres os larges. Il eft donc néceffaire de nous former une idée exacte de la règle que fuit la nature dans la formation de l'os pariétal. Je parlerai enfuite du développement des os qui font compofés de plufieurs parties diftinguées les unes des autres dans les inftans de leur origine, & que l'on appelle épiphyfes d'offification; ainfi nous defcendrons de la connoiffance du plus fimple au plus compofé.

L'os pariétal n'eft compofé que d'une feule pièce ou épiphyfe d'offification; il paroît dans les fœtus de deux à trois mois comme une fimple membrane. Le crâne eft alors une veffie membraneufe, gonflée par le cerveau dont elle eft remplie. Dans la partie latérale & fupérieure de cette veffie membraneufe, l'on apperçoit un germe d'ossification, qui presque dès l'instant de sa naissance devient fort large & irrégulièrement quarré : dans cet état il est très-mince, composé de fibres rayonnées qui partent d'un centre commun, & qui, comme autant de rayons, deviennent divergentes : l'os naissant dans cet état peut être facilement déchiré, & le déchirement passe toujours par le centre de l'os, par quelque côté de l'os qu'on commence à faire ce déchirement.

Ces fibres rayonnées laissent entre elles des espaces & des entre-ouvertures qui doivent bientôt être remplis par des fibres nouvelles.

Ces espaces que les fibres osseuses primitives laissent entre elles, diminuent peu-à-peu, parce que des ailes ou des côtés des fibres primitives naissent des fibres secondaires qui s'alongent suivant la direction des premières, s'unissent & s'ajustent à leurs côtés.

Il naît de telles fibres nouvelles de toutes les fibres primitives, ou plutôt il s'appose des fibres nouvelles le long de toutes les fibres primitives ; celles-ci se collent aux anciennes, se soudent avec elles, deviennent plus longues. Par cet artifice, à mesure que l'os se développe, plusieurs fibres primitives, qui dans le commencement faisoient les bords du pa-

riétal , font placées à peu de diftance du
centre par le prolongement fucceffif que
les fibres nouvelles ont opéré dans les
bords de l'os.

Les fibres font placées de façon que
les unes fe prolongent toujours au-delà des
autres : toutes leurs extrémités paroiffent
fur la face externe ; elles y paroiffent
fous la forme de plufieurs petites écailles
qui , par une de leurs extrémités , font
toutes tournées vers un point commun ,
à peu près comme les tuiles qui couvrent
le fommet du dôme d'un temple. Si on
plie l'os dans fa totalité , ces écailles re-
dreffent leurs extrémités externes , je veux
dire celles qui font les plus éloignées du
centre , & toute la furface de l'os eft
hériffée des extrémités tranchantes de ces
petites écailles.

Dans cet état l'os pariétal n'eft formé
que d'une table, c'eft la table interne :
toutes les têtes des fibres & des écailles
font inclinées vers cette table ; elle en eft
la bafe & l'appui. La table interne eft
donc la première développée , ou plutôt
elle eft la bafe de laquelle s'élève la plupart
des fibres nouvelles. La formation de la
table externe préfente plus de difficultés.

J'ai dit que fi on plioit l'os pariétal,
les extrémités des fibres & des écailles
devenoient très-fenfibles ; l'on peut vérifier

fier ce fait autant de fois qu'on le souhaite. ces écailles & ces extrémités laiſſent entre elles des eſpaces : c'eſt dans ces eſpaces que l'on voit très-manifeſtement les fibres du périoſte s'inſinuer , ainſi que les petits vaiſſeaux deſtinés à la nourriture de l'os.

Les fibres du périoſte , en s'engageant entre les extrémités des écailles & des fibres , lient les unes avec les autres. Alors des extrémités des écailles & des fibres rayonnées , ſe forme une table nouvelle, ſéparée de la première par toute la diſtance qui eſt depuis l'extrémité externe de chaque fibre rayonnée juſqu'à la table interne qui , ainſi que je l'ai dit ci-devant, paroît dès les premiers temps , & eſt en quelque ſorte le canevas duquel s'élève la plupart des fibres nouvelles. J'ai pluſieurs fois apperçu les fibres du périoſte s'inſinuer les unes dans les eſpaces que les extrémités externes des fibres laiſſent entre elles , les autres s'inſéroient & s'identifioient en quelque ſorte avec les extrémités des fibres & des écailles.

De ces obſervations l'on peut conclure que le périoſte , en ſe joignant aux extrémités des fibres rayonnées , les coud, pour ainſi dire, les unes avec les autres , & forme avec elles la table externe du crâne. A meſure que cette table ſe fortifie & ſe développe, elle attire à elle une partie des fibres qui étoient placées entre elle & entre la table interne; par conséquent la subftance renfermée entre les deux tables doit être rare & fpongieufe; c'eft le diploé.

Mais, dira-t-on, pourquoi le périofte ne s'emploie-t-il pas également à endurcir la partie des fibres qui eft placée entre l'une & l'autre table naiffante? C'eft que, d'abord que la table externe commence à fe manifefter, le périofte eft féparé de cette partie des fibres placées dans l'intervalle des deux tables; par l'épaiffeur de la table externe, contiguë au périofte, elle devient une cloifon qui empêche les fucs & les fibres du péricrâne de fe répandre abondamment dans la fubftance placée dans le petit intervalle qui la fépare de la table interne.

Mais il refte toujours à favoir pourquoi, dans le temps de la première formation de la table externe, le périofte ne rend pas la fubftance offeufe également folide, depuis la table interne jufqu'à la furface externe de l'os. Mais, je l'ai déja dit, c'eft que la table interne eft une bafe de laquelle s'élèvent les fibres : ces fibres prennent dès l'inftant de leur formation une certaine longueur : elles écartent le périofte de la table interne, & par conféquent il eft impoffible qu'il fourniffe ni autant de fibres, ni autant de sucs osseux à la partie des fibres la plus voisine de la table interne. C'est donc dans cet endroit que doit paroître & que paroît en effet le diploé.

Le péricrâne fournissant continuellement des fibres de sa propre substance dans la table externe, & les vaisseaux dont il est composé versant continuellement des sucs osseux sur la surface de ces fibres, l'on conçoit aisément que la table externe doit augmenter d'épaisseur.

La table interne se fortifie de même par des filets très-nombreux que la dure-mère lui envoie, & par les liquides que les vaisseaux de cette membrane répandent dans cette table. J'ai plusieurs fois apperçu des couches nouvelles se placer sur la surface des premières ; dans quelques endroits ces couches n'avoient pas encore acquis assez d'étendue pour couvrir toute la surface intérieure de l'os : elles finissoient à des distances différentes, jusqu'à ce que la table interne eût acquis un certain degré d'épaisseur ; il est alors presque impossible de la séparer de la dure-mère.

Dans les os larges dont l'ossification commence en plusieurs endroits, tels que l'os frontal & l'os occipital, l'on doit regarder chaque épiphyse d'ossification comme un os distingué ; & alors tout ce que nous avons dit de l'oſſiſication de l'os pariétal , peut être appliqué à l'oſſiſication de chacune de ces épiphyſes. La nature y ſuit exactement les mêmes loix. Les deux tables & le diploé ſe forment ſuivant la même méthode : quelquefois cependant le centre de l'épiphyſe d'oſſiſication n'eſt pas toujours exactement celui duquel partent les ſibres primitives. Le centre de ces ſibres eſt quelquefois plus près d'un des bords de l'épiphyſe que des autres bords. Dans l'os pariétal lui-même , il n'eſt pas exactement au centre de cet os.

CHAPITRE V.

De l'Os Occipital.

L'os occipital eſt ſitué à la partie poſtérieure & inférieure du crâne ; ſon extrémité ſupérieure s'étend même juſqu'à la partie moyenne & poſtérieure. Il approche de la figure d'un trapèze ; il eſt convexe en dehors comme en dedans ; ſon extrémité inférieure eſt comme le centre de toutes les pièces qui compoſent le crâne ; c'eſt par elle que la tête tourne & eſt appuyée ſur la première vertèbre.

Elle est articulée avec cette première vertèbre par un ginglyme dont les mouvemens sont très-bornés. Cet os est terminé par quatre bords ou côtés, deux supérieurs & deux inférieurs ; ces quatre bords sont terminés par quatre angles différens, dont l'un est supérieur, l'autre inférieur, les deux autres sont latéraux.

Les deux côtés ou bords inférieurs se distinguent des supérieurs. Premièrement, parce qu'ils n'ont point les caractères que nous assignerons à ceux-ci. En second lieu, parce qu'ils ont deux éminences vers leur milieu, que nous appellerons apophyses jugulaires. Troisièmement, parce qu'ils ont deux échancrures placées devant ces éminences, pour le passage des veines jugulaires internes, des nerfs de la huitième paire, & de quelques petites artères qui viennent de la carotide externe. Chacune de ces deux échancrures est quelquefois divisée en deux par une petite avance osseuse. Quatrièmement, parce qu'on y remarque assez souvent un petit enfoncement longitudinal qui ressemble à une petite mortoise, dans laquelle est reçue une lame osseuse de l'os des tempes. Cinquièmement, parce qu'ils deviennent fort épais quand ils sont prêts à finir. Sixièmement, parce qu'ils renferment la moitié de l'os la plus solide & la plus compacte , celle où est creusé le grand trou occipital. Les deux côtés supérieurs sont terminés par des dentelures , mais elles sont très-irrégulières ; ils sont assez souvent échancrés dans leur trajet par différens enfoncemens , dans lesquels sont logés les os surnuméraires ou os de Vormius.

Des quatre angles , le supérieur est le plus régulier quand il n'y a point de clef à l'endroit où il doit être. L'inférieur se distingue aisément ; il ressemble à une longue & grosse apophyse convexe en bas , un peu concave en dessus dans toute sa longueur ; on l'appelle apophyse cunéiforme. Il a une direction transversalement oblique de derrière en devant , & presque opposée à la direction de la longueur de l'os dans sa totalité.

Les deux angles latéraux ont une situation moyenne entre l'angle supérieur & l'angle inférieur.

L'os occipital a deux faces , une externe & une interne ; l'interne est convexe , & comme divisée en deux parties ou moitiés, une supérieure & une inférieure ; la moitié supérieure est plus épaisse que l'inférieure. Elle est composée de deux tables & d'une couche de diploé ; l'on n'y remarque qu'une seule des deux tables relevée de quelques bosses , creusée de différens en-

foncemens, & marquée de plusieurs em-
preintes musculaires.

Une ligne transversale un peu saillante,
divisée en deux parties égales, par une tubérosité que l'on appelle la tubérosité occipitale, prolongée depuis un angle latéral
jusqu'à l'autre, partage par dehors l'os en
deux moitiés.

Au dessous de cette grande ligne transversale, l'on en observe une autre plus
petite, dont la direction principale est
transversale, mais doublement recourbée
dans son étendue. Celle-ci prend sa naissance d'une scissure placée sous & derrière
chaque apophyse mastoïde ; du milieu de
cette seconde ligne transverse descend
verticalement une éminence longitudinale
qui est appelée l'épine occipitale externe,
à chaque côté de laquelle est creusée une
petite cavité.

Dans ce même endroit l'os prend une
courbure nouvelle ; il se plie presque tout-
à-coup en devant, & continue de suivre
cette direction jusqu'à ce qu'il se termine
à l'angle inférieur. C'est dans cette partie
déclive de l'os occipital qu'est pratiqué
un grand trou ovale, plus large en devant
qu'en arrière, environné d'un rebord plus
épais que la moitié inférieure dont nous
venons de parler. Ce trou laisse sortir la
moëlle de l'épine & les artères épineuses,

& laisse entrer les nerfs accessoires de Willis & les artères vertébrales : c'est le grand trou occipital.

Il y a quelques inégalités sur la surface du contour de ce grand trou pour l'attache des ligamens ; il est recouvert extérieurement de chaque côté par deux éminences oblongues convexes, situées obliquement, plus rapprochées par leurs extrémités postérieures que par les antérieures, recouvertes d'une surface articulaire convexe, & qui est reçue dans deux cavités superficielles, pratiquées sur chaque côté de la première vertèbre du cou. C'est à la faveur de ces éminences que la tête est appuyée sur l'épine, & liée avec la première vertèbre par une osticulation ginglymoïde, c'est-à-dire, qui tient du ginglyme, en ce qu'elle ne permet qu'un mouvement en deux sens opposés ; c'est un mouvement très-petit de flexion & d'extension. Ces deux éminences sont appelées les condyles de l'os occipital.

Derrière chaque condyle se trouve une cavité quelquefois percée par l'ouverture d'un canal oblique, quelquefois par un trou par lequel passe un rameau des veines vertébrales, qui se dégorge dans le sinus latéral, & par lequel, suivant les circonstances, le sinus latéral se dégorge dans les veines vertébrales. Plus latéra-

lement se présentent les éminences jugulaires, dont nous avons parlé en décrivant les bords inférieurs de l'os occipital. A la base de ces éminences se
trouvent les échancrures jugulaires qui,
lorsque l'os occipital est uni avec les
temporaux, forment les trous déchirés.

L'os occipital se rétrecit tout-à-coup ;
sa substance qui, dans toute l'étendue de
sa moitié inférieure, étoit étendue sur une
grande surface plate, s'amoncèle pour
former une longue & épaisse éminence
creusée en dessus par une cavité oblongue,
convexe & inégale ; inférieurement c'est
l'apophyse cunéiforme ou basilaire. Sur
chaque condyle de l'os occipital, est
creusé un canal oblique que l'on appelle
canal condyloïdien. L'on remarque encore
quelquefois à la partie antérieure de chaque échancrure jugulaire, une petite éminence, que j'appelle apophyse jugulaire,
parce qu'elle aide à former le trou déchiré
par lequel passe la veine jugulaire interne.

L'apophyse basilaire dont nous venons
de parler, est, ainsi que je l'ai dit, très-
épaisse ; l'on remarque du diploé dans sa
substance ; elle est articulée avec l'extrémité postérieure du corps de l'os sphénoïde : cette union, dans les jeunes sujets,
se fait par l'intermède d'un cartilage assez
épais ; mais ce cartilage diminue avec

B v

l'âge, & l'apophyse basilaire se soude avec l'os sphénoïde. On remarque à la surface inférieure de cette apophyse, & à sa base, deux petites cavités situées devant les condyles, dans lesquelles s'attachent les deux petits muscles droits antérieurs.

La face interne de l'os occipital est concave ; elle est partagée en quatre cavités par deux éminences, dont l'une est prolongée depuis le sommet de l'os jusqu'au grand trou occipital ; l'autre s'étend transversalement depuis un angle latéral jusqu'à l'autre angle latéral, & coupe la première par la moitié : ces deux éminences, par leur intersection mutuelle, forment une croix dont la branche supérieure & les deux bras sont creusés en forme de gouttières.

La gouttière supérieure reçoit l'extrémité du sinus longitudinal. Sur les deux bras de la croix sont reçus les deux sinus latéraux. La branche inférieure de cette croix est relevée & un peu tranchante dans son milieu ; mais en bas elle semble se diviser en deux petites branches qui descendent, s'affoiblissent peu à peu, s'écartent l'une de l'autre, & disparoissent sur le bord postérieur du grand trou occipital. Le petit espace angulaire renfermé dans l'écartement de ces deux pe-

tites jambes, est une petite gouttière sur
laquelle repose le sinus occipital ou les
sinus occipitaux. La partie la plus élevée
de cette éminence, est appelée l'épine
interne de l'occipital. Elle donne attache,
ainsi que ces deux petites jambes, à la
faux du cervelet. La branche supérieure,
en recevant l'extrémité du sinus longitudinal, donne attache à la partie postérieure de la faux, dans laquelle est creusé
ce sinus; & les deux bras de la croix, en
recevant les sinus latéraux, donnent attache à la tente du cervelet, dans le
contour de laquelle sont pratiqués les
sinus latéraux.

La gouttière qui reçoit le sinus latéral droit, est pour l'ordinaire, ainsi que
je l'ai dit, plus grande que celle qui reçoit
le sinus latéral gauche; la différence vient
de ce que le sinus latéral droit est ordinairement plus grand que le sinus latéral
gauche. Cette différence est si grande,
que le sinus latéral gauche ne paroît que
comme une branche du sinus latéral
droit. Cependant il se trouve des sujets où
il arrive le contraire : c'est-à-dire, dont le
sinus latéral droit est de beaucoup plus
petit que l sinus latéral gauche, mais cela
est très-rare. Le trou déchiré du côté
droit est aussi ordinairement plus grand
que celui du côté gauche. Ces remarques

décident de la préférence que l'on doit
donner à la faignée de la jugulaire du
côté droit, quand on veut tirer beaucoup
de fang de l'intérieur de la tête, c'eſt-à-
dire, du cerveau & de ſes membranes.

Mais quand on veut dégorger les vaiſſeaux extérieurs, les mêmes remarques
nous font connoître que la faignée de la jugulaire gauche tire beaucoup plus de fang
de l'extérieur, que celle de la jugulaire
droite. La raiſon eſt, que la jugulaire externe, qui eſt la feule que l'on puiſſe fai-
gner, eſt, du côté droit, remplie d'un fang
qui revient de l'extérieur. Ainſi, par la
faignée de la jugulaire externe droite, on
vuide la jugulaire interne du côté droit,
par le moyen des communications qui
font entre ces deux veines. Nous avons
dit qu'elle étoit de beaucoup plus grande
que la gauche; ainſi la quantité de fang
cérébral que l'on tirera, devra être comme
la différence des capacités. Or, en ſuppoſant la jugulaire interne du côté droit
plus grande du double que la jugulaire
interne gauche, par la faignée de la gorge
faite au côté droit, on tirera une fois plus
de fang du cerveau & de ſes membranes,
que par la faignée de la jugulaire du côté
gauche; & par une fuite de ce même rai-
ſonnement, en ſuppoſant la jugulaire in-
ƫerne du côté gauche une fois plus pe-

tite que la droite, on tirera une fois plus de sang de l'extérieur en saignant de ce côté, & une fois moins de l'intérieur du crâne.

Nous avons dit que les deux lignes cruciales qui parcourent intérieurement l'étendue de l'os occipital, partageoient la concavité de cet os en quatre fosses ou cavités. Deux de ces fosses sont supérieures, & deux sont inférieures. Les deux supérieures s'appellent les fosses postérieures du cerveau, parce qu'elles contiennent les lobes postérieurs du cerveau. Les deux inférieures s'appellent les fosses du cervelet, parce qu'elles logent la plus grande partie de ce viscère.

Dans la même face interne de l'os occipital, se présente une gouttière très-courte, placée à la base de l'apophyse jugulaire; cette gouttière reçoit l'extrémité du sinus latéral, & ce sinus conduit au trou déchiré. L'on remarque dans la face interne, comme dans l'externe, le grand trou occipital & les ouvertures internes des deux canaux que nous avons appelés condyloïdiens antérieurs; il y a quelquefois deux canaux condyloïdiens de chaque côté. Par ces canaux passe la neuvième paire de nerfs, & une branche de la carotide externe qui se distribue dans la dure-mère. L'on voit encore dans la

face interne de l'occipital les trous condyloïdiens postérieurs, dont nous avons
déterminé l'usage. Sur les deux canaux
condyloïdiens antérieurs paroissent deux
éminences oblongues, convexes en forme
de ponts, qui semblent pratiquées pour
mettre à l'abri de toute compression les
nerfs & les vaisseaux qui passent par les
canaux condyloïdiens. Enfin l'on remarque encore dans la surface interne de
l'occipital, l'apophyse cunéiforme, & sur
cette apophyse un enfoncement ou une
fosse oblongue que nous appellerons la
troisième & dernière des fosses moyennes
du crâne; c'est dans cette fosse que les
artères vertébrales se réunissent en un seul
tronc; c'est sur elle que sont appuyées
l'artère basilaire formée par la réunion des
deux vertébrales, & la moëlle alongée.
Sa surface, ainsi que celle de tous les os
du crâne, est tapissée de la dure-mère;
mais la portion de cette membrane qui
la recouvre, fait un ou deux écartemens,
& ces écartemens sont les sinus basi-
laires.

La substance de l'os occipital est solide
& diploïque dans sa moitié supérieure &
dans l'apophyse basilaire; mais elle est
entièrement compacte dans sa moitié inférieure. Pour mettre l'os occipital dans
sa situation naturelle, il faut que la con-

cavité regarde en dedans , & que l'angle
le plus aigu foit placé en haut.

L'os occipital eft articulé avec fix os ,
qui font les deux pariétaux , les deux
temporaux , l'os fphénoïde , & la première
vertèbre du cou. Il eft uni avec les pariétaux par fes deux bords ou côtés fupérieurs ; avec les temporaux , par fes
deux bords ou côtés inférieurs ; avec l'os
fphénoïde , par l'extrémité de l'apophyfe
cunéiforme ; avec la première vertèbre
du cou , par fes deux condyles.

L'os occipital a bien des ufages ; il
forme une grande partie de la cavité du
crâne ; il donne attache au finus longitudinal & aux deux finus latéraux , à la tente
du cervelet & à la petite faux de ce vif-
cère ; il forme les foffes poftérieures du
cerveau , & les foffes du cervelet ; il tranfmet hors du crâne , la moëlle de l'épine
& les artères épineufes , & laiffe entrer
les artères vertébrales & les nerfs acceffoires ; il laiffe fortir la neuvième paire
de nerfs , & tranfmet dans la cavité du
crâne , des artères qui fe diftribuent à la
partie poftérieure de la dure-mère. Il
tranfmet hors du crâne les finus latéraux ,
la huitième paire de nerfs & le nerf acceffoire de Willis. Il unit le crâne avec
l'épine ; il fait partie de la bouche & du
gofier ; il donne infertion aux ligamens de

l'apophyse odontoïde, & à ceux qui affermissent son articulation avec la première
vertèbre, au grand ligament en forme
d'entonnoir dont la surface du canal de
l'épine est tapissée; il donne insertion aux
capsules de sa double articulation avec la
première vertèbre. Il donne attache aux
muscles grands droits antérieurs, petits
droits antérieurs, aux droits latéraux,
aux muscles occipitaux, aux trapèzes, aux
splenius, aux grands complexus, aux petits complexus, aux petits obliques, aux
grands droits postérieurs, aux petits droits
postérieurs.

Il donne attache au sinus longitudinal, par la tête ou branche supérieure
de l'éminence cruciale; à la tente du cervelet & aux sinus latéraux, par les deux
bras de cette éminence; à la tente du cervelet & aux sinus occipitaux, par l'épine
occipitale interne. Il forme les fosses postérieures du cerveau, par la moitié supérieure de la face interne; il forme les
fosses du cervelet, par la moitié inférieure
de cette même face; il forme la troisième
ou dernière des fosses moyennes, par l'a-
pophyse cunéiforme. Il transmet la moëlle
de l'épine, les artères vertébrales, les
artères épineuses & le nerf accessoire de
Willis, par le grand trou occipital : il donne
issue à la neuvième paire & à deux ra-

meaux de la carotide externe , par les
trous condyloïdiens antérieurs : à des
veines qui entretiennent une libre communication entre les sinus latéraux & les
veines vertébrales , par les trous condyloïdiens postérieurs : à la huitième paire ,
aux nerfs accessoirs de Willis & aux veines
jugulaires internes, par les trous déchirés.

L'os occipital donne attache aux ligamens de l'apophyse odontoïde , par le
bord du grand trou occipital ; au ligament
en forme d'entonnoir du canal de l'épine ,
par tout le contour de ce même trou ; aux
capsules de ces articulations avec la première vertèbre du cou , par le contour des
apophyses condyloïdes.

Il donne insertion aux muscles grands
droits antérieurs , par la surface inégale
& inférieure de l'apophyse cunéiforme ;
aux petits droits antérieurs , par les deux
fossettes condyloïdiennes antérieures ; aux
droits latéraux , par la base des apophyses
jugulaires postérieures ; aux muscles occipitaux , par le bord supérieur de l'éminence
transversale supérieure ; aux trapèzes , par
la tubérosité occipitale ; aux grands complexus , par l'éminence ou ligne transverse supérieure ; aux splenius, par cette
même ligne , mais plus en dehors que les
précédens ; aux petits complexus , par sa
partie latérale & inférieure ; aux grands

droits poſtérieurs, par la lignet ranſverſale
inférieure ; aux petits droits poſtérieurs,
par cette même ligne ; & plus poſtérieurement aux petits obliques, par ſa partie
latérale & inférieure.

CHAPITRE VI.

Développement de l'Os Occipital.

LES rudimens de l'oſſification dans ce
grand os, ſe manifeſtent dans quatre
endroits. L'on y diſtingue très-facilement
dans le fœtus, quatre épiphyſes d'oſſification ; une ſupérieure qui eſt la plus
étendue, & trois inférieures. Des trois
inférieures, deux ſont placées au-deſſous
de la grande ou ſupérieure : la quatrième
& la plus inférieure, occupe l'intervalle
que laiſſent entre elles les deux pièces que
je viens d'indiquer. La première de ces
quatre épiphyſes peut être appelée occipitale. La ſeconde & la troiſième peuvent
être nommées épiphyſes condyloïdiennes.
La quatrième ou inférieure peut être appelée épiphyſe cunéiforme.

La grande épiphyſe occipitale, qui eſt
la ſupérieure des quatre épiphyſes de l'occipital, eſt grande & large ; elle imite
dans ſon développement les os pariétaux,

Du milieu de cette épiphyse, comme d'un centre commun, naît une multitude surprenante de fibres osseuses, qui, comme autant de rayons, se répandent à droite, à gauche, en haut & en bas.

Ces fibres primitives laissent entr'elles, ainsi qu'il a été dit dans l'article du développement de l'os pariétal, des espaces qui ne se remplissent que par l'effet du développement successif & journalier d'une infinité de fibres secondaires, qui toutes naissent aux côtés des primitives, & suivent inviolablement les mêmes directions : toutes sont convergentes vers le centre de l'épiphyse, toutes sont divergentes vers ses bords.

Cinq entre ouvertures principales partagent toute la circonférence de la grande épiphyse occipitale ; elles sont angulaires & pénètrent les unes plus, les autres moins profondément vers le centre commun des fibres osseuses. L'on en apperçoit ordinairement trois à la partie supérieure de la grande épiphyse ; la plus grande des trois est placée entre les deux autres : conduite & prolongée de haut en bas, elle partageroit l'épiphyse en deux parties à peu près égales. Outre ces trois grandes entre-ouvertures, deux se font encore appercevoir à la partie moyenne & inférieure ; il y en a une de chaque côté.

Celles - ci montent obliquement de bas en haut ; leurs pointes ne regardent pas directement le centre de l'épiphyse.

Ces cinq entre-ouvertures forment une espèce de découpure dans l'épiphyse supérieure. Elle en est partagée en cinq lobes ; un inférieur qui est le plus grand & le plus épais , deux latéraux & deux supérieurs , qui sont les plus petits : tous ces lobes , & sur-tout les quatre supérieurs, représentent en quelque sorte des aîles de papillons , ou de moulins-à-vents , qui seroient plus larges à leurs extrémités qu'à leur centre. L'aîle inférieure , ou le lobe inférieur , que j'ai dit être le plus épais , forme inférieurement une petite avance. Cette avance est un peu arrondie , & forme la partie postérieure du contour du trou occipital.

De chaque côté de cette petite avance , l'épiphyse continue d'être aussi épaisse que dans l'avance elle-même ; c'est par cette partie épaisse de son bord inférieur , que l'épiphyse occipitale se soude avec les deux épiphyses condyloïdiennes.

Les deux épiphyses condyloïdiennes se ressemblent exactement , & forment dans l'embryon deux os très-distingués , & séparés l'un de l'autre par la largeur du trou occipital.

Chacune de ces épiphyses a deux bords, deux extrémités & deux faces ; elles se regardent par leurs bords internes qui sont concaves, & forment tout le contour latéral du grand trou occipital ; leur bord externe est convexe, & creusé par une échancrure qui forme le trou condyloïdien postérieur. Il s'articule avec l'os temporal ; leur extrémité inférieure est bifurquée ou divisée, pour donner naissance au trou condyloïdien antérieur : les deux bords de cette bifurcation se soudent avec l'épiphyse cunéiforme. L'extrémité supérieure de chaque épiphyse condyloïdienne est convexe & demi-circulaire, & s'articule, & avec l'épiphyse supérieure, & avec l'os temporal.

L'ossification se fait de deux manières dans chacune de ces deux épiphyses. Dans la partie supérieure & moyenne, elle se fait ainsi que dans la grande épiphyse. Les fibres y sont disposées en éventail ; dans la partie inférieure, elle se fait comme dans les petits os ronds. C'est une substance granuleuse, dont les grains sont amoncelés, & le tout est renfermé par une double couche assez mince de substance compacte. Dans la face externe, cette substance granuleuse forme une bosse ovalaire, & cette bosse est recouverte d'une lame osseuse très-mince, dont la surface est partagée & comme découpée par de petits sillons : c'est l'apophyse condyloïde.

La substance de cette épiphyse, est un amas de grains osseux, unis foiblement les uns avec les autres, & renfermés entre deux lames de substance compacte. Cette dernière épiphyse a deux extrémités, deux faces & deux bords. Son extrémité extérieure est recouverte d'une substance cartilagineuse, qui s'ossifie dans la suite, & qui se soude avec l'os sphénoïde ; son extrémité supérieure est terminée par un bord un peu concave : ce bord est la partie antérieure du contour du trou occipital. Les deux côtés de l'épiphyse cunéiforme sont recouverts d'une lame cartilagineuse, & se soudent avec les extrémités inférieures des épiphyses condyloïdiennes. La face supérieure de l'épiphyse cunéiforme est un peu concave, même dans le fœtus ; l'inférieure est un peu convexe & inégale.

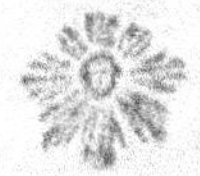

CHAPITRE VII.

Des Os Temporaux.

L'os temporal est situé à la partie latérale & inférieure du crâne ; il a une figure irrégulière ; ses faces sont très-multipliées ; il est tout hérissé d'éminences ; il est percé de divers trous, conduits & entre-ouvertures. Je distingue cet os en trois portions, dont l'une est écailleuse, la seconde est pierreuse, la troisième est la portion mastoïdienne. La portion écailleuse a deux faces, l'une interne & l'autre externe ; l'une & l'autre se terminent par un même bord tranchant, écailleux, & demi-circulaire, par lequel le bord inférieur du pariétal, & une petite portion du sphénoïde est recouverte. La face interne de la portion écailleuse est marquée de différentes impressions digitales ; elle est ornée dans son contour de différentes fibres rayonnées ; l'on y remarque plusieurs traces faites par les artères de la dure-mère.

La face externe de la portion écailleuse est lisse & polie, & presque toute recouverte par le muscle temporal. De sa partie inférieure naît une apophyse longue, aiguë à fon extrémité, appuyée fur une double bafe ; elle fe dirige en devant & horifontalement ; elle s'articule avec l'os zigomatique ; on l'appelle apophyfe zigomatique de l'os temporal. Cette apophyfe laiffe dans fon trajet un efpace confidérable entre elle & la portion écailleufe ; c'eft dans cet efpace qu'eft logée la portion inférieure du mufcle temporal. Cet efpace eft appelé arcade zigomatique.

J'ai dit que la bafe de l'apophyfe zigomatique étoit double : en effet elle s'élève fur deux éminences, que l'on peut appeler les racines ou bafes de l'apophyfe zigomatique ; l'une de ces racines eft tranfverfale, l'autre eft longitudinale de devant en arrière, c'eft-à-dire dans la direction de l'apophyfe même. Celle-ci fait en quelque forte la partie fupérieure du trou auditif externe. L'autre, c'eft-à-dire, la tranfverfe, eft plus groffe : elle eft oblongue, arrondie dans fa longueur, recouverte en devant, en bas & en arrière, & un peu en devant d'une couche cartilagineufe ; c'eft fur cette racine qu'eft articulé le condyle de la mâchoire inférieure.

Entre ces deux racines fe remarque une cavité appelée cavité glénoïdale ; c'eft dans cet enfoncement qu'eft logée la tête du condyle de la mâchoire inférieure,

quand

quand la bouche eſt fermée. Le devant de cette cavité eſt tapiſſé de la couche cartilagineuſe, qui recouvre la racine tranſverſe; le derrière eſt partagé par une ſciſſure ou ſélure, appelée ſélure glénoïdale, dans laquelle ſont logés un muſcle, un nerf, une artère, & l'apophyſe grêle du marteau; du reſte la partie poſtérieure de la cavité eſt tapiſſée de la capſule articulaire de la mâchoire, & d'un peu de tiſſu cellulaire.

Les deux racines de l'apophyſe zigomatique, après avoir formé la cavité glénoïdale, ſe réuniſſent, & forment par leur réunion l'apophyſe zigomatique: à l'endroit de leur réunion, l'on obſerve une petite tubéroſité.

La portion pierreuſe préſente pluſieurs objets dignes d'être remarqués; elle eſt oblongue, ſituée obliquement & horizontalement: elle eſt dure comme un caillou, c'eſt ce qui nous autoriſe à la nommer pierreuſe; elle eſt cependant percée de pluſieurs conduits ou canaux, dont les uns ſe voient ſans préparation, & dont pluſieurs ne ſe voient qu'avec une induſtrieuſe adreſſe; elle eſt le ſiège de l'organe immédiat de l'ouïe; elle eſt recouverte de différentes éminences & cavités.

Nous diſtinguerons trois faces dans la portion pierreuſe, & deux extrémités,

<table>
<tr><td>Partie II.</td><td>C</td></tr>
</table>

dont l'une est antérieure relativement à l'autre. L'antérieure est appelée la pointe du rocher ; la postérieure, qui est comme cachée par la portion mastoïdienne, est plus large, plus grosse que la première, & est appelée la base du rocher. La pointe est percée par l'ouverture d'un canal, par lequel passent le tronc de la carotide interne, & le nerf intercostal. Cette ouverture a un contour inégal & comme déchiré. La pointe du rocher est encore un peu échancrée, &, par cette petite échancrure, s'unit d'une façon plus solide avec l'apophyse basilaire de l'os occipital.

Sur la base de la portion pierreuse, s'apperçoit d'abord une partie de la portion écailleuse que nous avons décrite, & de la portion mastoïdienne que nous décrirons. Mais l'on y remarque une ouverture, évasée en forme de pavillon : c'est l'ouverture du canal auditif externe ; au fond de ce canal, est cachée la cavité du tympan. L'on y apperçoit encore une autre ouverture beaucoup plus petite ; c'est l'ouverture de l'aqueduc de Fallope, c'est-à-dire, de ce canal tortueux, par lequel passe la portion dure du nerf auditif ; cette ouverture est appelée trou stylomastoïdien.

Les trois faces que nous avons annoncées, sont terminées par trois angles

différens ; l'une de ces faces est antérieure ;
l'autre postérieure ; la troisième est inférieure ou externe. La face intérieure est
couverte d'éminences & de cavités assez
lisses & polies. L'ouverture intérieure du
canal de la carotide en diminue l'étendue.
On diroit que la lame osseuse auroit été
cachée à l'endroit où ce canal vient s'ouvrir dans le crâne, elle est encore percée
par une petite fêlure, qui est nommée
l'ouverture de Fallope, *hiatus Fallopii*.
Par cette petite ouverture, placée vers
le milieu de cette face, passe un rameau
de l'artère épineuse de la dure-mère, qui
plonge dans le canal. Il sort par cette
même petite fente un filet de nerf, qui
est un rameau de la portion dure ; ce filet
se distribue dans la dure-mère.

La face postérieure est presque perpendiculaire au plan de la base du crâne L'on
y remarque dans l'enfance deux trous ;
mais il n'y en a qu'un dans l'âge parfait,
qui est appelé trou auditif interne. Ce
trou est comme un petit cul-de-sac, dont
l'ouverture est oblique ; sa profondeur
n'est que de deux à trois lignes. Ce cul-
de-sac est percé à son fond, de plusieurs
petits trous presque imperceptibles, par
lesquels passent les différens petits filets
de la portion molle du nerf auditif, &
quelques petits rameaux de l'artère audi-

tive interne ; mais parmi ces trous, il
s'en trouve un dont l'ouverture eſt très-
ſenſible , & qui eſt ſéparé des autres par
une petite boſſe ou éminence. Ce trou
eſt l'ouverture interne de l'aqueduc de
Fallope, ou de ce canal tortueux qui donne
paſſage à la portion dure du nerf auditif. Ce
trou eſt placé ſur le devant, & un peu vers
le haut du cul-de-ſac. Auprès du trou qui
eſt l'ouverture interne de l'aqueduc de
Fallope , s'en trouve un beaucoup plus
petit, qui n'a été ni apperçu ni décrit
par perſonne que je ſache : ce trou eſt
l'ouverture d'un canal oblique très-petit,
qui reçoit un petit filet de la portion dure :
il s'ouvre dans un des canaux demi-circulaires , & y amène le rameau de la
portion dure dont je viens de parler. Ce
canal mérite d'autant plus d'être obſervé ,
que l'on a cru juſqu'à préſent que la portion molle étoit la ſeule des deux portions
de la ſeptième paire , qui ſe diſtribuât
dans l'organe immédiat de l'ouie.

Nous avons dit que dans l'enfance on
remarquoit deux trous dans la face poſtérieure de la portion pierreuſe ; nous venons d'examiner le premier, il s'agit ici
du ſecond. Ce trou n'eſt parfait que dans
l'embryon : dans le fœtus, il commence à
ſe fermer : dans l'enfance , il ſe remplit d'a-
bord d'une ſubſtance oſſeuſe aſſez molle ;

enfuite la couche pierreufe, qui recouvre la face poftérieure, peu-à-peu fe prolonge fur la fubftance molle & fpongieufe dont nous avons dit qu'il commençoit à fe remplir; cette couche le couvre enfuite totalement, & alors il ne paroît plus de veftige d'aucun trou.

La face inférieure ou externe, eft couverte de différens enfoncemens & de plufieurs éminences. D'abord fe préfente une longue éminence peu faillante, du fein de laquelle s'élève une autre éminence fort longue & fort aiguë, mais dont la longueur varie fuivant les fujets; c'eft l'apophyfe ftyloïde. La première fert comme de gaîne à la bafe de l'apophyfe ftyloïde; ainfi on la peut en quelque forte appeler apophyfe vaginale; elle fait portion du canal auditif externe. Dans les jeunes fujets, & quelquefois même dans l'âge parfait, il fe trouve un défaut d'offification dans cette apophyfe. De ce défaut d'offification, réfulte un trou qui pénètre dans le canal auditif; mais ce trou, à mefure que la formation de ce canal s'avance, difparoît peu-à-peu, & s'efface enfuite tout-à-fait; car il eft bon de remarquer ici en paffant, que dans l'embryon & même dans le fœtus, il n'y a point de canal auditif offeux; il ne fe développe qu'après la naiffance; l'apophyfe vaginale fe développe avec lui; il paroît même que cette apophyse eſt, ainſi que le cercle oſſeux, un des principaux fondemens ſur lequel ce canal ſe conſtruit. Entre l'apophyſe ſtyloïde & l'apophyſe maſtoïde, ſe découvre un trou aſſez petit ; ce trou eſt l'ouverture extérieure de l'aqueduc de Fallope ; on le nomme trou ſtylo-maſtoïdien.

Dans la face inférieure ſe remarque encore l'ouverture externe du canal de la carotide. L'on remarque encore la foſſe jugulaire placée dans la partie poſtérieure de cette face.

Des trois angles, par leſquels nous avons dit que les trois faces de la portion pierreuſe étoient terminées, l'un eſt ſupérieur, & fait les limites de la face antérieure & de la face poſtérieure. Sur cet angle eſt une petite crénelure, dans laquelle eſt ſitué un repli de la dure-mère, & ce repli forme le ſinus pierreux. Le ſecond angle eſt antérieur ; il eſt inégal, aſſez court, & eſt articulé dans quelques ſujets avec l'os ſphénoïde ; il forme un canal qui pénètre dans le tympan par une de ſes ouvertures ; ſon autre ouverture communique dans la bouche, moyennant un cartilage replié en demi-canal : c'eſt la trompe d'Euſtachi.

Le troiſième angle eſt poſtérieur & plus long que le précédent ; il fait une con-

vexité sur la pointe du rocher ; il est
creusé, & quelquefois doublement creusé
par la fosse jugulaire ; il porte une petite
crénelure, qui reçoit une petite languette
de l'apophyse cunéiforme, & affermit
l'union du temporal avec l'os occipital.
Quelquefois, au lieu d'une crénelure, on
remarque une petite éminence. Ce troisième angle ou bord de la portion pierreuse, est quelquefois si large, qu'à peine
la dénomination d'angle que nous lui don-
nons peut lui convenir ; on diroit plutôt
que c'est une face particulière. Après avoir
décrit la portion écailleuse & la portion
pierreuse de l'os des tempes, nous allons
examiner la portion mamillaire ou mastoïdienne.

Cette portion est la plus postérieure des
trois : nous y distinguerons deux faces ;
une externe, & l'autre interne. La face
interne ne paroît qu'à demi, parce qu'elle
est confondue avec la base du rocher.
Dans la portion de cette face qui se présente aux yeux, l'on apperçoit une gouttière qui reçoit le sinus latéral ; dans cette
gouttière, s'ouvre un trou, par lequel
passent une artère & une veine : la veine se
dégorge dans le sinus latéral : l'artère est
une branche de l'occipitale, & se distribue
dans la dure-mère. Ce trou est appelé trou
mastoïdien. Il y en a quelquefois deux.

C iv

La portion maſtoïdienne eſt terminée
par un bord dentelé, dont les dentelures
ſont peu ſaillantes ; ce bord , à ſa partie
inférieure & antérieure, eſt échancré , &
reçoit dans ſon échancrure l'angle poſtérieur & inférieur du pariétal. La face externe de la portion maſtoïdienne eſt plus
grande que l'interne, &, dans bien des
ſujets, découpée par pluſieurs petites traces faites par les branches de l'artère occipitale, & par celles de la veine occipitale. Mais l'objet le plus frappant qui ſe
préſente à examiner, eſt une groſſe apophyſe, terminée en forme de mamelon,
creuſée à ſa partie poſtérieure & inférieure
par une ſciſſure, dans laquelle le ventre
poſtérieur du digaſtrique prend naiſſance ;
cette apophyſe , à raiſon de ſa figure, a
été appelée mamillaire ou maſtoïdienne.
Quand on fouille dans l'intérieur de cette
apophyſe, on trouve beaucoup de ſubſtance cellulaire à ſa baſe ; dans les vieux
ſujets, ſa pointe n'eſt compoſée que de
la ſubſtance compacte ; les cellules qui
ſont cachées dans ſa baſe ſont grandes ,
& communiquent avec la cavité du tympan. Elles ſe carient aſſez ſouvent à la
ſuite des abcès formés dans le tympan , &
leurs différens détours rendent la guériſon
de ces ſortes de maladies très-difficile.

La ſubſtance de l'os des tempes eſt dif-

férente dans les trois différentes portions
que nous avons distinguées. Dans la portion écailleuse, on ne trouve presque que
de la substance compacte : il y a un peu de
diploé dans le bas de cette portion; on y
remarque même quelques cellules qui communiquent avec les cellules de la portion
mamillaire. Dans la portion pierreuse,
on ne trouve dans l'âge parfait qu'un dur
& solide rocher, dans lequel sont creusées
les cavités & les conduits qui , considérés
avec les nerfs qui s'y distribuent, forment
l'organe immédiat de l'ouie ; mais il n'en
est pas de même dans l'enfance. Les canaux du labyrinthe paroissent s'ossifier les
premiers; ils sont produits par une lame
mince de substance compacte différemment contournée , suivant les différens
canaux qu'elle produit ; une autre lame
de substance compacte recouvre les dehors
de la portion pierreuse. Entre cette écorce,
& entre les différens canaux du labyrinthe,
c'est-à-dire , entre le limaçon & les canaux demi-circulaires , & l'aqueduc de
Fallope, l'on trouve une substance molle
qui est un assemblage de petits grains osseux, menus comme des grains de sable ,
qui ont peu d'adhérence les uns avec les
autres, à peu près comme le sable qui
recouvre les canaux souterrains. On trouve
dans l'apophyse mastoïde , la substance

compacte vers la pointe de l'apophyse, & beaucoup de substance cellulaire à sa base. Quelques-unes de ces cellules sont très-grandes, & communiquent avec la cavité du tympan.

Dans le fœtus, l'apophyse mastoïde n'est pas encore développée; mais on trouve à l'endroit où cette apophyse doit éclore, une couche assez épaisse d'une substance en partie cartilagineuse, en partie ligamenteuse, & cette couche est le germe qui produit l'apophyse.

L'os des tempes est uni avec cinq os, qui sont l'os pariétal, l'os sphénoïde, l'os occipital, l'os de la mâchoire inférieure, & l'os de la pommette. Il est uni avec l'os pariétal, par le contour écailleux de sa portion écailleuse, & par l'échancrure placée entre le bord écailleux & le bord de la portion mastoïdienne; il est articulé avec l'os sphénoïde, par la partie antérieure & inférieure de la portion écailleuse, & par l'angle antérieur de la portion pierreuse; avec l'occipital, par le bord de la portion mastoïdienne, & par l'angle postérieur; avec l'os de la mâchoire inférieure, par l'éminence ou racine transverse de l'apophyse zigomatique; avec l'os zigomatique, par l'extrémité de l'apophyse zigomatique. L'os des tempes est encore uni avec trois petits offelets, qui fe trouvent dans la cavité du tympan. Nous ne parlerons de ces offelets, qu'après l'expofition anatomique des os de l'extrémité inférieure.

L'os temporal a encore une union fynévrotique avec l'os hyoïde, parce que de l'extrémité de l'apophyfe ftyloïde defcend un ligament qui s'insère à l'os hyoïde; à la pointe du rocher, l'on remarque une fubftance à demi ligamenteufe, & en partie cartilagineufe, qui remplit un efpace confidérable; & cet efpace dans le fquelette artificiel, eft un trou.

L'os temporal a bien des ufages; il renferme dans l'épaiffeur de fa fubftance, cet appareil merveilleux de cavités, d'ouvertures, de cloifons, & de canaux qui conftituent l'organe de l'ouie; il fait partie du crâne, de la face, des tempes & de la bouche. Il fait partie du crâne, par les faces internes de fes trois portions; il fait partie de la bouche, par la trompe d'Euftachi; des tempes & de la face, par l'apophyfe zigomatique, & par la face externe de la portion écailleufe.

Il tranfmet à la cavité du tympan un nerf, une artère, un mufcle & une apophyfe par la petite fente ou rainure glénoïdale.

Il tranfmet un autre mufcle à cette même cavité, par un demi – canal placé auprès de la trompe ; c'est le muscle interne du marteau ; il donne paſſage au tronc de la carotide interne & au nerf intercoſtal, par un large canal appelé le canal de la carotide ; il tranſmet la portion dure du nerf auditif, par l'aqueduc de Fallope ; par une petite ouverture de cet aqueduc, il tranſmet à la dure-mère un petit rameau de la portion dure : par cette même petite ouverture, il entre dans l'aqueduc une artériole qui eſt un rameau de l'artère épineuſe ; il tranſmet à la dure-mère un petit rameau de l'artère occipitale, & un rameau de la veine occipitale par le trou maſtoïdien poſtérieur ; il forme la foſſe jugulaire & le trou déchiré, en s'uniſſant avec l'os occipital ; & par ce trou paſſe la veine jugulaire interne, la huitième paire & l'acceſſoire de Willis. Il contient d'autres os dans une des cavités creuſées dans ſa ſubſtance : ces os ſont le marteau, l'enclume, l'étrier, & l'oſſelet lenticulaire ; il donne inſertion à un ligament qui va de l'apophyſe ſtyloïde à l'os hyoïde ; il donne auſſi attache à pluſieurs fibres ligamenteuſes très-courtes, qui affermiſſent ſon union avec l'apophyſe baſilaire ; il donne encore attache à un ligament qui ſort du bord extérieur de la cavité glénoïdale, & s'attache au-deſſous du condyle

de la mâchoire : deux ligamens font
encore attachés à l'os temporal, favoir ;
le ligament antérieur & le ligament poſtérieur de l'oreille. Le ligament antérieur
eſt attaché à un petit tubercule que nous
avons dit être fitué à l'endroit de la
réunion des deux racines de l'apophyſe
zigomatique. Le ligament poſtérieur eſt
attaché à la partie antérieure & externe
de la portion maſtoïdienne ; il donne
attache à la capſule de ſon articulation
avec la mâchoire inférieure, par le contour de la racine tranſverſe de l'apophyſe
zigomatique.

L'os temporal donne inſertion à quatorze muſcles, qui ſont le temporal, le
muſcle antérieur de l'oreille, le muſcle
poſtérieur, le ſtylo-hyoïdien, le ſtylo-
pharingien, le ſtylo - gloſſe, le petro-
pharingien, le petro-ſtaphilin, le petro-
ſalpingo - ſtaphylin, le digaſtrique, le
maſſeter, le ſterno-maſtoïdien, le ſplé-
nius, le petit complexus. Si l'on ajoute
les trois petits muſcles du tympan, l'on
trouvera que l'os temporal donne attache
à dix-ſept muſcles, & même à dix-neuf,
quand le muſcle poſtérieur de l'oreille
ſe trouve diviſé en trois muſcles, comme
cela arrive dans bien des ſujets.

Il donne inſertion au muſcle temporal
par la face externe de ſa portion écail-

leuse , & par l'apophyse zigomatique ;
au muscle antérieur de l'oreille , par la
petite tubérosité qui se trouve à la réunion de la racine transverse de l'apophyse
zigomatique , avec la racine longitudinale de cette même apophyse ; au muscle
postérieur de l'oreille , par la face externe
& antérieure de la portion mastoïdienne ;
au muscle stylo-hyoïdien, par l'apophyse
styloïde ; au stylo-pharingien , par cette
même apophyse ; au stylo-glosse , par la
même apophyse ; au petro-pharingien ,
par la face inférieure de la portion pierreuse ; au petro-staphilin, par cette même
face ; au petro-salpingo-staphilin, par cette
même face , tout au bord de l'ouverture
de la trompe d'Eustachi ; au digastrique ,
par la rainure mastoïdienne ; au masseter ,
par l'extrémité de l'apophyse zigomatique ; au sterno-mastoïdien, par la face
externe & postérieure de l'apophyse
mastoïde ; au splenius, par la partie postérieure de la portion mastoïdienne ; au
petit complexus, par la partie postérieure
de la portion mastoïdienne ; au muscle
externe du marteau , par la fente glénoïdale ; au muscle interne du marteau,
par un petit demi-canal appelé la cuiller ;
au muscle de l'étrier, par une petite cavité
creusée dans l'épaisseur d'une très-petite
éminence appelée la pyramide.

Avant de finir cet article, qui traite uniquement de l'os des tempes, je crois devoir expofer en peu de mots la direction du canal de la carotide. Ce canal commence à la face inférieure de la portion pierreufe par une ouverture ovale; il monte obliquement, & tout-à-coup prend une direction horizontale vers le devant & le dedans du crâne; il s'ouvre dans le crâne au bout de l'apophyfe pierreufe par une ouverture déchirée.

CHAPITRE VIII.

Développement de l'Os Temporal.

Cet os eft diftingué en trois parties dans le fœtus & dans l'embryon. L'une de ces parties eft appelée portion écailleufe. La feconde, qui eft la plus groffe, eft appelée portion pierreufe. La troifième eft le cercle offeux.

Ces trois pièces, après notre naiffance, fe foudent fi exactement les unes avec les autres, qu'elles n'en font plus qu'une, connue fous le nom d'os temporal. Le cercle offeux eft de ces trois parties celle qui fe foude la première avec les deux autres; enfuite la portion écailleufe fe foude avec la portion pierreufe.

La portion écailleuse fuit dans fon développement la règle que nous avons obfervée ci-deffus dans le développement des os larges; toutes les fibres y font difpofées par rayons ou en éventail; le centre de leur réunion eft au bas de la portion écailleufe; elles s'élèvent de ce centre, & fe répandent en fuivant des lignes divergentes, les unes en devant, les autres en arrière, les autres en haut. Les fibres qui, en fuivant la loi ordinaire, fe feroient prolongées en bas, fe raffemblent dans une éminence, fe réuniffent dans un trouffeau de fibres longitudinales qui marchent horizontalement de devant en arrière, & forment l'apophyfe zigomatique. Ces fibres, à la bafe de cette apophyfe, fe partagent; les unes forment la racine tranfverfe, les autres produifent la racine longitudinale de l'apophyfe zigomatique.

Dans la partie inférieure de cette portion écailleufe, l'on obferve, même dans le fœtus, deux tables, & un peu de diploé renfermé entre ces deux tables. La table interne ne monte pas jufqu'au bord demi-circulaire fupérieur de la portion écailleufe; ce bord eft uniquement formé par les fibres de la table externe.

Cette portion écailleufe par fon bord fupérieur pariétal; l'os s'articule avec par sa partie postérieure, avec la portion pierreuse; par sa partie antérieure, avec l'os sphénoïde.

Le bord inférieur de la portion écailleuse est plus épais que le bord supérieur; il est taillé en croissant, & forme le dessus de l'ouverture du conduit auditif; il est creusé en devant d'un petit enfoncement très-superficiel, qui reçoit l'extrémité antérieure du cercle osseux; postérieurement il est creusé d'un petit sinus, dans lequel est reçue l'extrémité postérieure de ce même cercle. Entre la racine transverse, & la racine longitudinale de l'apophyse zigomatique, l'on apperçoit une petite cavité qui reçoit le condyle de la mâchoire inférieure. Le devant du bord inférieur de la portion écailleuse, & la partie postérieure, & le bord lui-même dans toute son étendue, font une base par laquelle la portion écailleuse est appuyée sur la portion pierreuse.

Le cercle osseux est terminé antérieurement par une petite tête, sa corne postérieure est en pointe. Au-dessous de la petite tête, dans le contour extérieur du cercle, il paroît une petite avance. Entre cette petite éminence & entre la tête, se trouve un petit enfoncement qui fait partie de la sinuosité par laquelle passent le muscle extérieur, l'apophyse

grêle du marteau & la corde du tympan.
La partie du cercle qui eſt au-deſſous de
la petite éminence que je viens d'indiquer, fait partie de la trompe d'Euſtachi.

Le cercle oſſeux par tout le reſte de
ſon contour eſt uni avec la portion pierreuſe; tout le contour intérieur du cercle
fait l'ouverture du conduit auditif.

Ce cercle, tout petit qu'il paroît dans
l'enfance & dans le fœtus, ſe prolonge
en cône à meſure que l'enfant avance en
âge, & forme le conduit auditif; de ſorte
que ce conduit n'eſt autre choſe que le
cercle oſſeux prolongé de dedans en
dehors.

La portion pierreuſe a une figure très-
irrégulière, ſa ſtructure eſt très-compo-
ſée; vue par l'extérieur elle repréſente
les dehors ſauvages d'un rocher, creuſé
de pluſieurs antres & cavernes, hériſſé
de différens monticules : tous les contours
en ſont inégaux & eſcarpés : ſa figure,
quand on le regarde du côté de la cavité
du crâne, eſt moins irrégulière; elle repréſente une pyramide dont la pointe eſt
tournée obliquement en dedans & en
devant, & dont la baſe regarde en dehors.
Parcourons d'abord les dehors du rocher nous examinerons enſuite ſa face
interne.

Le ſommet du rocher eſt mince, &

presque tranchant, convexe; mais ce bord est très-étroit de bas en haut. C'est par lui que la portion pierreuse se soude avec la portion écailleuse; ce bord est terminé postérieurement par cette partie un peu relevée par laquelle le rocher s'articule avec l'angle postérieur & inférieur du pariétal; mais dans le fœtus, l'angle du périatal est séparé de cette partie que je décris, par une épiphyse en partie cartilagineuse, en partie membraneuse.

Au-dessous de cette portion qui doit un jour se prolonger jusqu'à l'angle inférieur & postérieur du pariétal, & jusqu'à l'angle moyen de l'occipital, se présente la portion mastoïdienne du rocher. Elle est d'une étendue considérable; elle est terminée postérieurement par un bord épais couvert d'un cartilage qui s'ossifie dans la suite, & s'articule avec la moitié supérieure du bord inférieur de l'occipital.

A la partie inférieure de la portion mastoïdienne, l'on découvre l'ouverture de l'aqueduc de Fallope, appelé dans l'adulte trou stylo-mastoïdien; auprès de ce trou se présente un cartilage duquel doit naître l'apophyse styloïde. Toute cette partie de la base du rocher qui répond à l'apophyse mastoïde, est recouverte d'une couche très-épaisse d'une substance en

partie cartilagineufe, & en partie ligamenteufe. Cette fubftance peut être regardée comme le péricrâne qui, à l'endroit
où doit naître l'apophyfe maftoïde, pré-
pare la matière néceffaire au développement de cette apophyfe. Il faut cependant
convenir qu'il y a auffi quelque chofe de
cartilagineux dans cette fubftance. L'on
peut s'en convaincre par un examen at-
tentif. Je l'ai quelquefois divifée en fept
à huit couches différentes; chaque couche
que j'enlevois avec le tranchant du fcalpel
me fembloit tenir autant du cartilage que
de la fubftance du péricrâne. Dans le
voifinage l'on découvre l'ouverture extérieure du canal de la carotide.

Enfin, dans la face externe de la portion pierreufe, l'on apperçoit la grande
ouverture de la cavité du tympan; cette
ouverture eft terminée par un contour
femi - lunaire affez mince; c'eft par ce
contour que le cercle offeux s'articule
avec la portion pierreufe de l'os des
tempes.

Dans la cavité du tympan, les offelets
étant ôtés de leur place, plufieurs objets
fe préfentent; tels que la fenêtre ovale,
la fenêtre ronde, la boffe ou convexité
de la tête du limaçon, la pyramide, les
ouvertures des cellules maftoïdiennes, la
cavité de la cuiller, dans laquelle eft logé

le mufcle interne du marteau, l'ouverture de la trompe d'Euftachi.

Dans la furface interne de la portion pierreufe, l'on apperçoit encore le haut ou le fommet du rocher; l'on y découvre le trou auditif interne, le canal demi-circulaire appelé vertical fupérieur, & la plus grande partie du canal horizontal; l'on y voit une ouverture borgne, ou au moins un enfoncement placé dans l'écartement des deux cornes du canal vertical poftérieur. Tous ces objets fe découvrent dans la partie poftérieure de la face interne; cette face eft terminée inférieurement par un bord affez uni; & c'eft par ce bord que le rocher s'unit avec l'épiphyfe cunéiforme, & avec le bord externe d'une des épiphyfes condyloïdiennes.

Dans la partie antérieure de cette même face, l'on apperçoit le foupirail de l'aqueduc de Fallope, appelé en latin *hiatus Fallopii*; un peu plus intérieurement & plus antérieurement, l'on diftingue l'ouverture interne du canal de la carotide interne, & le bord du rocher par lequel l'os des tempes eft articulé avec le bord poftérieur & inférieur de la grande apophyfe de l'os fphénoïde. Enfuite, à l'extrémité interne du rocher, l'on découvre auprès de l'ouverture du canal

de la carotide une substance à demi-
ligamenteuse, à demi-cartilagineuse, &
cette substance remplit ce grand espace
qui est entre le rocher, l'os sphénoïde, &
entre ces os & l'extrémité de l'apophyse
cunéiforme.

Quelle foule d'objets, & qu'il est difficile de les bien exprimer sans le secours
des planches !

CHAPITRE IX.

De l'Os Sphénoïde.

CET os est très-difficile à bien décrire,
par la multitude des faces, des canaux,
des cavités & des éminences qu'il présente : il est situé au centre de la base du
crâne.

On le distingue ordinairement en corps
& en apophyses ; des éminences, les
unes sont supérieures, & les autres inférieures. Parmi les éminences supérieures,
les unes sont grandes, & sont appelées
les grandes aîles de l'os sphénoïde, parce
qu'elles sont étendues à peu près comme
les aîles d'un oiseau ; les autres sont petites, & sont appelées les petites aîles de
l'os sphénoïde. Chacune des grandes aîles
a trois faces, une antérieure qui est

petite, & fait partie de l'orbite ; une externe, qui est grande, concave, & fait partie de la cavité du crâne : on y remarque quelques impressions digitales, & plusieurs petites traces gravées par les ramifications de l'artère épineuse.

Ces trois faces font terminées par cinq bords, dont l'un est antérieur, l'autre interne, le troisième est postérieur, le quatrième est supérieur. Le bord antérieur est comme divisé en deux moitiés, dont l'une est garnie d'éminences, & s'articule à leur faveur avec l'os zigomatique ; l'autre moitié est moins inégale & ne s'articule avec aucun os. On y remarque une petite raie & deux petites éminences ; elle forme avec l'os maxillaire une scissure qui est appelée spénomaxillaire, ou scissure orbitaire inférieure.

Le bord interne est plus court & plus tranchant ; il n'est articulé que par sa pointe ; il a une terminaison commune avec le bord supérieur & le bord antérieur ; il forme avec les petites aîles la scissure sphénoïdale ou orbitaire supérieure.

Le bord postérieur est le plus long de tous, il est écailleux & presque semilunaire ; il est terminé en bas par une apophyse épineuse de l'os sphénoïde ;

il se termine par en haut dans le bord supérieur.

Le bord supérieur est en quelque forte triangulaire ; il est comme le rendez-vous des trois autres bords ; mais sa direction est presque horisontale ; il est écailleux postérieurement ; il est percé d'un & quelquefois de plusieurs trous.

Aux quatre bords nous en ajouterons un cinquième, tranchant par en haut ; il se termine d'une part dans le corps de l'os sphénoïde, & d'autre part dans l'apophyse épineuse de l'os sphénoïde ; ce bord est inférieur & postérieur. C'est à ce bord & à cette apophyse que s'insère le muscle sphéno-pharingien, & le muscle sphéno-salpingo-staphilin.

La face antérieure des grandes aîles est appelée orbitaire, parce qu'elle fait partie de chaque orbite. Cette face est ordinairement échancrée vers le bord supérieur, pour le passage d'une artère qui est un rameau de l'artère optique ; la face externe est convexe de bas en haut, & concave de derrière en devant. Nous avons exposé ce qu'il y avoit à remarquer dans la face interne.

Les grandes ailes sont plus épaisses en bas qu'en haut, & elles sortent inférieurement du corps de l'os sphénoïde par une origine commune à celle des apophyses

inférieures

inférieures de l'os sphénoïde, ces apophyses inférieures sont appelées apophyses
ptérigoïdes. Sur les bases des grandes ailes
se remarquent trois paires de trous différens par leur grandeur, leur direction &
leurs usages.

Le premier & le plus antérieur est appelé le grand trou rond ou maxillaire supérieur; il est moins un simple trou que
l'ouverture d'un canal qui va horizontalement de derrière en devant. Plus en arrière se présente le second trou; il est plus
grand que le précédent, il est ovale: on
l'appelle trou maxillaire inférieur. Plus
extérieurement & plus en arrière se présente le troisième trou; il est de beaucoup
plus petit que le précédent, il est près de
l'épine du sphénoïde; on l'appelle pour
cette raison trou épineux.

Les petites ailes de l'os sphénoïde s'é-
lèvent de la partie supérieure & antérieure
du corps de cet os par une base assez large,
& qui est percée par un trou oblique appelé le trou optique. Ce trou est grand,
irrégulièrement ovale, & quelquefois
comme triangulaire; il s'ouvre dans le
crâne & dans l'orbite. Les deux petites
ailes se répandent ensuite de chaque côté
par une direction horizontale, & marchent
de dedans en dehors, devenant étroites
de plus en plus à mesure qu'elles s'ap-

<table><tr><td>Partie II.</td><td>D</td></tr></table>

prochent de leur fin ; de sorte que par leur extrémité elles sont très-aiguës ; c'est ce qui leur a fait donner par quelques Anatomistes le nom d'apophyses ensiformes ; elles s'unissent par leurs pointes avec les bords supérieurs des grandes ailes ; elles ont à leur base une apophyse en forme d'ergot, & une échancrure derrière cet ergot.

Chaque petite aile a deux faces & deux bords ; des deux faces l'une est supérieure, & fait partie de la cavité du crâne ; l'autre est inférieure, & forme, de concert avec le bord interne des grandes ailes, une fente oblongue assez large auprès du corps du sphénoïde, & qui se rétrécit à mesure qu'elle s'en éloigne ; cette fente est appelée fente sphénoïdale. A la pointe ou extrémité externe de cette fente se trouve tantôt un trou, tantôt une simple petite échancrure, par laquelle passe un rameau récurrent de l'artère optique, & ce rameau pénètre dans la dure-mère ; des deux bords, l'un est antérieur, l'autre est postérieur : le bord antérieur est tranchant & inégal, & s'articule avec l'os frontal. Le bord postérieur est un peu plus épais, arrondi & poli : il est épais vers la base, & il s'amincit à mesure qu'il s'approche de la pointe de l'apophyse.

Au dessous des grandes ailes se présentent quatre apophyses, deux de chaque côté : elles naissent du corps de l'os sphénoïde, par une base qui leur est commune avec les grandes ailes : deux de ces apophyses n'ont dans leur naissance qu'un seul pédicule, mais elles s'écartent à mesure qu'elles descendent : on les appelle apophyses ptérigoïdes. Deux de ces apophyses, à raison de leur situation, sont appelées apophyses ptérigoïdes internes, les deux autres se nomment apophyses ptérigoïdes externes.

Les apophyses ptérigoïdes internes sont séparées l'une de l'autre par un intervalle considérable ; cet espace est divisé en deux par l'os vomer : il fait partie des fosses nasales. Chaque apophyse ptérigoïde, soit interne, soit externe, est longue d'environ un travers de doigt, & a deux bords & deux faces : des deux bords, l'un est antérieur, l'autre est postérieur ; des deux faces, l'une est interne, l'autre est externe. Le bord antérieur de chaque apophyse ptérigoïde est convexe, & le bord postérieur est concave & tranchant. Entre l'apophyse ptérigoïde externe d'un côté, & l'apophyse ptérigoïde interne du même côté, est un espace que l'on a appelé fosse ptérigoïde.

Entre la pointe de chaque apophyse ptérigoïde interne, & celle de chaque apophyse ptérigoïde externe, se trouve un espace angulaire qui est rempli par le bord postérieur de chaque os du palais.

L'extrémité de chaque apophyse ptérigoïde interne, est terminée par une apophyse recourbée en forme de crochet ; la pointe de cette petite apophyse regarde en dehors ; à la base de ce petit crochet l'on remarque un petit enfoncement pour le passage du tendon du muscle sphéno-salpingo-staphilin.

Chaque apophyse ptérigoïde externe est plus large que l'interne : les bords antérieurs des apophyses ptérigoïdes sont presque tous cachés par les os du palais, avec lesquels ils sont articulés ; aux bases des apophyses ptérigoïdes l'on remarque deux canaux qui vont horizontalement de de devant en arrière, plus larges en devant qu'en arrière : ils sont appelés canaux ptérigoïdiens ; sur l'ouverture postérieure de chaque canal ptérigoïdien se trouve une petite éminence.

L'on apperçoit sur la partie interne de la base des apophyses ptérigoïdes, deux éminences presque contiguës au corps de l'os sphénoïde ; & ces deux éminences dans l'enfance servent à fixer dans leur place deux petits os que j'appelle cornets sphénoïdaux.

Le corps de l'os sphénoïde examiné sé-

parément, après avoir scié les apophyses
dont nous venons de parler, ou les avoir
séparées, comme cela se peut faire aisément dans le fœtus & la tendre enfance,
représente une espéce de cube oblong;
ainsi on y peut distinguer six faces, deux
latérales, une supérieure, une inférieure,
une antérieure, & une postérieure.

Les faces latérales sont cachées dans
l'adulte par les apophyses dont nous venons de voir la structure. L'on peut cependant y appercevoir, en les examinant
du côté du crâne, deux gouttières, une
sur chaque face latérale; chacune de ces
gouttières soutient le tronc de chaque
artère carotide interne.

La face supérieure est en partie cachée
sur le devant par la double base des petites
ailes; on appelle cette double base apophyses cléynoïdes antérieures; à moins
qu'on ne veuille donner ce nom à deux
autres petites éminences superficielles,
confondues ensemble, & placées sur le
devant de la selle turcique. A la partie
postérieure de la face supérieure, se remarquent deux autres éminences unies par
leurs bases plus élevées que les deux éminences précédentes; on les appelle apophyses cléynoïdes postérieures. Entre les
apophyses cléynoïdes antérieures, & entre
les apophyses cléynoïdes postérieures, se

présente un enfoncement qui ressemble en quelque sorte à celui des selles des cavaliers ; on appelle cet enfoncement fosse du turc, ou fosse turcique ; c'est dans cette fosse qu'est logée la glande pituitaire.

La face inférieure de l'os sphénoïde porte une éminence considérable en forme de tubérosité, avec laquelle est articulé l'os vomer ; cette face est en partie cachée par deux autres petites éminences qui naissent de la double base des apophyses ptérigoïdes, & dont j'ai déja parlé ; elle est aussi en partie recouverte par deux os contournés singulièrement, & qui font partie des fosses nasales & des sinus sphénoïdaux ; j'en ai donné la structure dans les Mémoires de l'Académie, année 1744 ; je les appelle cornets sphénoïdaux.

La face antérieure de l'os sphénoïde est cachée par l'os ethmoïde & par l'os vomer ; elle porte sur son milieu une éminence appelée l'épine du sphénoïde ; cette éminence s'articule avec le bord postérieur de la lame criblée de l'os ethmoïde ; cette même face est percée par deux trous qui sont les ouvertures des sinus sphénoïdaux.

Les sinus sphénoïdaux sont deux profondes cavités creusées dans l'épaisseur du corps de l'os sphénoïde ; ces cavités ne se trouvent point dans le fœtus ; à

mefure que nous avançons vers l'âge de
puberté, ces cavités fe développent, devenant profondes de plus en plus jufqu'à
l'âge parfait. Mais cette grande cavité
n'eft pas pratiquée dans la feule fubftance
du corps de l'os fphénoïde; deux coquilles
offeufes fingulièrement recourbées, placées aux extrémités fupérieures des os du
palais, s'élèvent peu-à-peu des extrémites
de ces os, s'agrandiffent, & viennent fermer & former tout le devant des finus
fphénoïdaux. Tel eft l'ufage de ces deux
os, qui n'ont été ni démontrés, ni décrits
par aucun Anatomifte que je fache, avant
que je les euffe fait connoître dans mes
cours particuliers.

La cavité totale dont eft creufé l'intérieur du corps de l'os fphénoïde, eft
partagée en deux par une cloifon qui defcend verticalement de la face fupérieure
du corps de l'os à la face inférieure; cette
cloifon eft formée antérieurement par l'a-
doffement des deux os dont je viens de
parler; ils répandent même une efpèce
de couche offeufe qui paroît enduire tout
l'intérieur de la cavité; la cloifon ne
partage pas toujours la cavité totale en
deux cavités égales; elle fe jette tantôt
plus, tantôt moins d'un côté que de l'autre.
Ces deux cavités, ou finus, font tapiffées
par une membrane mince qui ne diffère

en rien de celle qui tapisse les sinus frontaux, mais qui diffère beaucoup en structure de la membrane pituitaire.

L'extrémité postérieure ou la face postérieure du corps de l'os sphénoïde, est recouverte de plusieurs éminences très-petites, qui présentent une surface inégale & comme chagrinée; c'est par cette surface que le corps de l'os sphénoïde est articulé avec l'apophyse cunéiforme de l'os occipital, ou plutôt avec la couche cartilagineuse qui se trouve placée entre ces deux os dans l'enfance, & qui s'ossifie à mesure que nous approchons de l'âge parfait; cette ossification, prolongée de l'apophyse cunéiforme jusqu'à l'os sphénoïde, de ces deux os n'en fait qu'un.

Pour placer l'os sphénoïde dans sa situation naturelle, il faut diriger en haut les deux grandes aîles; & les ouvertures des sinus doivent être en devant.

L'os sphénoïde est articulé avec tous les os qui composent la boîte osseuse du crâne, & avec plusieurs os de la face; ces os sont l'os frontal, les pariétaux, les temporaux, l'os occipital, l'os ethmoïde, l'os vomer, les os du palais, les os zigomatiques, & les cornets sphénoïdaux; ainsi il est articulé avec quatorze os.

Il est articulé avec l'os frontal, par le bord antérieur tranchant des petites

aîles, & par le bord triangulaire supérieur
des grandes aîles ; avec l'os pariétal, par
la partie postérieure du bord supérieur
de la grande aîle ; avec l'os des tempes,
par le bord postérieur de la grande aîle,
& par le bord le plus inférieur, ou le
cinquième bord de la grande aîle ; avec
l'os occipital, par la face postérieure de
son corps ; avec l'os ethmoïde, par son
épine, par les petites aîles, & par la
face antérieure de son corps ; avec l'os
zigomatique, par le bord antérieur de
la grande aîle ; avec l'os du palais, par
la face antérieure, & un peu par la face
inférieure de son corps ; avec l'os vomer,
par sa tubérosité, & par deux petites
avances que j'appelle apophyses vaginales ;
avec les cornets sphénoïdaux, par la face
antérieure & la face inférieure de son
corps.

L'os sphénoïde a beaucoup d'usages ;
il fait partie de la fosse ethmoïdale ; il
fait partie des fosses antérieures du cerveau ;
il forme la fosse pituitaire ; il est comme
la clef qui affermit tous les os du crâne
dans leur union ; il donne insertion à la
tente du cervelet ; il forme les fosses
moyennes latérales du crâne ; il donne
insertion à une substance en partie ligamenteuse, en partie cartilagineuse, qui
bouche le grand trou déchiré qui se trouve

D v

à l'extrémité de l'apophyfe pierreufe ; il tranfmet à l'orbite le nerf optique & l'artère optique avec un prolongement de la dure-mère ; il tranfmet encore à l'orbite par une autre ouverture un prolongement confidérable de la dure-mère avec la troifième paire de nerfs, la quatrième, la première branche de la cinquième, & la fixième paire ; il tranfmet de l'orbite à la dure-mère une artère & une veine ; il tranfmet aux parties du vifage la feconde branche de la cinquième paire, & la troifième branche de cette même paire ; il tranfmet à la dure-mère l'artère épineufe ; il foutient & appuie les troncs des carotides internes ; il conduit au fond de la bouche un nerf & une artère : le nerf eft un rameau de la cinquième paire, l'artère eft une branche de l'artère maxillaire interne ; il fait partie des foffes nafales ; il donne attache au finus coronaire de la dure-mère ; il amplifie l'étendue de l'organe de l'odorat ; il fait partie des foffes temporales ; il fait partie des trous fphéno-palatins ; il fait partie de la fente fphéno-maxillaire ; il fait partie des foffes zigo-matiques.

Voyons maintenant par quelles parties un feul os, qui n'eft pas bien grand, peut avoir tant de différens ufages.

L'os fphénoïde fait partie de la foffe

ethmoïdale , par son épine antérieure ;
il fait partie des fosses antérieures du crâne,
par la face supérieure des petites aîles ; il
forme la fosse pituitaire , par la face supérieure de son corps ; il donne insertion
à la tente du cervelet , par ses apophyses
cléynoïdes ; il est comme la clef qui affermit l'union de tous les os du crâne.
Pour se convaincre de cette vérité , il suffit
de sçavoir de combien de façons différentes il s'articule avec ces différens os.

Tantôt ses bords sont appuyés sur les
os voisins ; dans d'autres endroits c'est lui
qui les soutient , de sorte qu'on ne sauroit
séparer aucun des os du crâne de l'os sphénoïde , sans les séparer presque tous. Il
donne insertion à une substance en partie
ligamenteuse , en partie cartilagineuse ,
qui remplit ces deux grands trous déchirés
par lesquels il ne passe rien , par le cinquième des bords des grandes aîles ; mais
cette substance est pareillement attachée
à la pointe du rocher ; il transmet le nerf
& l'artère optique dans l'orbite avec un
prolongement de la dure-mère , par le
trou optique ; il transmet encore à l'orbite
un prolongement considérable de la dure-
mère , & la troisième , la quatrième , la
première branche de la cinquième , & la
sixième paire de nerfs , par la fente sphénoïdale ; il transmet une veine & une ar-

tère récurrente de l'orbite dans la dure-
mère, par la même fente ; il tranfmet
aux parties du vifage la feconde branche
de la cinquième paire, par le canal maxillaire fupérieur, que quelques Anatomiftes appellent le grand trou rond ; il
tranfmet aux parties inférieures du vifage
& de la bouche la troifième branche de
la cinquième paire, par le trou ovale ou
trou maxillaire inférieur. Il paffe encore
par ce même trou une petite artère qui
monte dans le crâne, & quelquefois une
petite veine vifible qui en revient ; il appuie le tronc des carotides, par les faces
latérales de fon corps, & par les bafes des
petites aîles ; il tranfmet à la dure-mère
l'artère épineufe, par le trou épineux. Il
conduit un rameau de nerf, & un filet
rétrograde de la feconde branche de la cinquième paire à la partie poftérieure de la
bouche, par le canal ptérigoïdien. Il fait
partie des foffes nafales, par la face interne des apophyfes ptérigoïdes internes,
& par l'efpace qui fépare ces apophyfes.
Il foutient la glande pituitaire, par la
felle turcique, ou foffe pituitaire. Il donne
attache au finus coronaire de la dure-mère,
par les apophyfes cléynoïdes poftérieures.
Il foutient les finus caverneux, par la face
fupérieure & les faces latérales de fon
corps. Il amplifie l'organe de l'odorat,

par la profondeur des deux finus fphénoïdaux. Il fait partie des foffes temporales,
par les faces externes de fes grandes aîles ;
il fait partie des foffes zigomatiques, par
les parties inférieures des grandes aîles,
& par les bafes des apophyfes ptérigoïdes.

L'os fphénoïde donne attache à vingt-
fix mufcles, qui font les huit mufcles
droits des globes des yeux, les releveurs
des paupières, les mufcles temporaux,
les ptérigoïdiens externes, les ptérigoïdiens internes, les mufcles ptérigo-fal-
pingoïdiens, les fphéno-pharingiens, les
fphéno-falpingo-ftaphilins, les mufcles
ptérigo-ftaphilins.

Il donne attache aux huit mufcles droits
& aux deux grands obliques ou trochléateurs des yeux, & aux deux releveurs des
paupières, par les contours des trous optiques ; aux mufcles temporaux, par les
faces externes des grandes aîles ; au mufcle ptérigoïdien externe, par la face externe de l'apophyfe ptérigoïde externe ;
au ligament fphéno - ptérigoïdien, par la
face interne de l'apophyfe ptérigoïde externe ; au mufcle ptérigoïdien interne, par la
foffe ptérigoïde, & principalement par la
face externe de l'apophyfe ptérigoïde interne ; au mufcle ptérigo-ftaphilin, par
l'extrémité de l'apophyfe ptérigoïde interne, & par fon apophyfe en forme de

crochet ; au muscle ptérigo-salpingoïdien, par le bord postérieur de l'apophyse ptérigoïde externe.

La substance de l'os sphénoïde est simplement compacte en quelques endroits; dans d'autres, on trouve une substance diploïque, recouverte de la substance compacte. Ainsi on trouve du diploé dans le corps de l'os, aux apophyses cléynoïdes, à la base des grandes aîles, quelquefois à l'ergot des petites aîles, à la tubérosité qui est embrassée par l'os vomer, dans la double base des apophyses ptérigoïdes, dans les apophyses en forme de crochet. Dans les autres parties de cet os, on ne trouve presque que de la substance compacte.

CHAPITRE X.

De l'Os Ethmoïde.

L'os ethmoïde est situé à la partie antérieure de la base du crâne dans une échancrure considérable, pratiquée dans l'épaisseur du plancher que l'os frontal donne à la base du crâne: nous l'avons appelée scissure ethmoïdale.

L'os ethmoïde représente en quelque sorte un cube, dans l'épaisseur duquel se-

roient creusées des cellules, & plusieurs
réduits différemment figurés. Le dessus
de cet os est une lame osseuse, placée
horizontalement, toute percée de trous
de différentes grandeurs, quoique tous
petits. Cette lame est appelée la lame *cribleuse*, ou plutôt criblée, de l'os ethmoïde. Ces trous s'ouvrent d'une part
dans la cavité du crâne, & d'autre part
dans celle des narines : c'est par ces trous
que passent les nerfs de l'odorat.

Nous distinguerons donc deux faces
dans cette lame, qui est comme la pièce
fondamentale sur laquelle est bâtie toute
la structure de l'ethmoïde. Nous y distinguerons aussi deux côtés & deux extrémités. Des deux faces, l'une est externe, l'autre est interne. La face interne
est celle qui fait partie de la cavité du
crâne ; l'externe est celle qui fait partie
des fosses nasales. Des deux extrémités,
l'une est antérieure, l'autre postérieure.
L'extrémité antérieure est articulée avec
le devant de la scissure ethmoïdale. De
chaque côté de l'extrémité antérieure,
une fente assez longue se fait aisément
appercevoir, & tient lieu de plusieurs
trous. Personne, que je sache, n'en a
parlé. L'extrémité postérieure est articulée
avec l'épine antérieure de l'os sphénoïde, & avec les bords antérieurs des

petites ailes de ce même os. Elle se termine quelquefois par une éminence au
milieu, le plus ordinairement par une
cavité qui reçoit l'épine sphénoïdale.

Du milieu & du devant de la lame
cribleuse s'élève une éminence en forme
de crête de casque, appelée apophyse
cristagalli. Cette apophyse, sur ses côtés,
est terminée par deux faces ; en devant
& en arrière par deux bords, dont le
postérieur est un peu tranchant, & s'é-
lève obliquement, pendant que l'antérieur, qui est plus épais & plus court,
s'élève presque droit, & se termine supérieurement par deux apophyses en forme
d'oreilles ; le long de ce bord règne une
petite gouttière qui, en se joignant avec
celle que nous avons observée dans l'os
frontal, forme le trou borgne.

Du milieu de la face externe ou inférieure de la lame criblée de l'os ethmoïde, descend une lame osseuse, peu
épaisse & assez large, terminée par deux
faces latérales, & par un bord qui est
reçu dans l'écartement des deux feuillets
osseux, dont le bord supérieur du vomer
est terminé. Quelquefois cependant cette
rencontre n'est pas si exacte, que le bord
de la lame que je décris, ne se jette
plus d'un côté que de l'autre ; & alors,
dans ces sortes de cas, l'un des feuillets

du bord supérieur du vomer, pressé par la lame de l'ethmoïde, est comme replié sur lui-même.

L'on comprendra mieux ce que je dis ici, si l'on veut se donner la peine de jeter un coup d'œil sur la description de l'os vomer. Cette lame est appelée lame perpendiculaire de l'os ethmoïde ; elle fait le haut & le milieu postérieur d'une cloison qui partage en deux cavités la cavité des narines. La cloison est achevée par l'os vomer, & par un cartilage appelé le cartilage triangulaire du nez.

A chaque côté de la lame criblée, est suspendue une lame osseuse toute creusée de différentes cellules & de plusieurs feuillets osseux, contournés en forme de coquilles ; les cellules sont cantonnées sur le côté externe de chacune de cette double masse, & les feuillets contournés en coquilles en occupent la partie interne. L'on a donné à ces feuillets, différemment repliés, le nom de cornets du nez ; toutes ces cellules & cornets communiquent ensemble, & leur surface est recouverte, dans toute son étendue, de la membrane pituitaire. Les cellules communiquent immédiatement avec les sinus sphénoïdaux, avec les sinus frontaux, & avec les sinus maxillaires.

Nous distinguerons dans chacune de

ces deux maſſes, ou dans chacun de ces deux aſſemblages de cellules, deux faces, deux bords & deux extrémités. Des deux faces, l'une eſt interne, l'autre eſt externe ; des bords, l'un eſt ſupérieur & l'autre inférieur ; des extrémités, l'une eſt antérieure, l'autre eſt poſtérieure.

La face externe eſt liſſe & polie, fait une grande partie de l'orbite, & eſt appelée l'os planum. Cet os n'eſt autre choſe qu'une couche oſſeuſe de l'os ethmoïde, très-mince & très-polie du côté de l'orbite, inégale du côté des cellules qu'elle recouvre. Le bord ſupérieur de cette lame eſt aſſez ſouvent échancré en deux endroits, pour la formation des trous orbitaires internes ; il s'articule avec l'os frontal ; ſon bord inférieur eſt uni avec l'os maxillaire ; ſa partie antérieure eſt unie avec l'os unguis ; & ſa partie poſterieure avec l'extrémité ſupérieure de l'os du palais.

La face interne de chaque maſſe cellulaire regarde la lame perpendiculaire de l'os ethmoïde. Cette face eſt inégale, & coupée de diſtance en diſtance par de profonds enfoncemens ; c'eſt ſur le chemin de cette face que ſont placés, les uns au deſſus des autres, & comme par étages, les cornets du nez. Le premier, & le plus élevé de ces cornets, eſt celui de M. Morgagni ; il est moins long que celui qui est au dessous. J'ai quelquefois trouvé ce cornet double. Dans certains sujets, j'ai trouvé un cornet placé encore au dessus de celui de M. Morgagni ; dans d'autres sujets, celui de M. Morgagni étoit divisé en deux, un postérieur & un antérieur.

Le second est appelé le cornet supérieur, relativement à un troisième dont je donnerai une description particulière. La convexité du cornet supérieur regarde assez directement la lame perpendiculaire ; mais celle du cornet de M. Morgagni regarde en bas , & sa cavité représente à peu près une de ces gouttières que l'on place sous les bords des toits des maisons, pour transporter la pluie aux lieux où on veut qu'elle tombe ; ainsi il est presque placé à contre-sens des autres cornets, & est de beaucoup plus court. Le cornet supérieur ressemble à une coquille de mer oblongue ; il est placé transversalement de devant en arrière ; il est continu par son bord supérieur avec les cellules ; l'on y remarque sur le devant une cavité en forme d'entonnoir, par laquelle il communique avec les cavités de la portion cellulaire ; son extrémité antérieure est un peu moins aiguë que la postérieure ; il se termine en bas par un bord oblong inégal, recourbé en dehors.

Du bord inférieur de la masse cellulaire descend assez souvent une lame osseuse, très-mince, quelquefois droite, d'autres fois différemment pliée & repliée, & cette lame se termine sur l'ouverture du sinus maxillaire. Toute la surface des cornets est inégale, & couverte d'enfoncemens & d'éminences.

Le bord inférieur de chaque masse cellulaire ne présente qu'un amas confus d'ouvertures & de petites cloisons cellulaires, dont plusieurs vont s'appuyer sur le bord supérieur du cornet inférieur, de sorte que le cornet inférieur paroît être une partie de l'ethmoïde. Il est certain que dans la plupart des sujets, quand on s'y prend bien adroitement, il n'est pas difficile d'appercevoir une continuité de substance entre le cornet inférieur & la portion cellulaire de l'os ethmoïde. Quelques-unes des cellules du bord inférieur de la masse cellulaire communiquent avec quelques portions de cellules que l'on remarque assez souvent sur le bord du sinus maxillaire.

Le bord supérieur de la masse cellulaire est une rangée de demi-cellules qui, en s'ajustant avec les demi-cellules que nous avons remarquées dans le bord de la scissure ethmoïdale, forment des cellules complètes.

L'extrémité antérieure de chaque masse cellulaire, est un amas de plusieurs cellules, parmi lesquelles on en trouve au moins une dont l'ouverture, en forme d'entonnoir, est beaucoup plus grande que celle des autres cellules, & qui s'ajuste avec l'ouverture du sinus frontal.

L'extrémité postérieure de la masse cellulaire est creusée de plusieurs cellules, & l'on y remarque l'extrémité postérieure du cornet supérieur, & celle du cornet de M. Morgagni. Les cellules de l'extrémité postérieure communiquent avec la partie supérieure de l'os du palais, & leurs parois se continuent quelquefois avec la substance de cet os ; de sorte que, dans bien des sujets, il est impossible de séparer, sans qu'il arrive fracture, l'os ethmoïde de la portion supérieure de l'os du palais. Elles communiquent aussi avec l'ouverture du sinus sphénoïdal. Pour mettre l'os ethmoïde dans sa situation naturelle, il faut placer en devant & en dessus l'apophyse cristagalli.

L'os ethmoïde est articulé avec treize os, qui sont, l'os frontal, l'os sphénoïde, l'os vomer, les deux os du palais, les deux os maxillaires, les deux os unguis, les deux os propres du nez, & les deux cornets inférieurs. Il est articulé avec l'os frontal, par les bords supérieurs de l'os

planum des masses latérales, par son extrémité antérieure, & par l'apophyse
cristagalli; avec l'os sphénoïde, par l'extrémité postérieure de l'apophyse criblée;
avec l'os vomer, par le bord inférieur de
la lame perpendiculaire; avec les deux
os du palais, par la partie postérieure de
l'os planum, & par l'extrémité postérieure
de chaque masse cellulaire; avec les os
maxillaires, par les bords inférieurs des
masses cellulaires, & par les bords intérieurs des os planum; avec les cornets
inférieurs, par les bords inférieurs des
masses cellulaires; avec les os propres
du nez, par l'extrémité antérieure & supérieure de la lame perpendiculaire, qui
est reçue dans une petite crénelure formée
à l'union des bords internes des os du
nez; avec les os unguis, par le bord antérieur des os planum.

L'os ethmoïde a beaucoup d'usages; il
fait partie de la cavité du crâne; il fait
partie des orbites, & partie des fosses nasales; il communique avec les sinus frontaux, avec les sinus maxillaires, & avec
les sinus sphénoïdaux; il donne attache à
la faux; il transmet du crâne dans le nez
la première paire de nerfs, & de l'orbite
dans le crâne deux artérioles, qui sont
branches de l'artère optique, & deux
filets de nerfs, qui sont des rameaux de la

première branche de la cinquième paire.
Il donne insertion au tendon du muscle
orbiculaire, par ses anfractuosités, ses
cornets, & par le grand nombre des cellules dont il est composé ; il donne à la
membrane pituitaire une étendue très-considérable, dans un espace très-borné.

Il fait partie de la cavité du crâne, par
la lame criblée & par l'apophyse crista-
galli. La lame criblée n'est pas de niveau
avec le plan de la base du crâne ; elle est
un peu plus enfoncée, & l'enfoncement
dont elle est le fond & la base, s'appelle
fosse ethmoïdale. L'os ethmoïde fait partie
des orbites par les os planum ; il fait partie
des fosses nasales, par la face inférieure
de la lame criblée, & par les différens
prolongemens qu'il envoie dans le nez ;
tels sont la lame perpendiculaire, les cornets & les masses cellulaires. Il communique avec les sinus frontaux, par le haut
des extrémités antérieures des masses cellulaires ; il communique avec les sinus
maxillaires, par le bord inférieur des
masses cellulaires ; il communique avec
les sinus sphénoïdaux, par les extrémités
postérieures des masses cellulaires. Il me
semble que les extrémités postérieures des
cornets de M. Morgagni, répondent aux
ouvertures des sinus sphénoïdaux, & qu'ils
reçoivent, dans certains sujets, la liqueur

séparée dans la cavité de ces sinus. Il donne attache à la faux, par l'apophyse crista-galli, & par les deux petites eminences en forme d'oreilles de cette apophyse ; il transmet à la membrane pituitaire une grande quantité de filets nerveux, & quelques petites artérioles qui les accompagnent, par les trous de la lame criblée. Il transmet, des orbites dans la dure-mère, quatre artères & deux nerfs, par les trous orbitaires internes, pratiqués en partie dans le bord supérieur des os planum, & en partie dans le bord de l'échancrure ethmoïdale. Deux artères passent par les trous orbitaires internes & postérieurs, & montent dans le crâne, ou par deux trous de la lame cribreuse, ou par deux entre-ouvertures placées dans l'union des deux côtés de la lame criblée, avec les deux côtés de la scissure ethmoïdale.

Les deux autres artères & les deux nerfs passent par les trous orbitaires internes antérieurs. Ces artères & ces nerfs, après avoir marché obliquement, percent dans le crâne par les fentes que j'ai dit être placées sur le devant des bords latéraux de la lame cribleuse. Les artères montent sur le sinus longitudinal par plusieurs contours serpentans ; les nerfs se perdent aussi presque tout-à-fait dans la dure-mère : je

ne

ne nie cependant pas que quelques petits
filets de ces nerfs ne pénètrent dans le
nez par les trous de la lame criblée, ainsi
que le pensent plusieurs Anatomistes ; mais
personne que je sache ne les a voit suivis
dans la dure-mère. Je crois aussi être le
premier qui ait suivi les artères sur le dessus
du sinus longitudinal. L'on en trouvera
une exposition plus exacte & plus détaillée
dans mon Traité des artères. L'os ethmoïde
donne insertion au tendon du muscle orbiculaire, par la partie antérieure de l'os
planum.

Nota. A la base de l'apophyse crista-
galli, & sur le devant de cette base, j'ai
très-souvent remarqué une petite cavité
ou fosse creusée dans la substance même
de l'apophyse cristagalli. A cette fosse se
rendoient deux conduits. Le trou osseux
borgne faisoit le conduit supérieur de cette
fosse ; mais son fond étoit percé par un
autre conduit osseux qui pénétroit dans les
cellules antérieures de l'échancrure ethmoïdale. Or personne ne doute que les
cellules ou portions de cellules de cette
échancrure, ne communiquent avec celles
de l'os ethmoïde. Si ce conduit étoit cons-
tant, il seroit démontré, par ce que je
viens d'avancer, que le trou que l'on appelle borgne est très-mal nommé, puis-
qu'il ne feroit que l'ouverture supérieure

Partie II.　　　　　　　　　　E

d'un conduit qui pénétreroit jusques dans la cavité des narines.

La substance de l'os ethmoïde est presque toute cellulaire, elle se détruit aisément. Il est même très-rare qu'on réussisse à le séparer exactement des os avec lesquels il est uni, sans qu'il se brise quelqu'une des lames ou feuillets dont il est composé. La seule apophyse cristagalli est compacte.

CHAPITRE XI.

Des Os de la Face.

Si la connoissance de la structure des os du crâne est nécessaire pour se former une juste idée de l'industrie admirable avec laquelle l'auteur de la nature a renfermé le principe de nos connoissances, & l'organe duquel, comme de leur première source, dépendent presque toutes les fonctions de l'économie animale; & pour connoître la nature des fréquentes maladies dont la tête est attaquée, & les secours les plus propres à y remédier : celle des os de la face n'est pas moins intéressante. Dans leur arrangement & dans leur structure, la sagesse infinie du Créateur n'éclate pas moins que dans l'architecture de la boîte osseuse du crâne.

Quatorze os , ainsi que nous l'avons déjà annoncé , forment cet assemblage symétrique , sur lequel est imprimé un caractère auguste , à l'aspect duquel frémissent les animaux les plus sauvages , & qui nous inspire les uns pour les autres des sentimens d'amour & de respect : cet assemblage est nommé la face. Les quatorze os qui le forment , sont : les os propres du nez , les os unguis , les os zigomatiques , les os du palais , les os maxillaires supérieurs , les cornets inférieurs , & l'os maxillaire inférieur.

Ces os sont tellement construits , & liés les uns avec les autres , qu'il résulte , & de leur structure , & de leur liaison , différens canaux & cavités , parmi lesquelles deux se font distinguer par leur grandeur , & par l'importance de leurs usages.

L'une de ces grandes & importantes cavités est celle de la bouche , formée par la structure & par l'articulation de l'os maxillaire inférieur , par les deux os du palais , & par les deux os maxillaires supérieurs ; l'autre est la double cavité des narines , dont les anfractuosités & les détours forment & contiennent l'organe de l'odorat.

E ij

Presque tous les os de la face ont des liaisons étroites avec ceux du crâne; ceux-ci sont leur base & leur appui. Mais parmi les différentes pièces osseuses dont le crâne est composé, il n'y en a qu'une qui soit véritablement la base & le point d'appui, sur lequel toute l'architecture de la face humaine est élevée : c'est l'os sphénoïde. En effet, sans cet os, tous les os de la mâchoire supérieure & du nez tomberoient par leur propre poids, & par celui des parties molles dont ils sont recouverts. Pour s'en convaincre, il suffit de jeter un coup d'œil sur la foible union des os du nez avec l'os frontal, sur celle des os unguis & des os maxillaires : ils ne touchent presque au crâne que par un point ; le moindre coup les auroit déplacés : mais ce déplacement devient impossible, quand on examine attentivement l'union des os du palais avec les apophyses ptérigoïdes de l'os sphénoïde. Ces deux apophyses soutiennent tout l'édifice du visage. Il en est à peu près de même des bords antérieurs des grandes ailes de l'os sphénoïde, qui donnent un double point d'appui aux os de la pommette. L'os sphénoïde est donc la clef des os de la face, comme il est la clef de ceux qui composent la boîte osseuse du crâne.

CHAPITRE XII.

Des Os propres du Nez.

Les os propres du nez, examinés dans leur situation, représentent en quelque forte une felle à cheval. Ils font fitués à la partie moyenne antérieure du vifage, au deffous de l'os frontal. Ils font principalement appuyés fur les apophyfes fupérieures des os maxillaires fupérieurs.

Chacun de ces os repréfente un carré plus étroit par une de fes extrémités que par l'autre. Nous y diftinguerons deux extrémités, deux faces & deux côtés. Des deux faces, l'une eft externe ou antérieure, l'autre eft interne ou poftérieure. Des deux côtés, l'un eft interne, l'autre eft externe : des extrémités, l'une eft fupérieure, & l'autre inférieure.

La face externe ou fupérieure, qui eft auffi antérieure, eft un peu concave d'une extrémité à l'autre, & un peu convexe d'un côté à l'autre côté. Elle eft affez liffe & polie, & un peu plus grande que la face interne : elle eft percée d'un trou par lequel paffe une veine qui, fuivant l'obfervation de M. Petit le médecin, & membre de l'Académie royale des

Sciences, communique avec la cavité du
sinus longitudinal supérieur. M. Petit, en
soufflant par le moyen d'un petit tuyau
dans la veine qui passe par ce trou, a fait
pénétrer l'air jusques dans la cavité du
sinus longitudinal.

Cette communication attestée sur l'observation de cet Anatomiste exact, ne
doit pas être difficile à concevoir, si l'on
se rappelle ce que j'ai dit du trou borgne,
& de son ouverture dans le nez. J'ai
souvent vu la veine dont parle M. Petit;
elle se perdoit dans celles de la membrane pituitaire : je n'ai pu la suivre plus
loin; mais j'ai quelquefois suivi des rameaux des veines de la membrane pituitaire, jusques dans la partie de la dure-
mère dont étoit rempli le trou borgne.

Sur l'existence de ces veinules, est
fondée l'explication d'un signe assez souvent salutaire dans les maladies inflamma-
toires de la dure-mère. Ce sont quelques
gouttes de sang qui découlent des narines,
& qui sont assez souvent suivies d'un
soulagement marqué. L'on sait de quelle
utilité est l'effusion du sang, quelque légère qu'elle soit, quand cette effusion se
fait des vaisseaux de la partie enflammée.

La face inférieure ou interne est moins
grande que l'externe. Elle est un peu
concave ; elle est percée du même trou

que la face externe ; l'on y apperçoit une
ou deux traces vasculaires, comme de
petites crénelures. Le bord ou côté interne
est le plus court & le plus épais : il est
quelquefois tout-à-fait droit & poli ;
d'autres fois on y apperçoit quelques inégalités. Le bord externe, outre qu'il est
plus long que l'interne, est plus mince ;
il est comme crénelé : on observe sur la
partie inférieure de ce bord, deux ou
trois petites éminences, comme des
pointes d'épingles, qui sont reçues dans
de petits trous pratiqués dans le bord
antérieur de l'apophyse supérieure de l'os
maxillaire : ces petites avances osseuses
affermissent beaucoup l'union de cet os
avec l'os maxillaire. Ce même bord, à sa
partie supérieure, est plus poli ; il ressemble à une petite lame ou languette
osseuse, qui est reçue dans une petite crénelure, pratiquée dans le bord de l'apophyse supérieure de l'os maxillaire.

L'extrémité supérieure se distingue aisément de l'inférieure, en ce qu'elle est
plus épaisse & plus étroite, & garnie
ordinairement de petites éminences gra-
niformes, pour son articulation avec
l'apophyse nasale de l'os frontal. L'extrémité inférieure ressemble à un bord mince
un peu courbé, terminé extérieurement
par un angle aigu. Dans quelques sujets,

l'os propre du nez est presque carré ; dans d'autres, il est plutôt pyramidal ou triangulaire que carré.

Pour placer l'os propre du nez dans sa situation naturelle, il faut mettre en haut son extrémité la plus épaisse ; sa face la plus grande & la plus polie, & qui est convexe, en devant ou en dehors ; & le côté le plus long, en dehors.

L'os propre du nez est articulé avec quatre os, qui sont, l'os frontal, l'os maxillaire, l'os ethmoïde, & l'os propre du nez du côté opposé. Il est articulé avec l'os frontal, par son extrémité supérieure ; avec l'os ethmoïde, par son bord interne ; avec son pareil, par son bord interne. Par l'union du bord interne d'un des os propres du nez avec le bord interne de l'autre os, il se forme en dedans une petite gouttière ; c'est par cette gouttière que les os propres du nez sont unis avec la lame perpendiculaire de l'os ethmoïde, & avec le bord antérieur & supérieur du cartilage triangulaire du nez. Chaque os propre du nez est encore uni avec les cartilages qui forment les ailes du nez, par son extrémité inférieure.

Les usages des os propres du nez sont de former partie du visage & des fosses nasales ; ils forment une partie de la face, par leur face externe ; ils font partie

des fosses nasales, par leur face interne ;
ils forment une voûte, sous laquelle la
lame perpendiculaire, & les replis de
l'os ethmoïde, quelque fragiles qu'ils
soient, sont à l'abri d'insulte ; ils donnent
un point d'appui à la cloison des narines,
& au cartilage triangulaire qui achève
cette cloison.

Chaque os propre du nez donne attache à trois muscles, qui sont : le pyramidal, l'oblique latéral & le myrtiforme :
il donne attache au pyramidal & à l'oblique latéral, par sa face externe ; au muscle
myrtiforme, par l'extrémité inférieure
du bord ou côté externe. Mais ce muscle
n'a que très - peu d'adhérence à l'os du
nez : il se termine dans l'aile du nez,
ainsi que le muscle constricteur. Les os du
nez donnent attache à la membrane pituitaire, par leur face interne ; à des fibres
ligamenteuses qui lient avec eux les
petits cartilages du nez, par leurs extrémités inférieures : ils donnent passage à
des veines qui entretiennent un commerce
entre la cavité du nez & les parties du
visage, par le trou que nous avons observé dans les faces de ces os.

Outre ces deux trous, on en remarque
encore assez souvent d'autres petits, qui
transmettent des vaisseaux à la substance
de ces os.

E v

La substance des os propres du nez est toute compacte : j'ai cependant quelquefois remarqué un peu de substance cellulaire à leur extrémité supérieure. Quand on examine ces deux os dans leur situation naturelle, ils forment par leurs extrémités inférieures un bord demi-circulaire.

CHAPITRE XIII.

Des Os Unguis.

CES os sont situés dans la partie déclive du grand angle de chaque orbite. Leur ressemblance à des ongles leur a fait donner le nom d'os unguis; ainsi ils sont très-minces, & se détruisent aisément par la macération, & en les séparant des os voisins. Chacun de ces os a deux faces, deux bords & deux extrémités. Des deux faces, l'une est externe, l'autre est interne; des deux bords, l'un est antérieur & interne, l'autre est postérieur & externe; des extrémités, l'une est supérieure, & l'autre inférieure.

La face externe est très lisse & très-polie; elle est divisée en deux parties d'inégale grandeur, dont l'une est antérieure, & l'autre postérieure. Cette division est faite par un bord saillant &

angulaire, qui règne depuis le haut de l'os jufqu'en bas, il fe termine inférieurement par une apophyfe, qui eft appuyée fur la bafe de l'apophyfe fupérieure de l'os maxillaire, & qui fait en quelque forte le couronnement du canal nafal.

La portion antérieure ou interne de la face externe eft plus petite, plus profonde que la poftérieure; elle eft figurée en demi-canal, & elle fait en effet portion du canal nafal: l'on y apperçoit quelquefois plufieurs trous, de forte qu'elle eft comme criblée; mais je ne fais fi ces trous ne font pas produits par la macération. Ce qu'il y a de certain, c'eft qu'il fe trouve bien des os unguis où ces petits trous n'exiftent point; mais d'un autre côté, il s'en trouve auffi beaucoup dans lefquels ces trous font très-apparens; ce qui fembleroit faire croire que ces trous exiftent naturellement dans bien des fujets. L'autre portion de la face externe de l'os unguis, eft plus grande, plus liffe, & reffemble par fon poli à l'os planum: je l'appelle portion orbitaire de l'os unguis; & j'appelle l'autre, la portion nafale.

Cette portion nafale, c'eft-à-dire, qui fait partie du canal nafal, fe termine en bas par une pointe, qui fe prolonge jufques fur le bord antérieur de l'ouverture du finus maxillaire, & qui ferme une partie de l'ouverture de ce finus. Mais toute cette partie, qui defcend plus bas que le refte de l'os, eft cachée dans une tête entière. On ne l'apperçoit fur l'ouverture du finus que par d'heureux hazards, ou plutôt que par l'adreffe avec laquelle on fait féparer ces différentes pièces offeufes les unes des autres.

La portion nafale de l'os unguis, m'a femblé ordinairement un peu plus large dans fon milieu qu'à fes deux extrémités. Elle forme par toute fa longueur, tant en haut qu'au milieu, un demi-canal, dont la profondeur augmente à mefure qu'il defcend, & qui enfin devient un canal complet, par l'articulation de l'apophyfe inférieure du bord angulaire ou faillant, avec la bafe de la branche fupérieuee de l'os maxillaire.

L'on doit donc diftinguer le canal nafal en deux portions, une fupérieure ou orbitaire, une inférieure qui eft purement nafale : la portion fupérieure n'eft qu'un demi-canal ; la portion inférieure eft un canal complet. C'eft dans ce canal & dans ce demi-canal offeux qu'eft logé le fac lacrymal.

La face interne de l'os unguis eft inégale, & divifée en deux parties, par une crénelure qui répond à l'angle ou bord faillant & longitudinal, que nous avons décrit en parlant de la face externe. L'on y remarque affez fouvent quelques fragmens des cellules. ethmoïdales, qui fe caffent en féparant cet os de fon union avec les feuillets de ces cellules. Cette crénelure divife la face interne en deux portions inégales ; l'une antérieure ou lacrymale, l'autre poftérieure, qui eft la plus grande. L'intérieure & antérieure eft convexe. La poftérieure eft auffi un peu convexe.

L'extrémité fupérieure eft plus aiguë que l'inférieure, qui fe termine par un bord demi-circulaire : ce bord eft appuyé par fa convexité ou par fon contour inférieur fur la bafe de la branche fupérieure de l'os maxillaire. L'extrémité inférieure fe termine encore par une double apophyfe, ainfi que nous l'avons dit ; dont l'une eft comme la bafe ou le pilier de l'os unguis ; & l'autre, qui eft extrêmement mince, fe prolonge jufqu'au bord du finus maxillaire, & s'unit affez fouvent avec le cornet inférieur.

Le bord interne de l'os unguis eft prefque droit & affez égal ; cependant il porte quelquefois de petites inégalités, comme de petites lames offeufes, par lefquelles il s'unit d'une façon plus étroite avec l'apophyfe fupérieure de l'os maxillaire.

Pour placer l'os unguis dans sa situation naturelle, & pour distinguer l'os unguis du côté droit de celui du côté gauche, il faut placer en bas l'extrémité qui se termine par une double apophyse : il faut placer vers l'orbite celle des deux faces qui est divisée en deux par un bord longitudinal & saillant : il faut placer du côté du nez celui des deux bords qui est le plus droit.

L'os unguis est uni avec quatre os, qui sont : l'os frontal, l'os maxillaire, le cornet inférieur & l'os ethmoïde. Il est uni avec l'os frontal, par son extrémité supérieure ; avec l'os maxillaire, par son bord interne, & par son extrémité inférieure ; avec le cornet inférieur, par la petite apophyse grêle de son extrémité inférieure ; avec l'os planum, par son bord externe ; avec les cellules de l'os ethmoïde, par sa face interne.

L'os unguis fait partie de l'orbite, par la partie postérieure de sa face externe ; il fait partie de la cavité du nez, par sa face interne ; & par cette même face, il donne des attaches à la membrane pituitaire ; il donne insertion au tendon du muscle orbiculaire, par la partie postérieure de sa face externe ; il contient toute la partie supérieure du sac nasal, dans le demi-canal creusé dans sa face

externe. Il couvre une partie de l'ouverture du sinus maxillaire, par l'apophyse
grêle de son extrémité inférieure.

Il n'y a point de substance cellulaire
dans l'os unguis; sa substance n'est qu'une
lame très-mince de substance compacte:
son extrémité supérieure recouvre quelquefois une partie de l'ouverture du sinus
frontal.

J'ai trouvé bien des sujets dans lesquels
les os unguis manquoient: dans ces sujets,
l'os planum s'avançoit jusqu'à la branche
montante de l'os maxillaire; & le bord
de l'os planum, qui venoit s'ajuster avec
cette apophyse, étoit creusé en demi-
canal comme l'os unguis, pour recevoir
le sac nasal: dans d'autres sujets, où les
os unguis manquoient, l'apophyse supérieure de chaque os maxillaire étoit plus
large que dans ceux où l'os unguis ne
manquoit point; & le demi-canal nasal
étoit en partie creusé sur le bord externe
de cette apophyse, & en partie sur le
bord antérieur de l'os planum.

L'os unguis se détruit souvent par les
ulcères du sac nasal; on le détruit dans
l'opération de la fistule, pour donner aux
larmes une issue nouvelle dans la cavité
du nez.

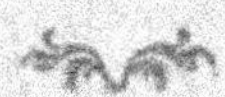

CHAPITRE XIV.

Des Os Zigomatiques.

Ces deux os sont situés à la partie moyenne & latérale de la face. Quand on ne les examine que par leur dehors & dans leur situation, ils paroissent triangulaires ; mais quand ils sont séparés des os auxquels ils étoient unis, il s'en faut beaucoup que leur structure & leur figure soit aussi simple qu'on se l'étoit d'abord imaginé.

Les os zigomatiques, examinés hors de leur situation, ont trois faces & quatre apophyses ou extrémités saillantes, auxquelles quelques Anatomistes ont donné le nom d'angles. Des trois faces, l'une est externe, la seconde est interne, la troisième est orbitaire ou supérieure. Des quatre extrémités saillantes de cet os, l'une est appelée apophyse malaire ou maxillaire ; c'est la plus antérieure : l'autre est appelée apophyse frontale ou supérieure : la troisième, est nommée apophyse sphénoïdale : la quatrième, est l'apophyse temporale ou postérieure. Trois côtés ou bords méritent encore d'être distingués. L'un de ces bords ou

côtés est supérieur & antérieur ; le second
est postérieur ; le troisième est inférieur.
Ces trois côtés sont terminés par trois
des apophyses que je viens d'indiquer.

La face externe est la plus grande ; elle
est un peu convexe ; elle forme cette bosse
plus ou moins saillante ou arrondie, suivant les sujets, qu'on appelle l'éminence
de la joue. Elle est percée de deux &
quelquefois de trois trous, qui sont les ouvertures d'autant de canaux obliques,
pratiqués dans l'épaisseur de l'os ; ces
canaux, d'autre part, s'ouvrent dans l'orbite, & transmettent, sur le périoste des
joues, des rameaux de l'artère optique,
& un filet de nerf qui se détache du rameau
sous-orbitaire. La face externe présente assez souvent quelques inégalités, auxquelles
sont attachés les muscles zigomatiques.

La face orbitaire ou supérieure est concave, taillée en croissant ; elle fait presque tout le contour inférieur de l'orbite,
& elle est percée par les ouvertures internes des canaux, dont nous avons décrit les ouvertures externes, en parlant
de la face externe.

La face interne ou postérieure est concave, & fait partie de la fosse zigomatique ou temporale ; elle présente quelques
inégalités, & est assez souvent percée vers
son milieu, par un trou qui conduit dans

la substance intérieure de l'os, une artériole & une veinule, qui sont des rameaux
de l'artère & de la veine maxillaire interne. Ce trou, du premier coup d'œil,
paroît borgne ; mais son usage est tel que
je viens de le décrire.

L'apophyse maxillaire ou antérieure,
ou si l'on veut l'angle antérieur, est aigu par
son extrémité, & est articulé dans sa longueur avec l'os maxillaire ; un peu au dessous de cet angle se trouve une tubérosité.

L'angle supérieur, ou l'apophyse supérieure est très-longue ; elle est moins
aiguë que l'antérieure ; elle est le rendez-
vous des trois faces ; elle s'articule avec
l'apophyse orbitaire externe de l'os frontal.

Entre l'apophyse antérieure & l'apophyse supérieure, est placée l'apophyse
sphénoïdale ; c'est ainsi que j'appelle une
avance considérable, par laquelle l'os
zigomatique est articulé avec le bord antérieur de la grande aile de l'os sphénoïde, & avec l'os maxillaire.

L'apophyse postérieure est la plus aiguë
& la plus mince ; elle est terminée par
une extrémité dentelée & taillée obliquement, par laquelle elle est articulée
avec l'apophyse zigomatique du temporal ;
j'appelle l'apophyse postérieure de l'os zigomatique, apophyse temporale de l'os
zigomatique.

Le bord supérieur de l'os zigomatique fait le bord inférieur de l'orbite ; ainsi il est semi-lunaire, comme la face supérieure ; il s'étend depuis l'apophyse antérieure jusqu'à la postérieure.

Le bord inférieur s'étend depuis l'apophyse antérieure jusqu'à la postérieure ; c'est-à-dire jusqu'à l'apophyse temporale. Mais ce bord est comme partagé en deux par une espèce de tubérosité qui est appuyée sur la tubérosité de l'os maxillaire. Ce même bord inférieur présente dans sa moitié postérieure une surface inégale pour l'attache du masseter.

Le bord ou côté postérieur descend depuis l'apophyse supérieure ou orbitaire, jusqu'à l'apophyse postérieure ou temporale : il a deux faces ; une externe, qui fait partie de la grande face externe ; une interne, qui fait partie de la face interne que nous avons décrite. Dans sa partie ou face interne, ce bord est un peu creusé, comme pour aggrandir la cavité de la fosse temporale. Il fait, dans le trajet qu'il parcourt depuis l'apophyse orbitaire ou supérieure jusqu'à l'apophyse temporale ou postérieure, deux courbures opposées, en forme de la lettre S.

Il faut remarquer que le nombre & la situation des trous, dont nous avons dit qu'étoient percées les faces de l'os zigomatique, varient suivant les sujets.

Pour placer l'os zigomatique dans sa situation naturelle, & pour distinguer l'os zigomatique du côté droit, de l'os zigomatique du côté gauche, il faut placer en dessus l'apophyse orbitaire ou supérieure; la face convexe doit être mise en dehors ou en devant; & la tubérosité qui répond à la tubérosité malaire de l'os maxillaire, & qui est articulée avec elle, doit être placée en bas.

L'os zigomatique est articulé avec quatre os, qui sont, l'os frontal, l'os maxillaire, l'os sphénoïde, & l'os temporal. Il est articulé avec l'os frontal par son apophyse supérieure; avec l'os maxillaire, par son apophyse interne ou antérieure; & par son bord inférieur, avec l'os sphénoïde, par son apophyse sphénoïdale; avec l'os des tempes, par son apophyse postérieure ou temporale.

L'os zigomatique a plusieurs usages; il fait la partie supérieure & saillante de la joue; il fait une portion considérable de l'orbite; il fait partie de la fosse temporale; il fait une grande partie de l'arcade & de la fosse zigomatique; il conduit dans la joue des nerfs & des vaisseaux; il protège le muscle temporal, les nerfs & les artères renfermées dans la fosse temporale, & dans la fosse zigomatique.

L'os zigomatique donne infertion à fix mufcles, qui font le grand zigomatique,

Il fait la partie fupérieure & faillante de la joue, par fa pofition, & par la convexité de fa face externe ; il fait une portion très-confidérable de l'orbite, par fon bord & fa face orbitaire, par fon apophyfe antérieure, & par fon apophyfe fupérieure; il fait partie de la foffe temporale par fon apophyfe fupérieure , & par fon bord poftérieur recourbé en forme d'S ; il fait partie de la foffe zigomatique, par la concavité de fa face interne, & par fon apophyfe temporale; il fait une grande partie de l'arcade zigomatique par cette même apophyfe; il conduit, de la cavité de l'orbite aux parties extérieures de la joue, deux filets de nerfs, & des rameaux artériels, par les canaux dont font percées fa face externe & fa face orbitaire. Quelquefois par ces canaux il ne paffe qu'un nerf & deux artères ; d'autres fois il ne paffe qu'une artère & deux nerfs; quelquefois auffi il paffe deux nerfs & deux artères: cela varie. Il protège le mufcle temporal, les nerfs & les vaiffeaux qui font logés dans la foffe temporale & dans la foffe zigomatique, par l'arcade qu'il forme, en uniffant fon apophyfe temporale avec l'apophyfe zigomatique de l'os temporal.

le petit zigomatique, le maſſeter, le temporal, le muſcle orbiculaire des paupières, & le petit oblique de l'œil. Il donne auſſi attache au ligament palpébral.

Il donne attache au grand muſcle zigomatique, par ſa face externe, un peu au deſſus de la tubéroſité dont nous avons dit que le bord intérieur étoit partagé ; au petit zigomatique, par ſa face externe & plus antérieurement. Ce muſcle, aſſez ſouvent, n'a d'attache immédiate à aucun os. Au maſſeter, par ſon bord inférieur & par la tubéroſité de ce bord, & par l'apophyſe temporale ; au muſcle temporal, par le bord ſupérieur de l'apophyſe temporale ; au muſcle orbiculaire, par ſa face externe & par ſon apophyſe ſupérieure. Cette attache qu'il donne à l'orbiculaire ne ſe fait que par une expanſion membraneuſe, car les fibres charnues ne s'inſèrent à aucun os, juſqu'à ce qu'elles ſoient arrivées à l'angle interne de l'orbite ; il donne attache au petit oblique de l'œil, par ſa face orbitaire attenant l'apophyſe antérieure ; au ligament palpébral, par ſon bord ſupérieur ; il donne attache à l'aponévroſe temporale par ſon apophyſe ſupérieure, par ſon bord poſtérieur, & par le bord ſupérieur de l'apophyſe temporale.

La ſubſtance de l'os zigomatique eſt compacte dans une grande partie de ſon étendue. L'on trouve cependant une couche de substance cellulaire, renfermée entre deux couches de substance compacte, dans l'étendue de ces deux faces.

CHAPITRE XV.

Des Os Maxillaires supérieurs.

LES deux os maxillaires se touchent & forment la partie moyenne de la face ; il seroit inutile d'indiquer plus amplement leur situation. Leur figure est tout-à-fait irrégulière, & leur description est très-difficile. J'ai cru ne pouvoir mieux réussir à la bien faire, qu'en décrivant d'abord les différentes parties de ces os, à mesure qu'elles se présentent quand on les examine dans leur situation & dans leur union avec les os voisins, & ensuite en les représentant telles qu'elles s'offrent à nos recherches, quand nous avons séparé les os maxillaires des différentes pièces osseuses auxquelles ils sont unis.

Les os maxillaires, examinés dans leur situation naturelle, présentent une grande surface extérieure, creusée de différens enfoncemens, relevée de différentes bosses & apophyses, & percée de quelques canaux & de plusieurs trous.

Le long de la partie inférieure de chaque os maxillaire règne une arcade convexe en dehors, concave vers le dedans de la bouche, creusée de sept à huit fosses; cette arcade est appelée arcade alvéolaire: les fosses qui sont creusées dans sa substance s'appellent les alvéoles des dents, parce que les dents sont reçues dans leurs cavités, & que ces fosses par leurs figures ressemblent assez aux alvéoles dans lesquelles les abeilles déposent leur miel; à chacune des alvéoles répond en dehors une petite bosse ou éminence, comme si la substance de l'arcade s'étoit gonflée pour former chaque alvéole. Entre chacune de ces bosses se trouve un enfoncement superficiel, qui répond à la cloison osseuse qui sépare une alvéole de l'autre alvéole.

Sur la jonction d'un os maxillaire avec son pareil paroît une ligne superficielle, qui s'élève de la cloison qui sépare les deux dents incisives antérieures; cette ligne fait quelquefois un peu de saillie; elle est terminée en haut par une éminence plus ou moins élevée, suivant les sujets; cette éminence est appelée l'épine antérieure des os maxillaires.

Au dessous de l'épine se présente de chaque côté une petite fosse ou cavité, dans laquelle s'insèrent les deux petits
muscles

muscles incisifs supérieurs de Cowper. Au
dessus de l'épine paroît une grande ouverture, partagée en deux dans le frais
par une cloison cartilagineuse. Cette ouverture a à peu près la figure d'un cœur ;
elle commence en bas par une base assez
large ; elle se rétrecit à mesure qu'elle
approche des os propres du nez, par lesquels elle est terminée supérieurement.
Cette grande ouverture est appelée l'ouverture des fosses nasales.

Sur chaque os maxillaire latéralement
est creusée une large cavité peu profonde,
dans laquelle on apperçoit assez souvent
une petite inégalité, à laquelle est attaché le muscle canin. Cette cavité est appelée fosse maxillaire. A sa partie supérieure l'on apperçoit l'ouverture antérieure
d'un canal oblique, pratiqué entre deux
lames de la portion sous-orbitaire de l'os
maxillaire, & qui pénètre quelquefois, sans
se montrer, jusqu'à la partie postérieure de
ce même os ; c'est le canal orbitaire inférieur.

Dans ce même endroit, & un peu au
dessus, se découve une grosse éminence
qui s'unit avec l'os zigomatique, & qui
est appelée apophyse malaire de l'os maxillaire.

L'os maxillaire, toujours vu par devant,
se termine supérieurement par une longue

apophyse, dont la base s'élève de l'arcade alvéolaire, & qui monte jusqu'à l'apophyse orbitaire interne de l'os frontal. Cette apophyse présente en devant un bord tranchant, divisé en deux moitiés, une supérieure qui est articulée avec l'os propre du nez, une inférieure qui fait le bord latéral de l'ouverture du nez. Cette division est marquée par un angle plus ou moins saillant, suivant les sujets. Dans la surface de cette apophyse se remarque un trou qui transmet dans sa substance une petite artère. Nous parlerons encore dans la suite de la structure de cette importante apophyse.

Si l'on examine les os maxillaires du côté de la bouche, alors on decouvre une étendue nouvelle de ces mêmes os ; l'on voit qu'ils forment la plus grande partie du palais ; d'abord se présente aux yeux l'arcade alvéolaire, creusée d'autant & de beaucoup plus de cavités qu'il y a de dents : la figure de ces cavités varie ; on peut les distinguer en alvéoles incisives, alvéoles canines, alvéoles molaires.

Les alvéoles incisives & les alvéoles canines sont simples, mais plus profondes que les alvéoles molaires. Les alvéoles molaires se peuvent subdiviser, ainsi que les dents, en petites alvéoles molaires, & en grandes alvéoles molaires. Les pe-

tites alvéoles molaires sont deux de chaque côté, quelquefois il n'y en a qu'une.
Chaque petite alvéole molaire présente
une cavité ordinairement simple, mais
qui se divise quelquefois en deux cavités
plus ou moins divergentes, suivant les
sujets ; cette division est faite par une
cloison osseuse dont la substance est cellulaire, mais d'un tissu très-serré. Les
grandes alvéoles molaires sont deux à
trois dans chaque os ; chacune de ces alvéoles présente d'abord une grande ouverture qui se partage tout-à-coup en trois,
& quelquefois quatre autres.

Il y a autant de cloisons qu'il y a de
différentes cavités dans chaque alvéole ;
il y a ordinairement dans chaque os maxillaire deux alvéoles incisives, une alvéole canine, deux petites alvéoles molaires, & trois grandes alvéoles molaires.

Tant que l'arcade alvéolaire est ornée
des dents que la nature a placées dans
ses alvéoles, son épaisseur & sa hauteur
sont assez considérables ; mais les dents
étant tombées, comme cela arrive presque toujours dans la vieillesse, l'arcade
alvéolaire diminue dans toutes ses dimensions ; elle s'efface même presque entièrement, & par conséquent chaque os
maxillaire dans les vieillards est plus court
qu'il n'étoit dans le temps de la jeunesse,

F ij

presque de toute la hauteur de l'arcade alvéolaire ; de-là on peut conclure que le même homme, dans différens âges, a le visage de différente longueur, & qu'il est plus long dans notre virilité, que dans le temps où notre bouche est privée de ses dents.

La raison de ce phénomène anatomique, est que les dents étant tombées, la substance osseuse qui composoit le contour de chaque alvéole, pressée par le mouvement des deux mâchoires l'une contre l'autre, quand nous mangeons, remplit la cavité de chaque alvéole ; cette substance qui n'est pas bien solide quand nous avons toutes nos dents, d'abord qu'elles tombent est comme pliée & pressée vers le vide que laisse chaque dent, & est employée non-seulement à remplir ce vide, mais même à rendre le bord alvéolaire de chaque mâchoire assez dur pour suppléer en quelque sorte par sa fermeté, aux dents dont nous sommes privés. En effet, il y a tel vieillard qui, avec une double mâchoire toute dégarnie de dents, mange, en s'armant de patience, & mâche des alimens très-durs ; action qu'il ne pourroit exécuter si ces arcades alvéolaires étoient inégales, c'est-à-dire, creusées par des cavités, & séparées par des cloisons tranchantes. Si l'on veut se donner la peine d'examiner avec soin les arcades alvéolaires des personnes âgées, on se convaincra aisément que tout ce qui vient d'être avancé est fondé sur l'observation. L'on verra en même temps que l'arcade alvéolaire des os maxillaires supérieurs, sera & de beaucoup moins haute, & d'un tissu osseux beaucoup plus serré que dans la jeunesse.

Dans chaque arcade alvéolaire, nous distinguerons deux bords, un externe, & un interne. Nous avons déja parlé de l'externe. Le bord interne de l'arcade alvéolaire fait une saillie d'environ trois à quatre lignes dans l'âge parfait, au-delà du niveau de la voûte du palais; il est percé de plusieurs petits trous, qui transmettent à la substance des alvéoles & des os maxillaires, des rameaux des artères palatines. On y remarque même quelquefois des traces gravées sur la surface de l'os, par les battemens de ces artères.

Au reste, les os maxillaires, considérés dans cette situation, présentent une vaste surface un peu voûtée, dans laquelle se remarquent des élévations & des enfoncemens, & forment cette partie connue sous le nom de voûte du palais: on les voit unis l'un à l'autre au milieu de cette voûte: une crénelure superficielle en

forme de ligne qui marche de devant en
arrière, indique le lieu de leur union.
Les parties des os maxillaires qui forment
cette voûte, sont appelées apophyses
palatines des os maxillaires.

A la partie antérieure de la ligne qui
indique le lieu de l'union d'une apophyse
palatine avec l'autre apophyse palatine,
paroît un trou qui se divise aussitôt en
deux canaux, qui montent obliquement
de dedans en dehors, & dont chacun
s'ouvre derrière l'épine antérieure de
chaque os maxillaire; ce trou est appelé
trou palatin antérieur, ou trou gustatif:
les canaux dont ce trou fait l'ouverture
inférieure méritent aussi d'être appelés
canaux gustatifs, ou palatins antérieurs:
les ouvertures de ces deux canaux dans
les narines sont un peu plus postérieures
que leurs ouvertures dans le trou gustatif.
Si on jette les yeux sur le derrière de
chaque os maxillaire, on apperçoit leur
tubérosité postérieure.

Tels sont les principaux objets qui se
présentent, quand on n'examine que les
dehors des os maxillaires: je pourrois
encore m'étendre beaucoup sur bien
des particularités dignes de remarque;
mais je vais entrer dans tous ces détails
dans la suite de cette exposition.

Les os maxillaires étant séparés l'un

de l'autre, & des autres os auxquels ils font unis, l'on apperçoit dans chacun d'eux une large & principale apophyse, qui est l'apophyse palatine. Nous distinguerons deux faces dans cette apophyse, & deux bords ; des faces, l'une est supérieure, l'autre est inférieure ; la face supérieure est un peu concave, & fait partie de la fosse nasale : la face inférieure est plus grande, plus inégale, & un peu concave aussi : elle fait la voûte du palais.

Des deux bords, l'un est interne, & l'autre est postérieur : le bord interne est un peu élevé du côté de chaque fosse nasale, & forme une petite crête : il est collé & uni avec un pareil bord qui se rencontre dans l'autre os maxillaire : la petite crête est plus élevée en devant qu'en arrière ; elle se jette un peu de dedans en dehors : de-là il résulte une petite gouttière ou crénelure, formée par l'union du bord interne d'une des apophyses palatines avec l'autre apophyse palatine ; & dans cette crénelure est reçu le bord inférieur de l'os vomer, & l'extrémité antérieure du cartilage triangulaire des narines. La petite crête & le bord interne commencent antérieurement à l'épine nasale de l'os maxillaire, & s'étendent jusqu'à la partie la plus postérieure de l'apophyse palatine.

F iv

Chaque os maxillaire, examiné par sa face interne, c'est-à-dire, par cette face par laquelle il regarde la cloison des narines, offre plusieurs objets dignes d'être remarqués. D'abord, l'on apperçoit une longue apophyse, qui s'élève jusqu'à l'os frontal : c'est l'apophyse supérieure, ou la branche montante de l'os maxillaire, de laquelle nous avons déja examiné les dehors. Cette apophyse a deux faces, une externe & une interne ; deux bords, un antérieur & un postérieur. Nous nous sommes suffisamment étendu sur les particularités que présente sa face externe, nous avons même examiné la structure de son bord antérieur. Il ne nous reste à examiner que le bord postérieur, & la face interne de cette apophyse.

Le bord postérieur est un peu tranchant, & s'articule avec le bord antérieur de l'os unguis. Dans les sujets où l'os unguis manque, ce bord s'étend vers l'orbite, & au devant de l'os planum ; il est même un peu creusé en demi-canal, parce qu'il forme dans ces sortes de sujets une grande partie du canal nasal. La face interne de l'apophyse supérieure est un peu convexe vers son milieu. Dans sa moitié supérieure elle est applatie. Dans sa moitié inférieure elle est un peu voûtée, & sa concavité regarde la fosse nasale.

A la base de l'apophyse maxillaire se
remarque une éminence, qui coupe sa
face interne transversalement : sur cette
éminence est appuyée l'extrémité antérieure du cornet inférieur. A la partie
inférieure du bord postérieur l'on apperçoit l'extrémité inférieure du canal nazal :
ce canal descend obliquement de devant
en arrière. Il n'est pas exactement rond ,
mais un peu applati sur les côtés : l'os
maxillaire forme au moins les deux tiers
de ce canal ; le reste est formé par l'os
unguis , & par l'apophyse antérieure du
cornet inférieur. Le diamètre du canal
nasal n'est pas le même dans toute son
étendue ; il est plus large à son ouverture
supérieure qu'à sa partie moyenne : son
extrémité inférieure est aussi plus large &
plus évasée que son milieu. Cette ouverture ressemble un peu au pavillon d'une
trompette ou d'un entonnoir. J'ai vu ,
mais très-rarement , ce canal formé par
le seul os maxillaire ; cette ouverture est
entièrement cachée par le cornet inférieur ;
de sorte qu'il n'est presque pas possible de
la démontrer sans soulever , ou même
écarter tout-à-fait le cornet inférieur.

Pour démontrer sur un sujet frais l'ouverture du canal nasal , il faut couper
avec des ciseaux le bord inférieur du
cornet inférieur , ou le soulever avec une

F v

pince : cette manœuvre est celle qui réussit le mieux.

Derrière le canal nasal, se présente une grande & vaste ouverture, irrégulièrement triangulaire dans son contour : cette ouverture conduit à une vaste cavité, creusée dans l'épaisseur de l'os maxillaire. Cette cavité est si grande, que l'on diroit presque que l'os maxillaire auroit été soufflé pour la former. Sa surface est inégale, & elle est percée de quelques trous, qui sont les ouvertures d'autant de canaux qui amènent des artères dans la cavité, & qui les conduisent même jusqu'aux racines des dents. Ces artères sont des rameaux de l'artère maxillaire interne. Cette grande cavité est connue sous le nom de sinus maxillaire.

Il arrive quelquefois que les racines de quelques dents pénètrent dans la cavité du sinus : ce sont les racines des dents molaires, & quelquefois aussi celle de la dent canine, qui montent jusques dans la cavité du sinus : cela arrive rarement. Mais ce qu'il y a de certain, c'est que dans les maladies qui attaquent le sinus maxillaire, la première dent molaire étant arrachée, il est très-aisé de percer jusques dans le sinus, & de donner issue au pus & à la matière formée & retenue dans sa cavité.

Si l'on veut se donner la peine d'ouvrir le sinus maxillaire encore plus qu'il ne l'est naturellement, afin d'appercevoir ses parois dans toute leur étendue, l'on trouvera que le fond de cette grande cavité est tapissée d'une lame osseuse toute poreuse, ou percée de plusieurs petits trous sensibles : cette lame est doublée par l'apophyse palatine, qui lui sert de base & de soutien. Mais le dessus du sinus est formé par une lame assez mince, qui recouvre tout à-la-fois le sinus, & forme la plus grande partie de la paroi inférieure de l'orbite. La paroi du sinus, qui regarde la fosse nasale, est formée de deux lames osseuses : une de ces lames fait la moitié de cette paroi ; l'autre lame en fait l'autre moitié : elles viennent à l'encontre l'une de l'autre, & elles se croisent par leur bord. De ces deux lames, l'une est antérieure & l'autre postérieure. La lame antérieure se tourne un peu vers la fosse nasale, à l'endroit de son croisement ; la lame postérieure, comme pour éviter sa rencontre, est dirigée vers la cavité du sinus : celle-ci est plus épaisse & plus forte que l'antérieure.

La cavité du sinus est creusée elle-même de différens enfoncemens, qui sont séparés les uns des autres par des bosses ou éminences,

F vj

L'ouverture maxillaire dans les os fecs est bien grande; mais il ne faut pas croire pour cela qu'elle le foit beaucoup, quand l'os eft recouvert de la membrane pituitaire: il y a fur une partie de fon ouverture des demi-cellules, qui s'ajuftent avec les cellules ethmoïdales. Une lame, quelquefois très-confidérable, defcend de l'os ethmoïde, & en bouche une partie: le cornet inférieur en recouvre une portion confidérable; de forte que dans le frais, l'ouverture du finus maxillaire n'eft quelquefois pas plus grande que l'ouverture d'une plume à écrire.

La lame offeufe, qui fait le derrière du finus, n'eft pas bien épaiffe, ni extrêmement dure; fa furface extérieure eft un peu inégale: pour s'unir plus folidement avec l'os du palais, elle fait une boffe ou convexité en dehors du finus: dans la jeuneffe elle eft fort épaiffe, & elle tient renfermée dans fon épaiffeur la dernière dent molaire, appelée la dent de fageffe. Cette partie, dans laquelle cette dent eft renfermée, eft dans l'enfance fituée affez haut, & à peu près vers le milieu du derrière du finus; mais cette partie fe prolonge, defcend peu-à-peu, fe met de niveau avec l'arcade alvéolaire, & enfante la dent de fageffe. Cette partie peut être, en quelque forte, appelée la tubé-

rosité malaire postérieure, pour la distinguer de celle avec laquelle l'os zigomatique est articulé.

Sur sa surface sont gravées plusieurs traces vasculaires, & elle est percée de plusieurs trous, qui sont les ouvertures d'autant
de petits canaux osseux qui s'avancent obliquement dans son épaisseur, pour se distribuer aux racines des dents molaires &
dans chaque alvéole de ces dents. Parmi
ces canaux, il s'en trouve ordinairement
un ou deux qui sont comme le tronc
d'où partent les autres, pour aller ensuite
se terminer dans chaque alvéole ; les
artères qui passent par ces canaux sont
des rameaux de la maxillaire interne : les
nerfs sont des rameaux de la seconde
branche de la cinquième paire. Quelquefois un des trous susdits pénètre dans la
cavité du sinus, & y porte une artère qui
se distribue dans la membrane dont le
sinus est tapissé.

Les dents canines & incisives reçoivent leur nourriture de cette artère, dont
nous avons décrit le canal en parlant des
objets qui se présentent dans l'examen de
la face interne du sinus. Quand le trou
dont je viens de parler ne se trouve point,
les petits canaux obliques que je viens
de décrire s'ouvrent des chemins à peine
sensibles dans le sinus, & les artérioles qui

passent par ces canaux, lâchent de petites ramifications d'une grande finesse qui se distribuent dans la membrane du sinus.

Le long de la partie postérieure de la tubérosité, est légèrement creusée une petite raie ou crénelure très-superficielle, qui, de concert avec une autre semblable crénelure pratiquée dans l'os du palais, forme un canal vertical qui s'ouvre supérieurement vers le haut de la tubérosité, & inférieurement dans le palais; ce canal est appelé canal palatin postérieur: nous aurons lieu d'en parler plus amplement en décrivant l'os du palais.

Sur la partie latérale interne de la tubérosité, à peu de distance de l'ouverture du sinus maxillaire, l'on apperçoit une surface inégale assez étendue: c'est sur elle que l'os du palais est comme collé par une union écailleuse avec l'os maxillaire. L'on remarque encore quelquefois sur le bas de la tubérosité postérieurement une espèce d'éminence transverse, qui s'articule dans une crénelure pratiquée dans l'os du palais, & qui rend la séparation de l'os du palais de l'os maxillaire, très-difficile.

Sur la partie latérale externe de la tubérosité, derrière la tubérosité malaire antérieure, est un enfoncement qui fait partie de l'arcade ou fosse zigomatique.

Au haut de la tubérosité postérieure, se
trouve postérieurement un espace assez
considérable qui fait partie de la fente
sphéno-maxillaire : cette fente est oblongue, & s'ouvre d'une part dans la fosse
zigomatique, & d'autre part dans la cavité
de l'orbite.

Dans la partie la plus déclive de la tubérosité, est creusée une petite fosse dont
la surface est toute hérissée de petites éminences, dans laquelle sont reçues de petites éminences de l'os du palais, & qui
sert à affermir l'union de cet os avec l'os
maxillaire.

Nous avons parcouru les principales
faces de l'os maxillaire, savoir; l'externe
& antérieure, qui se présente d'elle-même
en examinant l'os dans sa situation ; la seconde, qui est inférieure, & que nous pouvons appeler face palatine ; la troisième,
ou intérieure, qui ne paroît que quand
l'un ou l'autre des os maxillaires est séparé
des os avec lesquels il est uni, & que nous
pouvons appeler nasale ; la quatrième ou
postérieure, qui appartient à la tubérosité
malaire postérieure ; il nous en reste
encore une cinquième & dernière, que
nous pouvons appeler orbitaire.

Cette cinquième face fait presque tout
le plancher de l'orbite ; cette partie est
composée d'une double lame osseuse ; on

peut l'appeler apophyse orbitaire de l'os maxillaire ; elle est presque horizontale ; elle est une cloison qui sépare la cavité de l'orbite de celle du sinus maxillaire ; elle est très-lisse, très-polie du côté de l'orbite ; elle porte quelques inégalités vers le sinus ; antérieurement & extérieurement elle s'avance jusqu'à l'apophyse malaire antérieure ; son côté ou bord interne est convexe & un peu inégal ; il s'articule avec l'os planum. Dans sa partie la plus reculée, c'est-à-dire, celle qui fait partie du fond de l'orbite, se trouve une empreinte articulaire, dans laquelle est reçue l'extrémité supérieure de l'os du palais. Cette même face postérieurement contribue à former la scissure sphéno-maxillaire, dans laquelle s'ouvre l'extrémité postérieure & supérieure du canal que je vais décrire.

Ce canal marche presque horizontalement de derrière en devant ; il naît du fond de l'orbite ; il est pratiqué dans l'écartement de la double lame osseuse dont est composé le plancher de l'orbite ; il n'est qu'à demi recouvert par la lame supérieure de ce plancher ; il gagne le devant de l'orbite ; il plonge ; il devient un canal complet ; il s'ouvre au dessous de l'apophyse malaire antérieure. Ce canal est appelé canal orbitaire inférieur ; avant

que de percer la tubérosité malaire antérieure, ou dans le trajet qu'il parcourt
depuis qu'il a pris la forme d'un véritable
canal, il jette deux ou trois branches qui
font autant de petits canaux qui se subdivisent en d'autres si petits, qu'il est
presque impossible de les appercevoir.

Ces différens canaux portent aux dents
incisives & canines des artérioles & des
nerfs : les artérioles sont des branches du
rameau sous-orbitaire de la maxillaire
interne : les nerfs sont des rameaux de la
seconde branche de la cinquième paire.
L'un des trois canaux qui font branches
du canal sous-orbitaire, pénètre dans le
sinus maxillaire ; il rampe sur le plancher
de ce sinus ; il y paroît sous la forme
d'un demi-canal ; il laisse voir l'artère &
le nerf qu'il conduit aux dents : après
s'être ainsi montré pendant l'espace d'un
travers de pouce plus ou moins, il se
plonge de nouveau dans la substance de
l'os maxillaire ; il perd dans l'épaisseur
de cet os sa forme de canal, un peu au
dessus des racines des dents canines &
incisives.

Si l'on veut bien se rappeller ce que
j'ai dit de ces canaux qui se terminent
aux alvéoles des dents molaires, & faire
attention à ce que je viens d'avancer sur
le cours des branches du canal sous-orbi-

taire, l'on aura une juste idée des routes que suivent les artères & les nerfs qui se distribuent aux dents de la mâchoire supérieure.

Aucun Anatomiste n'ignore le chemin qui conduit les nerfs & les artères à la mâchoire inférieure : il est si aisé de l'appercevoir, qu'il n'est point étonnant qu'il se soit montré à tous les yeux; mais, autant qu'il est facile de développer le canal maxillaire inférieur, autant il est difficile de suivre dans toute leur étendue les canaux qui portent aux dents supérieures la nourriture & le sentiment. Tous ces différens canaux perdent leur figure aux approches des alvéoles : les nerfs & les artères traversent la substance osseuse, & passent de cellule en cellule, jusqu'à ce qu'ils trouvent moyen de se plonger dans les alvéoles.

Cette structure ne s'est laissé connoître qu'après bien des essais inutiles. Rebuté d'un travail qui ne m'éclairoit point sur la route des nerfs & des artères, je désespérois de pouvoir jamais les connoître, & les démontrer aux autres ; mais voyant que le principal obstacle au succès de mes recherches étoit la dureté de l'os maxillaire, je crus qu'en les réitérant sur des sujets dont les os les plus solides ont perdu leur dureté, elles dissiperoient mes incertitudes fur les routes des nerfs & des artères des dents fupérieures. Le fuccès répondit enfin à mon attente. Après des injections bien faites fur des fujets rachitiques, j'apperçus d'abord les nerfs & les vaiffeaux renfermés dans les deux ou trois petits canaux que j'ai dit être des branches du canal fous-orbitaire; & de ces différens canaux, ou d'un feul de ces canaux, je vis plufieurs filets, tant vafculaires que nerveux, fe faire des routes à travers la fubftance de l'os maxillaire; & j'eus le plaifir de les voir fe diftribuer jufqu'aux alvéoles, & même jufqu'aux racines des dents canines & incifives.

Pour placer l'os maxillaire fupérieur dans fa fituation naturelle, & pour diftinguer l'os maxillaire fupérieur du côté droit de l'os maxillaire fupérieur du côté gauche, il faut placer en haut la longue apophyfe ou la branche montante de l'os maxillaire; il faut mettre en dedans la face nafale, & en bas la face palatine.

L'os maxillaire eft articulé avec neuf os, qui font: l'os maxillaire de l'autre côté, l'os vomer, l'os ethmoïde, l'os unguis, l'os frontal, l'os du palais, l'os zigomatique, le cornet inférieur, & l'os propre du nez. Il eft uni avec fon pareil, par le bord interne de l'apophyfe palatine; avec l'os vomer, par l'épine & la crête nasale de l'apophyse palatine ; avec l'os ethmoïde, par le bord interne de l'apophyse orbitaire ; avec l'os frontal, par sa branche montante ; avec l'os du palais, par le bord postérieur de l'apophyse palatine, par la partie postérieure de la tubérosité maxillaire postérieure, & par une légère partie de l'apophyse orbitaire ; avec l'os zigomatique, par une grande empreinte articulaire triangulaire, placée au haut de sa face externe ; avec le cornet inférieur, par l'éminence transverse de la base de la branche montante, & par le bord inférieur du sinus maxillaire ; avec l'os unguis, par le bord externe de la branche montante ; avec l'os propre du nez, par le bord interne ou antérieur de cette même branche ; avec le cartilage triangulaire des narines, par l'épine nasale.

L'os maxillaire a bien des usages ; il fait une grande partie de la voûte du palais ; il présente une loge, ou plusieurs loges, à chacune des dents supérieures ; il donne insertion à la substance du palais ; il soutient les gencives ; il fait une très-grande partie du nez ; il forme le plancher de l'orbite ; il fait partie de la fente sphéno-maxillaire ; il fait partie de l'arcade zigomatique ; il forme plusieurs canaux qui conduisent, à travers de longs

détours, des nerfs & des artères ; tels
font le canal fous-orbitaire & les branches qui en fortent, les canaux malaires
poftérieurs, le canal palatin poftérieur,
& le canal palatin antérieur.

L'os maxillaire fait partie de la voûte
du palais par l'apophyfe palatine ; il reçoit les dents dans fon bord ou dans fon
arcade alvéolaire ; il donne infertion
à la fubftance du palais, par la furface
inégale de l'apophyfe palatine ; il foutient les gencives fur fon bord alvéolaire ; il fait une très-grande partie du
nez, par la face fupérieure de l'apophyfe
palatine, par la furface interne de fa
branche montante, par la paroi interne
& par toute la cavité du finus maxillaire ;
il forme le plancher de l'orbite, par fon
apophyfe orbitaire ; il fait partie de la
fente fphéno-maxillaire, par la partie fupérieure & poftérieure de la tubérofité
malaire poftérieure.

Il forme le canal fous-orbitaire, dans
l'épaiffeur de l'apophyfe fous-orbitaire ;
il amène aux dents incifives & à la dent
canine, par de longs canaux, des nerfs &
des artères ; il forme les canaux malaires
poftérieurs, dans l'épaiffeur de la tubérofité malaire poftérieure ; il forme le canal
palatin antérieur, dans l'épaiffeur de la
partie antérieure de l'apophyfe palatine ;

il forme le canal palatin postérieur, ou du moins contribue à le former, par une petite rainure superficielle gravée sur le derrière de la tubérosité malaire postérieure. Nous aurons lieu d'exposer d'ordre les usages de ces différens canaux. Il reçoit le sac nasal, & par conséquent il conduit les larmes dans la cavité du nez ; il donne insertion au ligament inter-maxillaire, par la surface externe de la tubérosité malaire postérieure.

L'os maxillaire donne insertion à cinq muscles, qui sont, le petit incisif supérieur, le muscle canin, le grand incisif, le myrtiforme & le buccinateur. Il donne attache au petit incisif par la petite fossette attenant l'épine nasale ; au muscle canin, par la fosse maxillaire : au grand incisif, par la face externe de l'apophyse montante ; au muscle buccinateur, par la face externe de la tubérosité malaire postérieure, & par la partie postérieure de l'arcade alvéolaire.

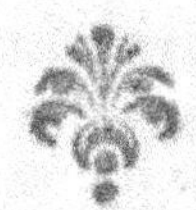

CHAPITRE XVII.

De l'Os Vomer.

L'os vomer est impair ; il est applati sur ses côtés ; il est terminé par cinq bords ; il est appuyé sur deux de ces bords : dans la moitié de son étendue, il ne paroît composé que d'une lame osseuse : dans l'autre moitié, il est composé de deux feuillets osseux, qui sont prêts à se toucher : telle est sa moitié supérieure ; chacune de ces lames est très - mince. Sa moitié inférieure est l'assemblage des deux mêmes lames ; elles y sont réunies & confondues ensemble ; elle est par conséquent plus forte & plus épaisse du double qu'une des lames de la moitié supérieure, prise séparément.

Des cinq bords qui font le contour de l'os vomer, l'un est supérieur & antérieur ; le second est postérieur & supérieur ; le troisième est postérieur & inférieur ; le quatrième est inférieur ; le cinquième, qui est très-court, forme l'extrémité antérieure du vomer. Le bord supérieur & antérieur est le plus long de tous ; il est composé de la double lame que j'ai indiquée ci-dessus ; ces deux lames, par leur petit

écartement, forment une crénelure profonde, plus large en arrière qu'en devant; cette crénelure reçoit la lame perpendiculaire de l'os ethmoïde, & le cartilage triangulaire des narines; ce bord
est assez souvent terminé antérieurement
par une apophyse aiguë, qui est appuyée
sur l'épine nasale des os maxillaires. Le
bord supérieur se termine postérieurement
dans le bord postérieur & supérieur; à
mesure qu'il approche de ce bord, sa
double lame s'écarte de plus en plus, &
devient forte & épaisse de plus en plus.

Le bord postérieur & supérieur est divisé par la même crénelure qui, ainsi que
nous l'avons dit, règne le long de son
étendue. La crénelure, en cet endroit,
est très-large, & reçoit dans sa cavité la
tubérosite de l'os sphénoïde; elle sert
comme de gaîne à cette tubérosité. La
crénelure est comme fendue à sa fin; &
les deux lames qui la composent s'enga-
gent un peu sous deux lames osseuses,
dont nous avons parlé en décrivant la
face inférieure de l'os sphénoïde. Le bord
postérieur & inférieur est tranchant; sa
surface est lisse & polie; ce bord paroît
dans une tête entière; il divise postérieurement la cavité des narines en deux cavités. Le bord inférieur & antérieur est
plus long que le précédent; sa surface
est

est raboteuse ; il est reçu dans la crénelure formée par l'écartement de la crête
de chaque apophyse palatine , & par l'u-
nion des bords internes des portions palatines des os du palais. Le bord antérieur,
qui peut être appelé la pointe de cet os ,
est le plus court de tous ; il est presque
vertical ; il se termine par son extrémité
supérieure dans la petite apophyse aiguë
que j'ai indiquée en décrivant le bord supérieur & antérieur ; sa surface est inégale :
il est uni avec la partie postérieure de l'é-
pine nasale de l'os maxillaire.

Les deux faces de l'os vomer sont assez
lisses, elles sont quelquefois crénelées par
de petites traces vasculaires. Quelquefois
cet os est convexe vers l'une des fosses
nasales, & concave vers l'autre face ; quelquefois il est situé plus à gauche qu'à droite,
& rend la moitié du nez du côté gauche
plus petite que la cavité du côté droit.
Quelquefois cet os dans son développement ne présente pas sa crénelure directement au bord inférieur de la lame perpendiculaire de l'os ethmoïde , & alors le
bord de cette lame n'est point reçu dans
la crénelure du vomer ; mais sur un des
feuillets du bord supérieur de cet os ; il
oblige même , dans quelques sujets , ce
feuillet de se replier , ou de se jeter à droite
ou à gauche.

Partie II. G

Pour placer l'os vomer dans fa fituation naturelle, il faut que le plus long de fes bords foit placé en haut & en devant obliquement, & que le plus court de fes bords qui, ainfi que nous avons dit, eft furmonté d'une éminence en forme de pointe, foit en devant.

L'os vomer eft articulé avec fix os, qui font, les deux os maxillaires, les deux os du palais, l'os ethmoïde, & l'os fphénoïde. Il eft auffi articulé avec le cartilage triangulaire des narines. Il eft uni avec les deux os maxillaires, par fon bord inférieur, & par le bord antérieur; avec les deux os du palais, par fon bord inférieur; avec le cartilage triangulaire des narines, & avec la lame perpendiculaire de l'os ethmoïde, par fon bord fupérieur; avec l'os fphénoïde, par fon bord fupérieur & poftérieur.

L'ufage de l'os ethmoïde eft de former, de concert avec la lame perpendiculaire de l'os ethmoïde, & avec le cartilage triangulaire des narines, la cloifon du nez. Sa fubftance eft très-aifée à détruire; elle eft en partie compacte & en partie fpongieufe, c'eft-à-dire, qu'elle a une confiftance moyenne entre la fubftance compacte & la fpongieufe.

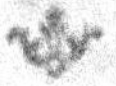

CHAPITRE XVIII.

Des Cornets supérieurs du Nez.

CE sont deux os spongieux, oblongs, qui ressemblent un peu à certaines coquilles de mer, moins larges que longues. Ils sont situés à la partie inférieure & latérale externe de chaque fosse nasale.

Nous diviserons le cornet inférieur en deux faces, deux bords, & deux extrémités : des deux faces, l'une est interne, l'autre externe : des deux bords, l'un est supérieur, l'autre inférieure : des extrémités, l'une est antérieure, l'autre postérieure. La face interne est convexe, oblongue, percée de quelques pores ou trous, toute couverte d'inégalités : elle regarde par sa convexité la cloison des narines. La face externe est concave, & regarde en dehors par sa concavité : elle est inégale, ainsi que l'externe : elle est percée des mêmes pores, & couverte de petits enfoncemens & de petites inégalités, mais moins que l'externe. Le bord supérieur, ou côté supérieur, est convexe, plus inégal que l'inférieur.

De la partie antérieure de ce bord s'élève une apophyse, qui monte verti-

calement : cette apophyse est minée,
applatie & aiguë ; elle se détruit aisément,
en séparant cet os des os auxquels il est
uni ; elle s'ajuste avec l'apophyse inférieure & grêle de l'os unguis, & concourt
avec elle à finir le bas du canal nasal.
Quelquefois même cette apophyse s'unit
avec la partie de l'os maxillaire, qui
forme le canal nasal. Sur le reste de la
longueur de ce même bord, se présente
tantôt une, tantôt deux apophyses qui
s'élèvent de ce bord, & se soudent avec
une lame osseuse, qui descend de l'os
ethmoïde : de sorte que, dans bien des
sujets, il paroît que le cornet inférieur
fait partie de l'os ethmoïde. Les apophyses
que je viens de décrire sont peu connues : il nous en reste une à examiner,
qui a été décrite avec exactitude.

Cette apophyse descend du bord supérieur ; elle prend sa naissance de la partie
externe. De ce bord, par une base large
de trois à quatre lignes, elle se rétrécit
à mesure qu'elle descend, & se termine
en pointe ; elle ressemble en quelque
sorte à l'oreille d'un chien : sa pointe
s'insinue dans l'ouverture du sinus, &
elle fait la fonction d'un crochet suspen-
soire qui soutient le cornet inférieur. Cet
os est peu soutenu par ses deux extrémités. Sans cette apophyse, le cornet

inférieur feroit peu folidement uni par fes extrémités, qui ne font qu'appuyées fur l'éminence tranfverfe de l'os maxillaire & de l'os du palais. Le bord fupérieur du cornet inférieur couvre une grande partie de l'ouverture du finu. Le bord inférieur, ainfi que le fupérieur, s'étend depuis une extrémité du cornet jufqu'à l'autre: il eft moins courbé que le fupérieur; il eft un peu plus épais: il n'a point d'apophyfes, & il eft contourné en dehors.

Les extrémités du cornet inférieur font aiguës: l'antérieure eft appuyée fur l'éminence tranfverfe de la bafe de l'apophyfe montante de l'os maxillaire. Elle eft un peu moins aiguë que l'extrémité poftérieure, & elle eft très-peu éloignée de l'apophyfe antérieure du bord fupérieur, qui, ainfi que nous l'avons dit, s'unit à celle de l'os unguis pour former l'extrémité inférieure du canal nafal.

Pour placer le cornet inférieur dans fa fituation naturelle, & pour diftinguer le cornet inférieur du côté droit, du cornet inférieur du côté gauche, il faut placer vers la cloifon du nez la face convexe; il faut placer en deffus celui des deux bords qui eft armé d'apophyfes, & il faut placer en devant celle des deux extrémités qui fera la plus voisine de la petite apophyse supérieure.

Le cornet inférieur est uni avec trois os., & souvent avec quatre. Ces os sont; l'os maxillaire, l'os du palais, l'os unguis, & l'os ethmoïde.

Il est articulé avec l'os maxillaire, par son extrémité antérieure & par son apophyse en forme d'oreille; avec l'os du palais, par son extrémité postérieure; avec l'os unguis, par la petite apophyse antérieure de son bord supérieur; avec l'os ethmoïde, par une lame osseuse qui s'élève postérieurement de son bord supérieur.

Les cornets inférieurs sont tellement placés sur les éminences transverses des os maxillaires & des os du palais, que leurs bords inférieurs ne touchent aucun de ces os; ils sont comme soutenus en l'air par leur apophyse en forme d'oreille; leurs extrémités ne sont pour eux que de foibles appuis: j'ai même vu bien des sujets, dans lesquels l'extrémité antérieure de chaque cornet ne touchoit que très-légérement l'éminence transverse de la branche montante de l'os maxillaire. Leurs unions aux os du palais sont plutôt, s'il m'est permis de m'exprimer de la sorte, des juxtapositions, que des articulations par synarthrose. Cette disposition les rend très-propres au trémoussement qui s'excite dans les cavités du nez, & dans tous les

feuillets offeux dont ces cavités font
ornées , quand nous chantons & quand
nous parlons.

Cette liberté & ce dégagement de toute
union avec les os voifins que nous don-
nons au bord inférieur du cornet inférieur,
a encore un autre ufage qui n'eft pas moins
important que le précédent ; c'eft que ce
bord fert comme de pavillon à l'ouverture
du canal nafal ; il le met à l'abri , & empêche que la mucofité des narines , le ta-
bac , & autres corps qui peuvent entrer
dans les narines , ne bouchent l'extrémité
du canal nafal, & ne deviennent un obftacle
au libre épanchement de la liqueur lacrymale dans le nez. Mais pendant que le
cornet inférieur oppofe une efpèce de di-
gue aux parties qui pourroient boucher
l'ouverture du conduit lacrymal , il tient
lui-même cette ouverture toujours difpo-
fée à laiffer couler les larmes ; c'eft un pont
folide fous lequel il n'y a que l'eau des
larmes qui puiffe paffer.

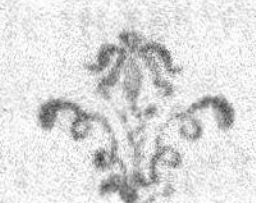

CHAPITRE XIX.

Des Os du Palais.

LES os du palais sont situés à la partie postérieure du palais & du nez ; ils sont placés entre l'os sphénoïde & entre les os maxillaires.

Ces os s'unissent par en bas l'un à l'autre, & forment par leur union mutuelle le derrière de la voûte du palais ; ils forment dans cette voûte un quarré alongé ; c'est ce qui les a fait appeler, par les Anatomistes qui les ont apperçus & décrits les premiers, os quarrés, *ossa quadrata*. Ces Anatomistes croyoient que leur étendue se bornoit à la seule voûte du palais ; toute la partie de ces os, comprise entre les os maxillaires & les apophyses ptérigoïdes, & celle qui fait partie de l'orbite, leur étoit inconnue ; bien des siècles se sont écoulés avant que la véritable structure ait été saisie ; nous la devons aux Anatomistes modernes, mais non pas à tous ; il y en a même peu qui l'aient saisie dans toute son étendue, & qui nous l'aient exactement représentée. Il y en a même qui n'ont pas fait difficulté d'avancer que les os maxillaires s'articuloient avec l'os sphénoïde : erreur qui , pour être aussi ancienne que l'anatomie , ne mérite pas moins d'être entièrement proscrite. Entrons dans le détail des parties de chacun de ces os.

Chacun des os du palais est composé de différentes parties placées sur deux plans différens ; l'un de ces plans est horizontal ; l'autre est perpendiculaire au premier. Ainsi nous distinguerons chaque os du palais en deux branches, dont l'une est horizontale & étoit connue des anciens ; c'est celle qui fait le derrière de la voûte du palais & du nez ; l'autre branche est verticale ou nasale , & fait une partie de la cavité des narines, & une légère partie de l'orbite. La branche horizontale ou palatine a deux faces , & est terminée par quatre côtés ; de ces quatre côtés, l'un est externe ou commun aux deux branches , le côté opposé est interne , le troisième est antérieur , le quatrième est postérieur.

Le bord ou côté externe se confond avec la partie inférieure de la branche verticale, & fait avec cette branche un angle presque droit ; cette partie de l'os du palais est fort inégale ; ce bord est aussi plus fort & plus épais que les autres. Le bord interne est droit ; il est garni de petites éminences très-superficielles pour son articulation avec le bord interne de l'os du palais du côté opposé ; il forme supérieurement dans toute sa longueur une petite crête, qui s'élève obliquement en dehors, en s'éloignant un peu d'une pareille crête placée sur le bord interne de l'autre os du palais : ces deux crêtes, par cette direction, laissent entre elles une crénelure qui reçoit le bord inférieur de l'os vomer. Le bord interne se termine postérieurement par une éminence qui est appelée l'épine palatine. Le bord postérieur n'est articulé avec aucun os, sa surface est polie ; sa direction est transverse ; il est un peu concave. Le bord antérieur est le plus aigu ; sa direction est transversale ; il est écailleux ; il s'étend depuis le bord interne jusqu'à l'externe ; il est appuyé sur le bord postérieur de l'apophyse palatine de l'os maxillaire.

Des deux faces, l'une est supérieure, & l'autre inférieure. L'inférieure est inégale, &, par ses inégalités, donne attache à la substance molle du palais ; elle est percée, vers l'extrémité externe du bord postérieur, d'un trou ovale, & assez souvent de deux ; ce trou, ou ces trous, sont les ouvertures du canal palatin postérieur. Cette face postérieurement & extérieurement est terminée par une tubérosité dont je donnerai ci-après la structure. La face supérieure de la branche

horizontale est lisse & polie, un peu concave, & fait le derrière d'une des fosses
nasales.

La branche verticale, ou nasale, ou
supérieure, est plus longue que la précédente, & un peu moins large; elle ne
s'élève pas tout-à-fait directement; elle
est un peu inclinée en dedans. Cette
branche a deux faces, deux bords & deux
extrémités. Des faces, l'une est externe,
l'autre est interne. Des bords, l'un est
antérieur, l'autre est postérieur. Des extrémités, l'une est supérieure, & l'autre
inférieure. La face interne est un peu
concave, & partagée en deux portions
par une éminence transverse, sur laquelle
est appuyée l'extrémité postérieure du
cornet inférieur.

Cette face est, dans quelques sujets,
percée de plusieurs trous; elle regarde la
face nasale, & fait la paroi latérale de
cette fosse. La moitié supérieure de cette
face touche quelquefois les cellules de l'os
ethmoïde. La face externe est convexe &
toute articulaire; elle ne paroît presque
point du tout, à moins qu'on ne sépare
l'os du palais des os auxquels il est uni:
la tubérosité malaire postérieure, avec
laquelle elle est articulée, la dérobe entièrement aux yeux. Elle porte vers son
milieu un enfoncement dans lequel est

reçue une petite avance tranfverfe que nous avons obfervée fur la tubérofité de l'os maxilaire.

Sur le bord poftérieur de cette face, fe remarque une finuofité qui en parcourt prefque toute la longueur ; cette finuofité, jointe à une autre finuofité plus fuperficielle, que nous avons obfervée fur la partie poftérieure de la tubérofité maxillaire, forme un canal vertical, qui eft appelé canal palatin poftérieur.

Quoique ces deux os, l'os du palais & l'os maxillaire, contribuent à former ce canal, il faut convenir que l'os du palais en fait la plus grande partie ; car toute l'extrémité inférieure du canal eft creufée dans le feul os du palais, fans que l'os maxillaire y ait aucune part. Toute la face externe eft inégale & écailleufe pour fon articulation avec la tubérofité de l'os maxillaire.

Le bord antérieur de la branche verticale eft tranchant dans toute fa longueur ; il fe prolonge depuis le fommet de cette branche jufqu'à fa partie inférieure ; il eft tout écailleux ; il eft terminé inférieurement par une avance encore plus tranchante & plus écailleufe que lui. Cette avance s'engage fort loin fur la furface nafale de l'apophyfe palatine de l'os maxillaire ; elle couvre même une partie de l'ouverture du sinus maxillaire par sa portion la plus élevée. J'ai quelquefois vu la portion moyenne du bord antérieur de la branche verticale s'avancer jusques sur l'ouverture du sinus, mais cela n'arrive pas dans tous les sujets.

Le bord postérieur de la branche verticale est composé de deux lames osseuses, dont l'une est interne, l'autre externe; ces deux lames sont séparées l'une de l'autre par une crénelure considérable, plus large & plus profonde en bas qu'en haut; elle représente une cavité ovalaire; elle s'affoiblit en montant, & disparoît à la racine de l'apophyse postérieure du sommet de la branche verticale. La lame osseuse, qui fait la paroi interne de cette cavité, est plus grande que l'externe, & appliquée & collée intérieurement à la face interne de l'apophyse ptérigoïde interne, qui en est en partie cachée. J'appelle la crénelure que je viens de décrire, crénelure sphéno-palatine, ou ptérigopalatine; c'est dans sa cavité qu'est reçu le bord antérieur & convexe de l'apophyse ptérigoïde interne.

L'extrémité inférieure de la branche verticale se termine par un bord commun à la branche horizontale, & par une tubérosité dont nous aurons lieu de parler. L'extrémité supérieure est terminée par deux apophyses de différente grosseur ; l'une de ces apophyses est antérieure, l'autre est postérieure.

L'apophyse postérieure du sommet de la branche verticale est une lame osseuse recourbée en devant, dans laquelle nous distinguerons un bord antérieur, qui fait partie d'un trou appelé trou sphéno-palatin ; nous distinguerons encore dans cette même apophyse un bord postérieur plus aigu que l'antérieur : un troisième bord se fait encore appercevoir dans cette apophyse ; celui-ci est droit, moins aigu que les autres ; il est un peu applati : par ce bord, l'os du palais s'articule, & se soude souvent avec le cornet sphénoïdal.

L'apophyse antérieure du sommet de la branche verticale s'éleve un peu plus haut que l'antérieure ; elle s'écarte un peu dans sa direction, du plan de la branche verticale ; elle se termine par plusieurs facettes, dont le nombre & la grandeur varient ; ordinairement elle se termine antérieurement par une facette articulaire, par laquelle elle est articulée avec la partie supérieure de la tubérosité malaire postérieure. J'appelle cette première facette de l'apophyse antérieure du sommet vertical, facette articulaire. Un peu plus haut, & plus extérieurement, l'apophyse que je décris se termine par une

facette polie, presque triangulaire, qui
fait partie de l'orbite. J'appelle cette facette, facette orbitaire de l'apophyse antérieure du sommet vertical.

Plus intérieurement l'apophyse se termine par une grande cellule, ou par plusieurs petites, qui communiquent avec
les cellules postérieures de l'os ethmoïde.
J'appelle cette face, face ethmoïdale. En
dedans, en haut, & un peu en arrière,
notre apophyse se termine par une surface concave, faite comme le pavillon
d'un entonnoir, & qui communique avec
l'ouverture du sinus sphénoïdal. J'appelle
cette face, face sphénoïdale. Enfin l'apophyse antérieure, tout-à-fait postérieurement, se termine par un bord recourbé,
qui fait le demi-contour antérieur du trou
sphéno-palatin, pendant que l'autre demi-
contour du même trou est formé en partie
par le bord antérieur de l'apophyse postérieure, & en partie par l'os sphénoïde.
L'os sphénoïde ne contribue cependant
à la formation de ce trou, qu'autant qu'il
ferme l'espace ou l'intervalle qui est entre
l'apophyse antérieure, & entre l'apophyse postérieure du sommet vertical de
l'os du palais.

Le trou sphéno-palatin est un trou
ovale, grand, qui a une direction transversale relativement à la longueur de la

face ; il s'ouvre d'une part dans le fond
de l'os zigomatique ; d'autre part, dans
la fosse nasale : ce trou transmet la plus
grande des artères du nez , & un filet de
nerf très-considérable : l'artère est une
branche de la maxillaire interne : le nerf
est un rameau considérable de la seconde
branche de la cinquième paire. Le cornet
sphénoïdal fait le sommet de ce trou ; &
les deux apophyses du sommet vertical
en forment le reste. Quelquefois je l'ai
vu formé dans le seul os du palais , sans
que l'os sphénoïde y eût aucune part. Il
est aisé de comprendre que dans les sujets
où j'ai trouvé cette structure , l'apophyse
antérieure du sommet vertical communi-
quoit avec la branche postérieure par un
prolongement osseux , qui alloit de l'une
de ces apophyses à l'autre apophyse , &
qui faisoit , par rapport au trou , ce que
fait le cornet sphénoïdal.

L'os du palais, ainsi que je l'ai annoncé
ci-dessus, se termine inférieurement par une
tubérosité qui naît par une base assez large,
de la partie postérieure du bord commun
aux deux branches de l'os du palais ; elle se
jette obliquement en dehors , & se termine en pointe ; toute la surface de cette
tubérosité est raboteuse , sa substance est
très-solide ; je l'appelle tubérosité prérigo-
palatine : cette tubérosité a trois facettes

articulaires, dont une est latérale interne ;
la seconde est latérale externe ; la troisième est moyenne, parce qu'elle est
placée entre les deux autres. La facette
latérale interne est creusée en forme de
fosse ; elle s'articule avec le dos ou convexité de l'apophyse ptérigoïde interne ;
elle fait partie de cette crénelure que
j'ai décrite en parlant du bord postérieur
de la branche verticale ; elle est séparée
de la facette moyenne par une cloison
plus épaisse en bas qu'en haut, triangulaire, & qui se termine en haut par une
lame osseuse qui fait la paroi externe de
la crénelure du bord postérieur de la branche verticale. Cette cloison remplit la
scissure qui sépare les deux pointes des
apophyses ptérigoïdes. Une partie du muscle ptérigoïdien interne s'insère à cette
cloison.

La face articulaire moyenne de la tubérosité est appliquée sur le limbe ou bord antérieur de l'apophyse ptérigoïde externe,
& sur la partie interne de cette apophyse ;
sa surface est polie ; elle se termine assez
ordinairement par une petite crénelure
placée auprès de celle dont je viens de
parler. La facette externe est raboteuse ;
elle présente assez souvent une éminence
considérable qui est reçue & cachée dans
la fossette articulaire que nous avons ob-

fervée dans la partie inférieure de la tubérofité maxillaire : au refte , cette facette
eft articulée avec la tubérofité de l'os
maxillaire ; elle eft féparée de la facette
moyenne par une cloifon triangulaire , à
laquelle eft attachée une partie du mufcle
ptérigoïdien externe.

Ainfi des trois facettes de la tubérofité, l'interne s'articule avec la convexité
de l'apophyfe ptérigoïde interne ; la
moyenne , avec la face interne de l'apophyse ptérigoïde ; la troifième, avec la
tubérofité malaire poftérieure. C'eft dans
la fubftance de la facette latérale externe,
qu'eft ordinairement creufée l'extrémité
inférieure du canal palatin poftérieur.
Quand l'extrémité inférieure du canal eft
en partie creufée dans l'os maxillaire , &
en partie dans l'os du palais, alors la facette externe fe trouve fur le chemin du
canal qui la divife en deux parties.

Nous venons de parcourir cinq faces
différentes dans la tubérofité de l'os du
palais , dont trois font articulaires , &
dont deux ne le font point, & font des
cloifons entre les facettes articulaires : nous
pouvons en ajouter une fixième, qui ne
s'articule à aucun os qui regarde le palais,
& donne origine à un mufcle que j'appelle
palato-ftaphilin. Cette fixième face eft
affez fouvent percée de deux trous, ou

d'un feul trou, qui font les ouvertures de
deux canaux qui s'ouvrent affez fouvent
dans le canal palatin poftérieur, & qui
quelquefois ne s'y ouvrent point ; ces
canaux conduifent des filets de nerfs, &
des rameaux artériels qui viennnent du
rameau artériel & du rameau nerveux,
qui defcend dans le canal palatin poftérieur.

Telle eft la ftructure de l'os du palais,
ftructure difficile à être bien faifie, & plus
difficile encore à décrire. Il eft inutile que
j'avertiffe que toute cette defcription n'eft
point faite pour ceux qui ne veulent pas
pénétrer dans les connoiffances de l'anatomie la plus recherchée ; mais j'écris
pour les favans, comme pour ceux qui
ne veulent s'inftruire que des connoif-
ffances les plus faciles à acquérir. Je ref-
pecte trop les premiers, pour leur laiffer
rien ignorer de ce que j'ai vu plufieurs
fois, & fait voir à ceux qui ont eu la
conftance de me fuivre dans l'examen de
ces parties fi difficiles à être clairement
apperçues.

Pour placer l'os du palais dans fa fituation naturelle, & pour diftinguer l'os du
palais du côté droit, de l'os du palais du
côté gauche, il faut placer la tubérofité
ptérigo-palatine en bas, en arrière, &
en dehors. L'on aura, moyennant cela,

les trois caractères diftinctifs que nous avons dit être néceffaires pour diftinguer un os du côté droit d'un autre os du côté gauche; & *vice verfâ*.

L'os du palais eft articulé avec fix os, qui font : l'os maxillaire, le cornet inférieur, l'os fphénoïde, l'ethmoïde, l'os vomer, & l'os du palais du côté oppofé.

Il eft uni avec l'os maxillaire, par la portion écailleufe de la face palatine, par la portion écailleufe de la branche verticale, par la facette articulaire de l'apophyfe antérieure du fommet vertical, & par la tubérofité ptérigo-palatine; avec le cornet inférieur, par l'éminence tranfverfe de la branche verticale; avec l'os fphénoïde, par la double apophyfe du fommet vertical, par le bord poftérieur de la branche verticale, & par la tubérofité ptérigo - palatine; avec l'os ethmoïde, par la facette ethmoïdale de l'apophyfe antérieure du fommet vertical; avec fon pareil, par le bord interne de la branche palatine ou horizontale; avec l'os vomer, par la crénelure commune, formée fur l'union d'un os du palais avec l'os du palais oppofé.

L'os du palais a bien des ufages : il forme une grande partie de la voûte du palais; il fait une grande partie de la foffe nafale; il forme une petite partie de

l'orbite ; il fait partie de la fosse zigomatique ; il bouche une partie du finus
maxillaire ; il communique avec le finus
fphénoïdal ; il fait même, dans certains
fujets, partie de ce finus. Il fait partie de
la fosse ptérigoïdienne ; il transmet, &
protège dans leurs cours, un rameau confidérable de l'artère maxillaire interne, &
un rameau de la feconde branche de la
cinquième partie ; il donne paffage à deux
filets de nerfs & à deux rameaux d'artéres,
qui fe détachent du rameau principal dont
nous venons de parler. Il donne paffage à
la principale artère, & au plus grand nerf
qui aille fe diftribuer dans la membrane
pituitaire.

Il forme la partie poftérieure de la
voûte du palais, par la face palatine de fa
branche horizontale ; il fait une grande
partie de la fosse nafale, par la face fupérieure de cette même branche, & par la
face interne de la branche verticale. Il
fait partie de la fosse zigomatique, par le
bord poftérieur & un peu par la face externe de la branche verticale ; il bouche
une partie du finus maxillaire, par le bord
antérieur & écailleux de la branche verticale ; il communique avec l'ouverture
du finus fphénoïdal, par la face ethmoïdale de l'apophyfe antérieure du fommet
vertical. Il fait partie de la fosse ptéri-

goïdienne, par une petite portion de la tubérosité ptérigo-palatine ; il transmet au nez la plus grande des artères qui s'y distribuent, & le nerf le plus gros & le plus sensible de tous ceux que reçoit la membrane pituitaire, par le trou sphéno-palatin ; il protège & transmet au palais, à la luette, aux amygdales, un rameau de l'artère maxillaire interne, & un cordon de nerf de la seconde branche de la cinquième paire, par le canal palatin postérieur ; il conduit aux mêmes parties, tantôt des filets de nerfs, & tantôt des artérioles ; tantôt des artérioles & des filets nerveux qui sont des rameaux de l'artère palatine postérieure & du nerf palatin postérieur, par les deux conduits qui se terminent, ou dans le canal palatin, ou à peu de distance de l'ouverture supérieure de ce canal.

L'os du palais donne attache à la membrane & à la couche glanduleuse du palais mobile, & à la luette ; il donne attache à six muscles, qui sont : le releveur de la luette, le muscle sphéno-salpingo-staphilin, le muscle palato-staphilin, le ptérigoïdien interne, le ptérigoïdien externe, le palato-pharingien.

Il donne attache à la luette, à la membrane, & à la couche glanduleuse du palais mobile, & à toute cette admirable valvule qui bouche & qui ouvre, selon nos besoins, les ouvertures postérieures du nez, ou l'ouverture postérieure de la bouche, par le bord postérieur de la branche horizontale & par l'épine palatine. Il donne naissance au muscle releveur de la luette, par l'épine palatine ; à la membrane aponévrotique du muscle sphéno-salpingo-staphilin, par le bord postérieur de la branche horizontale ; au muscle palato-staphilin, par la tubérosité ptérigo-palatine ; au muscle ptérigoïdien interne, au muscle ptérigoïdien externe, au muscle palato-pharingien, par cette même tubérosité.

La substance de l'os du palais est compacte ; en bien des endroits ce n'est qu'une lame mince de cette substance compacte. Sa dureté ne l'empêche point d'être très-fragile. Il est rare, sans être bien versé dans l'anatomie pratique, que l'on réussisse à séparer un os du palais des os voisins, sans détruire plusieurs des parties dont j'ai donné le détail dans cette exposition. Il est même nécessaire, pour s'en former une juste idée, d'avoir plusieurs pièces, dans lesquelles l'os du palais présente ses facettes, dans les unes, dans leur situation naturelle, dans les autres, hors de leur situation. Dans les unes, on doit le laisser uni à l'os sphénoïde ; dans d'autres, on doit le laisser uni à l'os du palais seulement ; dans d'autres, on doit l'examiner séparé de tous les os voisins. J'ai avancé que c'étoit une erreur de croire que l'os maxillaire fût uni avec l'os sphénoïde : je dois ajouter ici, que j'ai vu cette union une fois ; mais je regarde cette observation comme l'une des plus rares que l'anatomie puisse offrir.

Cette union se faisoit à la pointe de la fente orbitaire inférieure.

CHAPITRE XX.

De la Mâchoire inférieure.

LA mâchoire inférieure est l'assemblage de deux leviers doublement recourbés, de même espèce l'un & l'autre, soudés & unis l'un à l'autre par leurs extrémités antérieures ; ces deux leviers sont tantôt remués sur leurs extrémités postérieures considérées comme immobiles ; tantôt, & c'est même l'ordinaire, les extrémités postérieures de ce double levier font un demi-tour autour de l'éminence transverse de l'os des tempes, considérée comme centre de ce mouvement. Mais ce qu'il y a de plus singulier, c'est que ces deux mouvemens s'exécutent très-souvent

vent

vent à-la-fois, fans que l'un nuife à l'autre. Les mouvemens dans lefquels les extrémités poftérieures de la mâchoire peuvent être regardées comme immobiles, font très-bornés. La mâchoire décrit encore plufieurs autres mouvemens, dont le détail feroit ici déplacé. Entrons dans l'examen de fa ftructure.

La mâchoire inférieure approche de la figure d'un fer à cheval, ou d'un demi-cercle, dont les extrémités poftérieures feroient relevées affez pour faire un angle prefque droit, avec la portion antérieure du demi-cercle. La mâchoire inférieure, comme l'on fait, eft fituée antérieurement & latéralement à la partie inférieure du vifage; mais poftérieurement elle monte jufqu'à la partie moyenne & latérale de la face.

Nous diviferons la mâchoire inférieure en partie antérieure, & en deux parties poftérieures. Nous allons d'abord décrire la première : nous finirons par les parties poftérieures.

La partie inférieure de ce demi-cercle eft couverte de deux faces, & terminée par deux bords. Des deux faces, l'une eft antérieure ou externe, l'autre eft poftérieure ou interne. Des deux bords, l'un eft fupérieur ou alvéolaire; l'autre eft inférieur, & eft appelé la bafe de la

mâchoire inférieure: la face extérieure
ou convexe présente quelques inégalités
femées çà & là, pour la naissance de
plusieurs muscles. Elle est divisée antérieurement en deux parties égales par
une ligne superficielle, qui monte de la
base au bord supérieur: cette ligne,
quelque peu apparente qu'elle soit, a été
appelée épine antérieure de la mâchoire
inférieure.

Cette épine se termine inférieurement
par une éminence applatie, dont la surface est inégale, & qui, dans quelques
sujets, est comme partagée en deux tubé-
rosités, qui forment en partie l'éminence
du menton. Au dessus de cette double
éminence, à côté de l'épine, sont creusées deux petites cavités, dans lesquelles
sont placés les petits muscles incisifs inférieurs. L'épine est une trace de l'ancienne séparation de la mâchoire en deux
branches, & cette séparation est constante dans le fœtus: les deux branches
se réunissent dans l'enfance, dans les uns
plus tôt, dans les autres plus tard: cette
symphyse est appelée la symphyse du
menton.

Le menton est la partie moyenne de
la mâchoire inférieure; il commence aux
racines des dents incisives, & il s'étend
jusqu'à la base de la mâchoire: sa figure

varie beaucoup dans les différens sujets ;
dans les uns il fait plus de saillie que dans
les autres.

De chaque côté du menton est une
ouverture ovale & oblique : c'est l'ouverture d'un canal creusé dans la substance
de la mâchoire inférieure : il est appelé
le canal de la mâchoire inférieure : l'ouverture par laquelle il est terminé antérieurement s'appelle trou mentonnier.
Nous aurons lieu de parler encore du
canal maxillaire inférieur. Derrière le
trou mentonnier, la mâchoire fait une
bosse oblique, longue, convexe : elle
s'élève de la base de la mâchoire, & se
termine à peu de distance de la base de
l'apophyse coronoïde : au dessus de
cette longue bosse est un enfoncement
superficiel.

La face interne de la portion antérieure de la mâchoire inférieure est concave : il n'y a pas tant de différentes
éminences & cavités sur cette face que
dans la face externe. L'on y remarque,
ainsi que sur l'externe, une éminence en
forme de ligne : cette éminence est, dans
quelques sujets, fort raboteuse par son
extrémité inférieure : elle est appelée
épine interne de la mâchoire inférieure :
à la partie inférieure & moyenne de cette
épine, s'insèrent plusieurs muscles les

uns au deſſus des autres, & comme par
étage. La partie de cette face qui répond
aux racines des dents molaires, forme
une boſſe oblongue : cette boſſe reſſemble
un peu à celle que nous avons obſervée
ſur la face externe ; mais elle eſt plus
élevée & plus ſaillante : elle eſt comme
la baſe & l'appui des dents molaires : elle
ſe termine poſtérieurement vers la racine de l'apophyſe coronoïde.

Au deſſous de l'éminence eſt creuſé
un enfoncement longitudinal ; il commence à peu de diſtance de la ſymphyſe
du menton, & il ſe continue juſqu'à la
racine de deux apophyſes, dont l'une eſt
appelée coronoïde, & l'autre apophyſe
condyloïde. Vers l'extrémité poſtérieure
de cet enfoncement, s'apperçoit une
ouverture dont le contour eſt comme
déchiré : elle eſt le commencement du
canal maxillaire inférieur. Sur le bord de
l'enfoncement, règne aſſez ſouvent une
petite crénelure : c'eſt la trace d'une artère qui ſe détache du tronc artériel qui
entre dans le canal ; & cette artère ſe
diſtribue le long de la face înterne de la
mâchoire. Elle eſt accompagnée d'un filet
de nerf, qui eſt un rameau de la branche
nerveuſe qui entre dans le canal maxillaire inférieur.

Des deux bords de la mâchoire inférieure, le supérieur est le plus petit; sa figure approche plus exactement de celle d'un demi-cercle que le bord inférieur : il est creusé de quinze à seize cavités, dans lesquelles sont logées les racines, & une partie du corps de chaque dent : les quatre à cinq cavités postérieures se divisent chacune en deux, trois, & quelquefois quatre cavités : ce nombre varie suivant le nombre des racines des dents molaires.

Le bord alvéolaire, postérieurement & vers sa fin, se jette un peu en dedans. Les cavités dont il est creusé sont appelées alvéoles : on les peut diviser, ainsi que nous avons fait en parlant des os maxillaires, en alvéoles incisives, alvéoles canines & alvéoles molaires. Dans chaque alvéole des dents molaires il y a des cloisons, dont le nombre est relatif à celui des cavités creusées dans l'alvéole : il n'y a qu'une cloison dans les alvéoles qui logent une dent à deux racines; il y en a trois dans celles qui logent une dent à trois racines; il y en a quatre dans celles qui logent une dent à quatre racines. La substance de chaque cloison, ainsi que celle qui fait tout le contour de l'alvéole, est un peu spongieuse; celle de chaque cloison l'est un peu plus que celle du bord.

H iij

Le bord alvéolaire est relevé par dehors d'autant de différentes bosses ou éminences qu'il y a de différentes dents : entre chacune de ces éminences est un petit enfoncement : ces éminences paroissent quelquefois sur la face interne du bord alvéolaire comme sur l'externe, mais elles y sont bien moins sensibles. Le bord alvéolaire est quelquefois percé de petits trous devant les racines des dents incisives.

Le bord inférieur, ou la base de la mâchoire inférieure, est plus grand que le bord supérieur : il présente dans quelques endroits des inégalités. Nous y distinguerons deux lèvres, afin de déterminer avec plus d'exactitude les attaches des muscles : l'une de ces lèvres est externe ; l'autre est interne : l'une & l'autre présentent quelques inégalités : l'externe est plus inégale que l'interne, excepté cette partie de la lèvre interne qui répond au menton ; car l'on y remarque deux petites cavités, séparées l'une de l'autre par un petit monceau d'éminences : elles sont même quelquefois toutes environnées d'inégalités.

La base, ainsi que le bord alvéolaire, est pliée en demi-cercle, mais moins exactement que le bord supérieur ; elle a même presque toujours une courbure très-différente de celle du bord supérieur : cette courbure varie dans presque tous les sujets ; elle fait la différence des mentons & du bas du visage dans la plupart des physionomies. Après avoir parlé de la portion antérieure de la mâchoire inférieure, nous allons entrer dans le détail de la structure de ses extrémités.

Chaque extrémité de la mâchoire est placée postérieurement : elle représente un carré allongé, dans lequel nous distinguerons deux faces, quatre angles, & quatre bords. Des deux faces, l'une est externe, & l'autre interne : elles sont l'une & l'autre plus ou moins inégales, suivant la différence des sujets. La face interne est percée de quelques petits trous. La bosse & l'enfoncement dont nous avons parlé, en décrivant la face interne de la portion antérieure de la mâchoire, viennent s'y terminer. C'est dans cette face que se trouve l'ouverture postérieure d'un canal que nous avons déja indiqué, en parlant de la portion antérieure. Cette ouverture est déchirée ; elle est fendue par en bas : par en haut elle est surmontée d'une éminence.

Le canal est appelé, ainsi qu'il a été dit ci-dessus, canal maxillaire inférieur. Il est creusé dans la substance diploïque de la mâchoire ; il va de derrière en de-

vant, vers les racines des dents incisives :
son diamètre diminue à mesure qu'il s'a-
vance. Il est séparé de la cavité de chaque
alvéole par une cloison osseuse, qui manque quelquefois en certains endroits, &
laisse, quand les dents sont hors des alvéoles, entrevoir le canal dans leur profondeur. Il communique avec la cavité
de chaque alvéole par un, & quelquefois
par deux trous : arrivé aux alvéoles des
dents incisives, il se détourne un peu de
sa première direction, comme s'il alloit
retourner sur ses pas. Il s'ouvre & finit
par le trou mentonnier. Il transmet aux
dents une artère & un nerf : l'artère est
une branche de la maxillaire interne : le
nerf est un rameau de la troisième branche
de la cinquième paire.

La branche artérielle, ainsi que le nerf,
jettent, en parcourant la longueur de ce
canal, différens rameaux qui sortent du
canal par les trous dont nous avons dit
qu'il étoit percé : ces rameaux pénètrent
dans les alvéoles, fournissent au périoste
dont elles sont tapissées, s'insinuent dans
les racines des dents par les trous dont
ces racines sont percées, & se perdent
dans une cavité placée sous la couronne
de la dent : là, ils forment une substance
presque pulpeuse, qui nourrit & répare
chaque dent, & lui donne cette grande

senfibilité, dont nous nous plaignons quelquefois si amèrement. Le nerf & l'artère, après avoir lâché à chaque alvéole un rameau artériel & un rameau nerveux, sortent par le trou mentonnier, se répandent sur le menton & dans les lèvres.

Des quatre angles de l'extrémité postérieure de la mâchoire, deux sont supérieurs, & deux inférieurs. Des deux angles inférieurs, l'un est antérieur & l'autre postérieur : des deux angles supérieurs, l'un est antérieur & l'autre postérieur. L'angle antérieur & supérieur est appelé apophyse coronoïde : l'angle postérieur & supérieur est appelé apophyse condyloïde. L'angle antérieur & inférieur ne fait aucune saillie, il est confondu avec la substance de la portion antérieure de la mâchoire ; il est creusé par un enfoncement oblique, placé entre lui & la dernière dent molaire : cet enfoncement donne attache au muscle buccinateur, & au ligament inter-maxillaire. L'angle postérieur & inférieur est une convexité, couverte, dans l'âge parfait, de différentes inégalités, tant en dehors qu'en dedans, auxquelles s'insèrent le muscle masseter & le ptérigoïdien interne. Cette partie de la mâchoire fait quelquefois comme un repli en dehors, ou une espèce de lèvre transversée.

H v

L'angle postérieur & supérieur, ou l'apophyse condyloïde, est une éminence oblongue, placée en travers, & un peu obliquement : l'une de ses extrémités est externe, & l'autre interne : celle-ci est un peu plus postérieure que l'externe ; sa surface supérieure est arrondie, lisse, & polie ; elle se termine postérieurement par une pente douce : antérieurement sa chute est plus précipitée. Toute cette partie est recouverte d'une couche cartilagineuse. Cette éminence est soutenue sur une partie plus étroite qu'elle, que l'on a appelée le col du condyle. Au contour de ce col, est attachée une capsule articulaire, qui s'insère sur le contour de la racine transverse de l'apophyse zigomatique. Cette même capsule a aussi des adhérences avec le contour d'une lame cartilagineuse, mobile, applatie, concave en dessus & en dessous, placée entre le condyle & entre la racine transverse de l'apophyse zigomatique de l'os temporal.

Aux deux lames cartilagineuses dont nous venons de parler, dont une revêt le condyle antérieurement & supérieurement, & lui est intimement unie ; l'autre, qui est mobile, & suit un peu le condyle dans ses mouvemens ; il en faut ajouter une troisième, qui revêt la surface de la racine transverse de l'apophyse zigomatique. Le devant de cette éminence n'eſt point revêtu de cette couche cartilagineuſe ; celle qui revêt le condyle ne s'étend pas ſur ſa partie poſtérieure : de là il ſuit que le condyle, dans ſes mouvemens & dans ſa ſituation naturelle, ne touche pas la partie poſtérieure de la cavité glénoïdale, & que dans ſes mouvemens en devant, il ne paſſe jamais devant la racine tranſverſe de l'apophyſe zigomatique du temporal. Un tel paſſage ne ſauroit arriver ſans luxation.

Nous avons dit que le condyle ſe terminoit antérieurement dans ſon col par une chute précipitée : à cet endroit eſt une petite cavité, dans laquelle eſt logée une glande articulaire.

L'angle antérieur & ſupérieur eſt une éminence terminée en pointe. Elle eſt tranchante par ſa pointe, & en devant & en arrière ; elle eſt applatie ſur les côtés ; elle s'élargit à meſure qu'elle deſcend ; elle ſe termine par une baſe très-large : elle eſt appelée apophyſe coronoïde.

Les quatre angles que nous venons de décrire ſuppoſent quatre bords. De ces bords ou côtés, l'un eſt ſupérieur, l'autre inférieur, le troiſième eſt antérieur, le quatrième eſt poſtérieur.

Le bord antérieur eſt tranchant ; il commence à la pointe de l'apophyſe co-

H vj

ronoïde, & se termine à l'angle antérieur
& inférieur. Le bord postérieur est plus
épais & un peu arrondi ; il est terminé en
bas par l'angle postérieur & inférieur,
& il se termine supérieurement dans le
condyle. Le bord inférieur est caché aux
yeux. C'est l'union de la portion antérieure avec l'extrémité postérieure ; c'est
l'endroit où la mâchoire s'élève, se plie,
& prend une direction nouvelle. Le bord
supérieur est tranchant, & taillé en croissant ; il descend par une de ses extrémités,
du condyle, & par l'autre, il remonte
vers la pointe de l'apophyse coronoïde.

C'est par les mouvemens de la mâchoire que nous ouvrons & fermons la
bouche ; que nous la tournons, tantôt
plus d'un côté, tantôt plus de l'autre.
Quand nous ne faisons qu'entre - ouvrir
la bouche, alors le petit mouvement de
la mâchoire se fait sur l'un & l'autre
condyle, considéré comme centre de ce
mouvement. Mais quand nous ouvrons la
bouche dans toute sa grandeur, & quand,
après l'avoir ainsi ouverte, nous la fermons ; dans ces deux mouvemens, les
condyles se remuent de devant en arrière,
& de derrière en devant, sur la racine
transverse de l'apophyse zigomatique.
Ces deux mouvemens ne sont pas directs,
c'est-à-dire, que le condyle, en marchant

de derrière en devant dans l'abaissement de la mâchoire, descend un peu à mesure qu'il passe de la cavité glénoïdale sous la racine transverse de l'apophyse zigomatique, & qu'il remonte un peu quand la mâchoire se relève à mesure qu'il retourne se placer dans la cavité qu'il avoit quittée. Le centre de ces mouvemens n'est nullement sur les extrémités des condyles, mais vers le milieu de la branche montante de la mâchoire inférieure, c'est-à-dire, que les deux extrémités de cette branche tournent autour d'une ligne qui passeroit en travers à peu près par le milieu de cette branche. Il faut cependant convenir que la descente & l'ascension oblique des condyles placent ce centre, tantôt un peu plus haut, tantôt un peu plus bas.

Quand nous tournons la bouche sur les côtés, pendant que l'un des condyles marche de derrière en devant & de dedans en dehors, l'autre va un peu d'avant en arrière & de dehors en dedans. Le centre de ces mouvemens est une ligne qui passeroit par le milieu de la distance qui sépare les condyles. Faut-il donc exclure tout mouvement latéral des deux condyles à-la-fois ? Non, il y en a un, mais qui est si borné, qu'il mérite peu de considération.

La mâchoire inférieure dans ses différens mouvemens, ne sert pas seulement à ouvrir & fermer la bouche, à en tourner l'ouverture, tantôt plus d'un côté, tantôt plus de l'autre, à laisser passer les sons formés dans le larinx, à donner entrée & sortie à l'air que nous respirons, à laisser entrer les alimens, à les diviser, à les broyer, à les précipiter dans le pharinx, à laisser sortir la salive quand sa quantité nous nuit, & la mucosité des bronches, des poumons, des amygdales, & de toutes les glandes qui sont sur le chemin de l'air que nous respirons, & des alimens que nous avalons; elle donne aussi insertion à plusieurs parties intéressantes.

Elle en loge plusieurs dans son enceinte; elle donne insertion à la langue; elle soutient les gencives; elle loge dans sa cavité la langue, ses nerfs, ses vaisseaux, les conduits salivaires de Warton, les muscles de la langue; elle loge les dents, & leur transmet, par des conduits faits exprès, plusieurs nerfs & plusieurs vaisseaux.

La mâchoire inférieure donne insertion à une expansion membraneuse, qui s'avance de la surface inférieure de la langue, se jette sur le côté & sur le devant, recouvre les gencives, s'y colle intérieurement, & s'insère au bord alvéolaire.

Elle soutient les gencives par toute la

furface de fon bord alvéolaire ; elle loge les dents dans les alvéoles, dont fon bord fupérieur eft creufé ; elle tranfmet aux dents & à la lèvre inférieure leurs nerfs & leurs artères, par les canaux maxillaires inférieurs.

Elle donne infertion au ligament inter-maxillaire, au ligament de fon articulation avec l'os des tempes, & aux capfules de fa double articulation : elle donne attache à trente mufcles, qui font les deux mufcles temporaux, les maffeters, les ptérigoïdiens externes, les ptérigoïdiens internes, les digaftriques, le mylo-hyoïdiens, les mylo-gloffes, les mylo-pharingiens, les génio-hyoïdiens, les génio-gloffes, le mufcle quarré des lèvres, les petits incififs inférieurs de Cowper, les triangulaires des lèvres, les acceffoires aux triangulaires, les peauciers, & les buccinateurs.

La mâchoire inférieure donne infertion au mufcle temporal, par l'extrémité de l'apophyfe coronoïde ; au mufcle maffeter, par la face externe de l'angle poftérieur & inférieur ; au mufcle ptérigoïdien interne, par la face interne de ce même angle ; au mufcle digaftrique, par une petite cavité placée à côté de l'épine interne du menton ; au mufcle mylo-hyoïdien, par la lèvre interne de la bafe ; au mylo-gloffe, quand il fe rencontre, par l'éminence longitudinale qui foutient les racines des dents molaires ; au mylo-pharingien, par cette même partie; au mufcle génio-hyoïdien, par l'épine interne du menton, au deffus du mylo-hyoïdien & du digaftrique; au mufcle quarré du menton, par la face antérieure du menton; au petit incifif inférieur de Cowper, par une petite cavité placée à côté de l'épine antérieure du menton; au triangulaie des lèvres, par la lèvre externe de la bafe; au mufcle acceffoire au triangulaire, par cette même lèvre externe, attenant l'angle poftérieur & inférieur ; au mufcle peaucier, par la lèvre externe de la bafe; au buccinateur, par l'enfoncement en forme de gouttière fuperficielle, placé entre la dernière dent molaire & l'angle antérieur & inférieur; au ligament inter-maxillaire, par la partie la plus élevée de cette gouttière; aux ligamens articulaires, par les deux côtés du cou qui foutient le condyle ; à la capfule de fon articulation avec l'os des tempes, par le contour du cou. La mâchoire inférieure n'eft articulée qu'avec deux os, qui font les os temporaux.

La fubftance de la mâchoire inférieure eft un fubftance diploïque ou cellulaire, renfermée entre deux couches de fubftance

compacte. Pour mettre la mâchoire inférieure dans sa situation naturelle , il faut
placer en devant & horizontalement sa
portion demi-circulaire , & en dessus le
bord alvéolaire.

Nota. L'articulation de la mâchoire inférieure avec l'éminence transverse de l'os
des tempes, est toute environnée de fibres
ligamenteuses attachées par une de leurs
extrémités au contour de la racine transverse de l'apophyse zigomatique ; & par
leur autre extrémité , au contour du condyle de la mâchoire. Plusieurs de ces
fibres, dans ce court trajet , s'insèrent
dans la capsule articulaire & la fortifient ;
d'autres se terminent dans le contour de
la lame cartilagineuse mobile , qui est
placée entre le condyle & entre l'éminence transverse de l'os des tempes.

Outre ces fibres , l'on apperçoit un
ligament qui naît de la partie externe de
l'éminence transverse , & de la racine longitudinale de l'apophyse zigomatique ; il
descend obliquement de derrière en devant , & se termine auprès de l'ouverture
postérieure du canal de la mâchoire inférieure

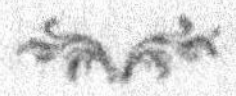

CHAPITRE XXI.

Des Dents.

DE tous les os du corps humain, il n'y en a point dont la connoiſſance ſoit plus intéreſſante que celle des dents. Elles ſont les premiers inſtrumens de la digeſtion ; leur action ſupplée en quelque ſorte à la foibleſſe des fibres de l'eſtomac humain, qui eſt plus foible que l'eſtomac de tous les autres animaux. Elles ſont ſujettes à pluſieurs maladies, qui nous en privent ſouvent dans nos beaux jours, ou qui nous mettent dans la néceſſité de les faire arracher. La médecine, ſans une connoiſſance exacte de leur ſtructure, ne ſauroit nous mettre à l'abri des maux qu'elles nous cauſent ; ſans cette connoiſſance, elle ne ſauroit nous faire jouir long-temps des avantages que les dents nous procurent.

Les dents ſont les os les plus ſolides, les plus durs du corps humain. Ce ſont de petits os d'un blanc éclatant, enclavés dans le double rang des alvéoles de la mâchoire ſupérieure & de la mâchoire inférieure. La première diſtinction des dents eſt donc en dents ſupérieures & en dents inférieures. Les dents ſupérieures font celles dont le bord alvéolaire de la mâchoire supérieure eſt orné ; les dents inférieures font celles qui font enclavées dans le bord alvéolaire de la mâchoire inférieure.

L'une & l'autre rangée des dents eſt figurée en demi-cercle, conformément à la figure de chaque bord alvéolaire.

Chaque rangée eſt compoſée de ſeize dents ; mais ce nombre varie quelquefois. Il n'y en a preſque jamais plus, mais quelquefois leur nombre ne s'étend pas juſqu'à ſeize.

Cette double rangée des dents eſt tellement diſpoſée, que par les mouvements de la mâchoire inférieure, la rangée inférieure tantôt s'éloigne de la ſupérieure, & tantôt s'en approche, ſuivant nos beſoins.

La rangée inférieure frappe toujours d'un coup aſſuré la rangée ſupérieure, ou les corps qui font placés entre elle & la rangée ſupérieure, quand nous voulons les faiſir ou les diviſer. La rangée inférieure conſidérée par ſes extrémités poſtérieures, eſt un double aſſemblage de meules mobiles, & qui ſe remuent avec force & avec beaucoup d'avantage, ſur une autre paire de meules immobiles ou preſque immobiles, placée dans la mâchoire ſupérieure. C'eſt par l'action de

ces dernières dents , que nous réduisons
en des parties aussi ténues qu'il nous plaît,
les corps dont nous nous nourissons , &
sur lesquels la force des fibres & des levains de notre estomac n'auroit qu'une
foible action , si l'action des dents ne fa-
cilitoit à ces levains les moyens de s'insinuer entre les parties des alimens , & de
les attaquer par toutes leurs surfaces.

Les dents sont très-différentes les unes
des autres , en figure , en grandeur , &
en usages ; elles sont toutes composées
d'une partie solide comme l'ivoire , qui
paroît en dehors au-dessus des gencives,
qui est plus grosse que le reste de la dent,
& que l'on a appelée la couronne ou la
tête de la dent. Cette partie de la dent
est couverte d'une couche de substance
d'une extrême dureté & blancheur appelée
l'émail de la dent.

Cette première partie est soutenue sur
une autre plus ou moins étroite, suivant
la diversité des dents , & autour de laquelle est collée la substance de la gencive , & le contour de l'ouverture de
chaque alvéole. Cette seconde partie est
appelée le col de la dent ; elle n'est pas
revêtue, comme la couronne , d'un émail
pur & clair ; cependant il m'a semblé que
la couche d'émail qui revêt la tête , quoi
qu'en disent les Auteurs, se prolonge

jufques fur la racine, & qu'elle ne s'affoiblit que par degrés, depuis la couronne
jufqu'à l'extremité oppofée.

Le col de la dent fe termine par une
partie alongée qui va en diminuant, &
qui eft appelée la racine de la dent ; au
bout de la racine eft un trou, qui eft
l'ouverture d'un petit canal, qui monte
verticalement de la racine jufqu'à la couronne, & qui tranfporte dans une petite
cavité placée fous la couronne, un nerf
& une artériole ; celle-ci nourrit & fait
croître la dent ; le nerf lui donne la fen-
fibilité. Il y a des dents qui n'ont qu'une
racine : telles font les dents incifives, les
canines & les petites molaires ; mais les
grandes molaires en ont plufieurs, ainfi
que nous le dirons plus amplement dans
la fuite. Chaque racine eft cachée dans
toute fa longueur dans la cavité de chaque
alvéole. Il y a des racines qui font quelquefois recourbées par leur pointe comme
des efpèces de crochets. Cette courbure
fe fait, tantôt en dehors, tantôt en dedans ; cela varie.

Il y a des dents dont la couronne eft
couverte d'une furface auffi polie que le
marbre ou l'ivoire travaillé. Il y en a
d'autres dont la furface, quoique polie,
eft relevée de petites boffes & de plufieurs pointes, & cette difpofition les

rend d'autant plus propres à broyer les corps durs dont nous nous nourissons. La double rangée des dents est tellement disposée que les couronnes des dents supérieures regardent les couronnes des dents inférieures , & que les racines sont toutes tournées vers les os de l'une & de l'autre mâchoire.

Nous avons dit que la figure de la racine de chaque dent étoit conique : la figure de l'alvéole l'est aussi ; de-là il arrive que chaque point de la surface latérale de l'alvéole reçoit l'effort de la dent; & que la pointe de la racine, qui est le lieu par lequel le nerf & l'artère pénètrent dans la dent, ne s'apperçoit presque pas de l'effort, souvent très-violent, que soutient la dent.

Nous diviserons les dents en trois classes principales , en incisives, en canines & en molaires : celles-ci se subdivisent en petites & en grosses molaires.

Les dents incisives se distinguent aisément , en ce que, par leur structure & leur figure, elles sont propres à couper. Elles ont deux faces dans toute cette partie qui paroît au dessus de la gencive ; l'une de leur face est antérieure , & l'autre interne ou postérieure. Elles ont deux côtés & un bord supérieur. Leur face antérieure est convexe , très-lisse & très-polie ; elle est plus large en haut qu'en bas, près la gencive; elle se termine supérieurement dans le bord tranchant de la dent. La face interne est un peu concave, moins large en bas qu'en haut; elle concourt, avec la face antérieure, à produire le bord tranchant. L'un & l'autre côté de la dent est plus large en bas qu'en haut: sa surface est moins polie, & d'un blanc moins éclatant que la face antérieure; il se termine supérieurement dans le bord tranchant, & inférieurement dans le col de la dent. Le bord supérieur de la dent est, ainsi que je l'ai déja dit, tranchant, placé en travers, & s'étend d'un côté à l'autre côté.

Les dents incisives se distinguent par la structure & le nombre de leurs racines. Chaque dent incisive n'a qu'une racine qui ressemble à un cône un peu applati sur les côtés; ainsi la racine de chaque dent incisive a deux faces latérales & deux bords, dont un est antérieur & l'autre postérieur. Cette structure les rend propres à soutenir, sans se casser, de grands efforts de derrière en devant: efforts qu'elles n'eussent pu soutenir si elles avoient été applaties de devant en arrière & de derrière en devant. Les dents incisives se distinguent aussi par leurs usages; elles sont de toutes les dents les plus propres à faire les fonctions des ciseaux.

Il y a une distinction à faire entre les dents incisives inférieures, & entre les dents incisives de la mâchoire supérieure; elle consiste en ce qu'en général les dents incisives de la mâchoire inférieure sont plus petites que les dents incisives de la mâchoire supérieure. Ainsi les quatre dents incisives supérieures forment un arc de cercle un peu plus grand que les dents incisives de l'inférieure. De-là, il arrive que quand la mâchoire inférieure s'approche de la supérieure, le tranchant des dents incisives inférieures ne va pas frapper le tranchant des dents incisives supérieures, mais la face interne de chacune de ces dents; & qu'il ne frappe la face interne des dents supérieures, qu'en glissant à peu près comme les branches des ciseaux, ou plutôt comme des ciseaux, dont une branche seroit immobile ou presque immobile pendant que l'autre feroit tout le chemin.

Entre les dents incisives supérieures, il se trouve entre elles-mêmes quelque différence, en ce que les deux incisives du milieu sont ordinairement un peu plus grandes que les deux autres. Cette différence est quelquefois si considérable qu'elle forme une difformité. Cette même différence se trouve aussi quelquefois entre les

dents

dents incifives inférieures ; mais cela arrive
bien plus rarement ; & quand cela arrive,
c'eſt toujours une difformité, parce qu'il
eſt dans l'ordre de la nature, que les dents
inférieures forment un contour moins grand
que celui des dents ſupérieures.

Les dents canines ſe diſtinguent par la
figure de leur corps qui eſt un peu plus
long que celui des dents inciſives, &
beaucoup plus convexe en devant : il eſt
preſque rond ; cependant on peut y diſ-
tinguer une face antérieure, une poſtérieure, & deux petites latérales.

D'ailleurs les dents canines ſe terminent ſupérieurement par une éminence
taillée preſqu'en pointe de diamant : leur
ſurface ſupérieure eſt quelquefois polie,
mais plus ordinairement inégale ; les deux
faces latérales, la face antérieure & la
poſtérieure ſemblent ſe réunir preſqu'en
un point pour former la pointe de chaque
dent canine.

Ces mêmes dents ſe diſtinguent auſſi
par la figure & le nombre de leurs racines,
qui pour l'ordinaire eſt unique pour chaque dent. Elle eſt plus longue, plus arrondie que la racine des dents inciſives ;
elle ne porte point de crénelure latéralement comme la racine des petites molaires. Du reſte, elle reſſemble plus aux
racines des dents inciſives, qu'à celles des

petites & des grandes molaires. Les dents canines se distinguent encore par leur nombre & par leur situation. Elles sont placées entre les petites molaires & entre les incisives, & il n'y a qu'une dent canine pour chaque côté de l'une & l'autre mâchoire.

Il paroît aisément par le détail de la structure que nous venons de donner des dents canines, qu'elles sont plus propres que les incisives à percer & à déchirer. Il y a bien des personnes dont les dents canines sont tellement saillie au dessus du niveau des dents voisines, que l'on est obligé de les scier, non-seulement pour enlever cette difformité, mais aussi parce qu'elles empêchent les deux rangées des dents de se rencontrer d'une façon convenable; car dans cette disposition la dent canine inférieure frappe la dent canine supérieure, & empêche les autres dents de chaque rangée de se rencontrer exactement.

Les dents molaires en général portent plusieurs caractères de différence qui les font aisément distinguer. 1°. La figure de leur corps est très-différente; il est plus épais, il est presque rond. Vu par dessus & par les côtés, il représente en quelque sorte une couronne; c'est ce qui a fait donner à cette partie le nom de couronne de la dent. Elle est soutenue sur une partie très-courte, mais un peu moins grosse, que l'on a appelée le col de chaque dent molaire ; la couronne est relevée de plusieurs petites éminences en forme de petits lobules, séparés les uns des autres par des crénelures d'une direction irrégulière.

Elles se distinguent aussi par la figure & le nombre de leurs racines, qui sont plus ou moins multipliées ; ces racines sont ordinairement tellement dirigées par leur pointe, qu'elles s'écartent les unes des autres à mesure qu'elles s'éloignent de la couronne de la dent ; quelquefois cependant, après s'être écartées en s'éloignant de la couronne, elles se rapprochent vers leur fin , & deviennent convergentes. Elles naissent toutes du col ou du tronc de la dent. Elles affectent plus ordinairement de se jeter en dehors qu'en dedans vers la bouche. Chaque racine est reçue dans une alvéole qui lui est propre ; quelquefois cependant il y en a deux dans la même alvéole.

Il est donc aisé de distinguer les dents molaires des incisives & des canines. Mais les molaires elles-mêmes ne sont pas toutes construites les unes comme les autres; cette différence entre des dents d'une même classe , a fait distinguer les dents molaires

en petites molaires, en groffes molaires,
& en dents de fageffe.

Les petites molaires font deux de chaque
côté de chacune des mâchoires : ainfi il y
a quatre petites molaires dans la mâchoire
inférieure, & quatre à la mâchoire fupérieure. Chaque petite molaire conferve
quelque chofe de la ftructure des dents
canines ; cependant il fera aifé de les en
diftinguer, ainfi que des incifives, fi on a
bien préfens les caractères propres des
dents canines & des incifives, dont l'affemblage n'eft point parfait dans chaque
petite molaire, & fi on examine attentivement les caractères propres à chaque
petite molaire.

Les petites molaires font terminées
fupérieurement par une demi-couronne
qui reffemble à celle des dents molaires :
cette demi-couronne eft compofée d'une
double éminence, une interne & l'autre
externe : elle repréfente en quelque forte
deux dents canines collées enfemble.
L'éminence externe eft plus élevée &
plus groffe que l'interne : ces deux éminences font féparées par deux petites
raies ou crénelures. La racine de chaque
petite molaire eft crénelée fur les côtés ;
de forte que l'on diroit qu'elle feroit
compofée de deux racines, foudées enfemble dans toute leur longueur. Quel-

quefois la racine est divisée à sa pointe en
deux petites racines.

Les petites molaires se distinguent aisément des grandes par leur volume, qui
est beaucoup moins étendu, & par l'unité
de leurs racines, & en ce que leur couronne est plus simple, n'étant composée,
ainsi que nous l'avons dit, que de deux
éminences; & ce nombre n'est que la
moitié de celui des éminences des grandes
molaires. La première des petites molaires
est ordinairement un peu plus petite que
la seconde. Les petites molaires ont quelquefois deux racines, même dans l'âge
parfait, mais cela arrive rarement.

Il y a ordinairement de chaque côté
de chaque mâchoire trois grosses molaires,
en comptant la dent de sagesse. Elles dif-
fèrent des dents des autres classes, que
nous venons de parcourir, par leur grosseur, qui est de beaucoup plus considérable que dans les autres dents; par leur
couronne, qui présente en dessus une
large & vaste surface, relevée de quatre
à cinq lobules ou éminences, entre lesquelles sont autant de crénelures, tantôt
droites, tantôt obliques, & tantôt différemment inclinées, qu'il y a d'éminences.

Toutes ces éminences sont d'une dureté
extrême. Elles sont taillées à plusieurs
facettes de différente grandeur: toutes les

I iij

facettes de chacune de ces éminences
femblent fe réunir en une feule & même
pointe un peu obtufe. Cette pointe s'abaiffe
avec l'âge. Dans la vieilleffe, non-feu-
lement les éminences difparoiffent, mais
la couronne elle-même s'ufe peu-à-peu,
& fe détruit à la fin.

Les grandes molaires fe diftinguent
encore des petites & des dents incifives
& canines, par le nombre de leurs racines.
Nous avons vu que chaque dent incifive
& que chaque dent canine n'en a qu'une,
que les petites molaires n'en ont que
très-rarement deux, les grandes molaires
au contraire en ont depuis deux jufqu'à
cinq.

Parmi les grandes molaires, la dent
de fageffe fe fait aifément diftinguer, par
la ftructure de fes racines, qui font plus
courtes, & affez fouvent un peu plus
groffes que celles des autres molaires;
par fa fituation, parce qu'elle eft la dernière : quelquefois la dent de fageffe n'a
qu'une feule racine qui, dans ce cas, eft
courte & très-groffe. La dent de fageffe
ne fort de l'alvéole que très-long-temps
après les autres dents; il feroit difficile de
fixer le temps de l'éruption de cette dent.
Elle perce quelquefois dès l'enfance;
affez fouvent elle attend le temps de l'ado-
lefcence; quelquefois elle ne paroît que

dans l'âge parfait ; quelquefois , dans le temps que nous sommes près du tombeau , cette dent se développe ; phénomène très-singulier & très-difficile à expliquer. Mais les quatre dents de sagesse , ou , si l'on veut , la dernière dent de chacune des quatre extrémités des deux bords alvéolaires , ne naissent pas en même temps ; si cela étoit , elles seroient pour nous d'une grande ressource dans un âge où nous avons assez souvent perdu toutes les autres. Il n'y en a ordinairement qu'une ou deux qui attendent ce dernier terme de notre vie.

Toutes les dents se prêtent des secours mutuels , pour retenir dans notre bouche la salive ; elles forment une chaussée qui l'empêche de tomber sur nos lèvres ; elles servent toutes à l'articulation des paroles & à l'agrément de la voix. Les incisives & les canines coupent & divisent nos alimens ; les molaires servent à les broyer.

Pour placer dans leur situation les dents incisives inférieures , il faut placer leurs racines en bas , & leur face convexe en devant : il en est de même des dents canines. Pour placer les petites molaires inférieures dans leur situation, il faut placer , il n'est pas même presque besoin de le dire , leur racine en bas , & celle des deux éminences dont leur petite cou-

ronne est composée, qui sera la plus élevée, en dehors.

Il est difficile de donner une méthode
sûre pour connoître la vraie situation d'une
dent molaire qui est hors de son alvéole.
On peut cependant dire en général, que
le bord externe de la couronne des dents
molaires, est ordinairement plus grand
que l'interne, & que leurs racines affectent plus souvent de se jeter en dehors
qu'en dedans. Ce que je viens de dire
des dents inférieures, doit s'entendre des
supérieures ; faisant toutefois attention,
que ce qui, aux dents inférieures doit
être placé en bas, doit occuper le dessus
aux dents supérieures.

CHAPITRE XXII.

Structure des Dents en général, & leur Développement dans le fœtus & dans l'enfance.

NOUS avons dit que la substance des
dents étoit très-dure ; cette vérité n'a pas
besoin de preuve ultérieure. On peut
distinguer dans les dents trois substances:
on n'en distingue ordinairement que deux,
une externe & une interne. Mais dans le

milieu, ou le centre de celle qu'on appelle interne, il s'en trouve une troisième.
La substance externe est une croûte, ou
une couche qui revêt la dent toute entière, depuis l'extrémité de la racine
jusqu'à la couronne inclusivement. Cette
croûte est appelée l'émail de la dent. Elle
la défend des injures de l'air, & des impressions des différentes propriétés des
alimens. Cette couche est plus épaisse sur
la couronne qu'au col & à la racine de la
dent. Pour développer la structure de
cette couche, nous nous arrêterons à la
seule couronne de la dent, parce qu'elle
y est plus sensible qu'à la racine.

Dans la couronne de la dent, l'émail,
ainsi que je viens de dire, a plus d'épaisseur : il paroit composé de fibres rayonnées ; quelques-unes sont droites, &
parallèles à la longueur de la dent :
d'autres sont obliques ; celles du col
paroissent transverses : il y en a encore
d'autres, qui prennent des inclinaisons
diverses ; & cela, relativement aux différentes éminences qu'elles forment sur la
couronne de la dent, & suivant la diversité des crénelures par lesquelles ces éminences sont partagées.

Cette croûte si dure quand la dent est
entiérement formée, n'a été dans les
premiers temps, qu'une espèce de crême

laiteufe qui s'eft prife, & qui a acquis peu-à-peu une confiftance folide. En effet, qu'eft-ce que la dent confidérée dans l'alvéole du fœtus? Ce n'eft autre chofe qu'un follicule ou un petit fac arrondi, d'un rouge brun, rempli d'un fuc lymphatique muqueux, & de filamens membraneux. Ce follicule eft plus épais au fond de l'alvéole qu'à fon ouverture. Mais, à l'ouverture de l'alvéole, ce petit fac eft fortifié par la fubftance des gencives, & cette fubftance, dans le fœtus, eft plus dure qu'on ne le croiroit d'abord. Ce petit fac contient le premier rudiment de la dent.

Autant qu'il doit y avoir de dents, autant il y a de petits follicules qui en renferment les germes. Bientôt ce qui étoit muqueux & lymphatique, prend une couleur blanchâtre, & approchante de celle du lait, ou du blanc-d'œuf cuit à une confiftance de lait: il en prend bientôt une plus ferme; il devient femblable au blanc-d'œuf durci, & paffe fucceffivement de ce degré de confiftance à un autre encore plus ferme, jufqu'à ce qu'il ait acquis une dureté prefque égale au marbre ou à l'ivoire. Ce même fuc lymphatique s'élève en monticules fur les dents molaires, & forme des éminences femblables à des pointes de diamans.

La première partie offeufe que l'œil reconnoiffe dans la formation de la dent, eft une fubftance dure, tranfparente, ou plus femblable à la couleur de l'ongle, qu'au blanc ordinaire de l'os. Cette fubftance, arrivée à ce terme, s'amplifie dans les dents molaires. Elle s'étend d'abord dans une large furface fimple, prefque carrée, ou irrégulièrement arrondie : du contour de cette petite lame offeufe, fe prolonge une fubftance offeufe, qui fe moule & fe figure en canal d'un diamètre prefque égal à la première lame : ce canal fe prolonge, & forme le corps de la dent: il fe prolonge encore; il fe rétrécit, & forme le col : il fe prolonge de plus en plus, & fe rétrécit de plus en plus, & forme la racine.

Nous avons dit que la première partie offeufe étoit une lame carrée, ou irrégulièrement arrondie; mais cette vérité ne doit s'entendre que des dents molaires; car dans les dents canines, la première partie que l'on apperçoive, eft un petit cornet pointu en deffus, creux en dedans, & qui reffemble exactement à la pointe d'un cône creufé. Dans les dents incifives, la première lame offeufe, au lieu de s'étendre fur un même plan comme dans les molaires, fe figure en cifeau; ainfi c'eft le bord tranchant qui eft développé le premier: mais ce bord, ainsi que la pointe de la dent canine, est creusé en dedans.

La petite lame ou plaque de la dent molaire, le petit cône creusé de la dent canine, le petit tranchant concave de la dent incisive, nagent, dans cet état, dans la liqueur lymphatique du follicule: le même suc, dont ils viennent de recevoir leur première forme, les prolonge, les étend & par dehors & par dedans; mais principalement dans une direction parallèle à la longueur de l'alvéole. Nous avons déja dit, que du contour de la petite lame qui devient la couronne de la dent, se prolongeoit peu-à-peu & successivement un canal conique qui faisoit la racine de la dent: il en est à peu près de même des dents canines & des dents incisives. En effet, le petit cône se prolonge, s'agrandit, & forme le haut de la dent; il se prolonge encore & se rétrécit, & forme le col de la dent canine; il se prolonge & se rétrécit de plus en plus, & forme la racine qui est la dernière à recevoir sa forme.

Mais ce premier cône osseux, terminé dans la dent molaire par une base large, terminé en cône dans la dent canine, & taillé en ciseau dans la dent incisive, est-il cette substance dont nous admirons la blancheur & la dureté ? Il ne paroît pas que cela soit ainsi, ou du moins si ce cône y contribue, il ne lui sert que de base ; car j'ai vu en plusieurs sujets une nouvelle substance en forme de crême se figer & se coller sur l'extérieur de ce premier cône, & il me semble raisonnable de donner à une nouvelle substance la propriété de former l'émail.

Le premier cône est le commencement ou l'écorce de la seconde substance, qui, par l'action du suc lymphatique dont il est rempli, devient le noyau de la dent : mais ce noyau n'est pas un corps solide dans toutes ses parties, il reste une cavité dans son centre ; cette cavité répond à la couronne de la dent, & se prolonge en diminuant toujours jusqu'à la racine. Cette cavité toutefois n'est pas exactement vide ; elle est remplie d'une substance molle produite par un suc lymphatique, épaisse sans avoir acquis la consistance osseuse, & d'expansion du nerf & de l'artère de la dent. C'est ce que j'appelle la troisième substance de la dent, différente du noyau, & différente de l'émail. Il y a des dents dans lesquelles cette substance se fait à peine appercevoir ; mais il en est aussi, même dans l'âge parfait, dans lesquelles on l'apperçoit très-distinctement.

Si l'on se rappelle ce que j'ai avancé

ci-dessus sur le développement des racines, l'on en conclura aisément que dans
les premiers temps les racines ne sont que
de vrais tuyaux osseux. Ces tuyaux sont
ronds ou coniques dans les dents incisives;
mais dans les dents molaires ils sont ap-
platis. Dans ces même dents, toutes les
racines partent d'une cavité commune
placée sous la couronne & dans l'épaisseur du corps de la dent. Quand il y a
quatre racines, il y a quatre nerfs &
quatre artères nageantes dans un suc lymphatique, & elles sont toutes environnées
d'une substance filamenteuse, qui se pro-
page dans la cavité placée sous la couronne. Cette cavité est le centre duquel
partent les racines; elle est le grand ré-
servoir du suc qui doit donner à la dent
une dureté & une consistance nouvelle.
Elle est le rendez-vous des artères & des
nerfs. A mesure que le suc dont cette
principale cavité, & dont les cavités des
racines sont remplies, se durcit, la cavité
principale diminue un peu: mais les cavités des racines se remplissent plus vîte;
de sorte que, quand la dent touche au
terme de sa maturité, les racines sont déja
remplies, ou du moins il ne reste dans
chaque racine qu'un petit canal propor-
tionné à la grosseur de la petite artère &
du nerf qui s'y insinuent; & alors la cavité

principale subsiste encore, ou n'est remplie que de l'expansion pulpeuse des nerfs & de l'artère, & d'une substance assez molle qui commence à s'ossifier.

Quelquefois cette cavité se remplit à la fin d'un noyau osseux qui n'a presque pas d'adhérence avec les deux autres substances extérieures de la dent; mais ordinairement ce noyau s'identifie avec la seconde substance, & fait corps avec elle.

Si l'on ouvre l'alvéole d'une dent molaire d'un enfant dans les premiers mois de sa naissance, l'on apperçoit clairement la couronne de la dent toute développée; elle est creuse du côté de la racine; elle est couverte d'éminences en pointe du côté de la bouche. Si l'on casse cette petite dent, l'on apperçoit distinctement les deux premières substances. L'externe se distingue aisément par sa blancheur de lait; l'interne est plutôt à demi-transparente que blanche. L'externe est composée de fibres rayonnées, comme il a été dit ci-dessus. Ces fibres sont convergentes vers le centre de la dent, & divergentes vers la surface de la dent. La seconde est conformée en cylindre dans une dent parfaite; elle est très-dure & très-solide, & ressemble à un noyau. Ce noyau est concave vers la grande cavité, & convexe vers l'émail; assez souvent, plus la diſtance du noyau approche de la cavité, moins elle a de dureté.

Cette règle n'eſt pas ſi générale qu'elle ne ſouffre beaucoup d'exceptions ; l'on trouve très-ſouvent des dents qui depuis l'émail juſqu'à la cavité ſont d'une dureté extrême ; dans ces ſortes de dents la carie fait peu de progrès ; dans celles au contraire dont le noyau eſt mou, la carie fait des progrès ſi rapides, qu'à peine l'émail eſt-il détruit, que le mal gagne auſſitôt l'intérieur de la dent.

C'eſt une erreur de croire que toutes les maladies des dents commencent par l'émail ; j'ai quelquefois vu des dents dont l'émail paroiſſoit ſain, quoique l'intérieur fût vicié ; mais il faut convenir que quand l'émail eſt affecté, l'intérieur ne tarde pas à donner des marques du vice qui attaque l'extérieur, & que dans la plupart des cas, le mal commence par l'extérieur, & pénètre enſuite plus ou moins rapidement juſqu'à la cavité pulpeuſe, ſuivant que la ſubſtance du noyau eſt plus ou moins dure, & plus ou moins ſuſceptible des impreſſions de la carie qui ronge le dehors.

Les nerfs des dents, ainſi que je l'ai dit ci-deſſus, ſont des rameaux de la cinquième paire ; ceux des dents ſupérieures ſont des rameaux des ſecondes branches de la cinquième paire ; ceux des dents de la mâchoire inférieure font des rameaux des troisièmes branches de la cinquième paire ; les artères des dents fupérieures, & celles des dents inférieures font des rameaux de l'artère maxillaire interne. Il est aifé d'appercevoir & de démontrer les canaux maxillaires inférieurs ; c'est-à-dire ces conduits offeux qui tranfmettent aux dents inférieures leurs nerfs & leurs artères ; mais les canaux offeux, qui tranfmettent les nerfs & les artères aux dents de la mâchoire fupérieure, font beaucoup plus difficiles à appercevoir.

Il y a deux principaux canaux offeux de chaque côté du vifage qui tranfmettent les nerfs & les artères aux dents fupérieures. J'appelle un de ces canaux, canal maxillaire fupérieur & antérieur ; l'autre, canal maxillaire fupérieur & poftérieur. Le canal maxillaire fupérieur & antérieur est une branche du canal fous-orbitaire ; il est quelquefois double. Ce canal paffe par la partie antérieure du plancher du finus maxillaire ; en traverfant la cavité du finus, il n'est couvert que d'une lame offeufe très-mince, qui manque affez fouvent dans un efpace affez confidérable ; il laiffe appercevoir le nerf & l'artère qu'il tranfmet ; il fe plonge au fortir du finus dans la fubftance offeufe de la bafe de

l'apophyse nasale ou montante. Là il perd
sa forme de canal; il laisse courir au hasard le nerf & l'artère : ce nerf & cette
artère marchent de cellule en cellule à
travers la substance osseuse, & percent,
par des filets d'une finesse extrême, les
alvéoles des dents incisives & de la dent
canine.

Les dents molaires reçoivent leurs nerfs
& leurs artères du canal maxillaire supérieur & postérieur. Ce canal est creusé
dans la tubérosité maxillaire postérieure ;
il passe sur l'alvéole de la dernière dent
molaire ; il marche de derrière en devant
un peu au dessous du sinus maxillaire ; il
se fait une route à travers le plancher de
ce sinus, ainsi que l'antérieur ; il n'est couvert que d'une lame mince dans la cavité
du sinus, & cette lame ne le couvre pas
si exactement qu'elle ne le laisse appercevoir ; il se perd ensuite dans la substance
diploïque de l'os maxillaire. Dans le
trajet qu'il parcourt depuis la tubérosité
maxillaire jusqu'à sa sortie du sinus, il
lâche, en passant sur les alvéoles des dents
molaires, un rameau de nerf & un rameau
artériel qui se plongent dans chaque alvéole, & pénètrent dans la substance de
chaque dent, par le petit trou dont la
racine est percée à son extrémité.

Il y a des sujets où ce canal est très-

petit, & dans lesquels il est impossible de
le suivre aussi loin que je viens de le décrire; mais alors il se trouve plusieurs petits
canaux, dont le nombre supplée à la pe-
titesse de son diamètre. Il est même très-
rare qu'il soit seul. J'ai voulu répéter ici
ce que j'ai dit plus haut des routes que
suivent les nerfs & les artères des dents
supérieures, afin que ce point de doctrine,
sur lequel tous les auteurs ou se taisent,
ou ne s'expliquent pas clairement, puisse
être placé au rang des vérités démontrées.

Chaque dent ayant pris un certain
degré d'accroissement, ne peut plus être
renfermée dans le follicule membraneux
qui lui a servi de matrice dans le temps
de sa formation. La racine étant prolongée jusqu'au fond de chaque alvéole,
avant que la dent ait acquis le terme de
sa longueur naturelle, il est nécessaire,
ou que l'alvéole se laisse percer par la racine, ou que la membrane qui recouvre la
couronne de la dent se laisse déchirer; or
l'un étant plus facile que l'autre, il faut
donc que, d'abord que la racine touche
le fond de l'alvéole, la couronne de la
dent se fasse jour à travers la petite peau
du follicule, & à travers la substance de
la gencive.

Cet ouvrage coûte souvent bien des
pleurs; il n'est même que trop souvent ac-

compagné de symptômes funestes aux enfans. En effet, l'âge de la première dentition est un temps fort critique pour eux;
souvent l'éruption des dents est accompagnée de tranchées, de dévoiement, & de
mouvemens convulsifs & épileptiques.

Il y a des enfans qui viennent au monde
la bouche armée de quelques dents. Le vul-
gaire regarde de tels événemens comme
des phénomènes qui lui donnent lieu d'au-
gurer que de tels enfans sont écrits au
livre des destins, pour être des prodiges
de force & de valeur. Mais les dents paroissent rarement devant le sixième, le
septième, le huitième mois, quelquefois
elles ne commencent à percer qu'au dixiè-
-me, douzième & même au quinzième.

La première dent qui perce aux enfans
est ordinairement une des incisives inférieures; peu de temps après il en perce
une seconde à la même mâchoire & auprès
de la première. Quelquefois les deux incisives antérieures de la mâchoire inférieure percent à la fois. A l'éruption des
deux dents incisives antérieures de la mâchoire inférieure, succède celle des deux
incisives moyennes ou antérieures de la
mâchoire supérieure. Ensuite les dents
incisives latérales de la mâchoire inférieure
percent la gencive. Après la sortie des
dernières dents incisives inférieures, l'é-

ruption des dernières incisives supérieures arrive. L'éruption des dents canines inférieures succède à celle des dernières dents incisives ; après la sortie des dents canines inférieures, l'on voit éclore les canines supérieures.

Les molaires ne percent que rarement avant l'âge de deux ans ; quelque temps après l'éruption de la première molaire, l'on voit sortir de chaque côté des mâchoires une seconde molaire : cette dent doit être un jour la première des grandes molaires. D'abord qu'elle a paru l'on est tranquille sur la dentition de l'enfant ; ses mâchoires sont alors ornées de vingt dents, dix dans chacune, savoir, quatre incisives, deux canines ; la première molaire & la seconde molaire de l'enfance.

L'on attend alors avec assurance l'éruption des dix à douze restantes, & qui doivent éclore beaucoup plus lentement que les premières. Ce nombre de douze dents nouvelles se trouve enfin rempli dans des temps qu'il seroit téméraire de fixer, par l'éruption des deux dernières grandes molaires, dont l'une est la grande molaire moyenne, l'autre est la dent de sagesse : la seule première grande molaire paroît vers les derniers temps de la première dentition ; quelquefois cependant, peu de temps après la sortie de la première grande molaire, l'on voit naître la grande molaire moyenne.

Mais, dira-t-on, la naiffance des deux dernières molaires dans chaque mâchoire ne donne que huit dents, favoir, deux à chaque extrémité du bord alvéolaire de la mâchoire inférieure, ce qui fait le nombre de quatre ; deux à chaque extrémité de la mâchoire fupérieure, ce qui fait quatre dents nouvelles pour la mâchoire fupérieure, qui, jointes aux quatre dernières molaires de la mâchoire inférieure, fait le nombre de huit. Cependant, dira-t-on, il eft conftant qu'il doit y en avoir douze, pour rendre complet le nombre de trente-deux, qui eft le nombre ordinaire des dents.

Je réponds que le nombre de douze dents nouvelles que l'on a lieu d'attendre, fe trouve rempli, fi l'on fait attention que la première dent molaire, c'eft-à-dire, celle qui dans l'enfance fuit la canine, eft déplacée dans la feconde dentition, par deux dents qui forment une nouvelle claffe de dents, que l'on appelle petites molaires. Voilà donc quatre dents de plus, qui, jointes aux huit groffes molaires, accompliffent le nombre de douze dents ; & ce nombre, joint aux vingt premières dents, fait le nombre de trente-deux. Ce qui induit en erreur presque tous les Anatomistes sur cet article, c'est qu'ils ne font pas attention que dans les petits enfans, pendant tout le temps de la première dentition, il n'y a point de petites molaires.

Aristote (*a*) a observé l'ordre de la chute des dents de la première dentition. Et les symptômes, souvent funestes, qui accompagnent l'éruption des premières dents, n'ont pas échappé à Hippocrate (*b*); il dit même expressément, que dans le temps de l'éruption des premières dents, les enfans sont attaqués de fièvre, de convulsions & de dévoiement.

Aristote, dont l'esprit étoit sans cesse occupé à rendre raison des phénomènes qui frappoient ses sens, a donné la raison pourquoi les dents incisives paroissent les premières (*c*), & pourquoi les dents molaires percent les dernières. Mais ce Philosophe n'en a donné que des raisons finales.

(a) *Lib. de generatione animalium.*

(b) *Aphorif. 25.*

(c) *Oriuntur, inquit, priùs incisorii quàm lati, quòd officium eorum prius est; secatur enim priùs quàm molitur quod comeditur: sunt autem hi molendi officio delegati, illi verò secandi; tum etiam quod res minor, etsi simul inchoatur, tamen tardiùs solet perfici quàm major. Minores autem priores sunt quàm maxillares.*

Quelle peut être la cause de ces symptômes terribles qui font périr tant d'enfans ? est-ce le déchirement de la gencive & du follicule ? Je conviens que ce déchirement ne peut se faire sans douleur. Les enfans le font connoître par leurs cris & par l'affectation qu'ils ont de porter les doigts, ou tout ce qu'ils ont à la main, sur le lieu de leur souffrance. Mais je ne puis me persuader que ce déchirement, tout douloureux qu'il est, puisse être la cause de leur mort. C'est dans l'irritation causée sur les troncs nerveux qui passent sous les alvéoles, qu'on doit chercher cette cause.

En effet, pour peu que la peau du follicule qui recouvre la couronne de la dent & la substance de la gencive résistent, l'extrémité de la racine devient un corps étranger, tranchant & piquant, qui irrite & agace le tronc du nerf qui passe par le fond de l'alvéole. Mais, dira-t-on, n'y a-t-il pas une cloison osseuse placée entre la racine de la dent & la cavité des canaux maxillaires ? Or, si cela est, comment la dent peut-elle, dans le temps de son éruption, presser le tronc du nerf ? Je réponds à cette objection, qu'ayant plusieurs fois examiné avec beaucoup d'attention la situation des canaux maxillaires, dans le temps de la première dentition,

tition, j'ai remarqué que ces canaux, en paſſant ſous chaque alvéole, étoient ouverts en bien des endroits ; j'ai vu même le tronc nerveux, que chacun de ces canaux tranſmet, paroître nu dans le fond de pluſieurs alvéoles des dents molaires ; il eſt donc certain que, dans les enfans où la ſtructure eſt telle, il n'y a point de cloiſon oſſeuſe qui puiſſe mettre à l'abri de la compreſſion & de l'irritation de la dent, les troncs nerveux des canaux maxillaires. Or, l'on ſait par expérience, qu'un corps dur, appliqué ſur un nerf, excite des douleurs aiguës, & des convulſions mortelles ; par conſéquent, il me paroît plus que vraiſemblable que la preſſion des dents ſur les troncs nerveux de la cinquième paire, qui paſſent ſous les racines de chaque dent, dans le temps de la première dentition, eſt la véritable cauſe des mouvemens convulſifs, & quelquefois même de la mort des enfans.

L'on pourra encore objecter que, dans le temps de la première dentition, les racines des dents ſont très-courtes, qu'elles reſſemblent à des canaux, dont les uns ſont coniques, les autres cylindriques, que leur cavité eſt encore à cet âge remplie d'un ſuc lymphatique. Tout cela eſt vrai ; je l'ai avancé ci-deſſus ; mais ſi la racine de chaque dent eſt très-courte,

Partie II.   K

l'alvéole est très-peu profonde. Un corps dur tel que la dent, si petite qu'on la suppose, dans une grande cavité ne causeroit pas d'irritation ; mais dans une cavité aussi peu profonde qu'est l'alvéole de certains enfans dans ces premiers temps, quelque courte que soit la racine, elle causera une irritation très-grande, pour peu que la dent fasse effort pour sortir, & pour peu que le follicule & la substance de la gencive qui recouvrent la couronne de la dent, résistent à son effort.

Il seroit à souhaiter que l'anatomie, qui répand tant de lumières sur les causes de notre vie & de notre mort, nous fournît en même temps des moyens propres à détruire les causes mortelles qu'elle nous fait appercevoir. La médecine n'a point vu d'un œil oisif tant d'innocentes victimes enlevées dès le berceau, sans chercher des secours. On a eu recours aux calmans, aux absorbans, à la saignée, aux anti-épileptiques : foibles armes, quand la cause est telle que je viens de l'annoncer ; non que je regarde ces secours comme inutiles : quoiqu'ils ne détruisent pas la cause, ils en modèrent & en détruisent même quelquefois les effets. A la faveur du calme que ces remèdes procurent, on gagne du temps, la nature en profite pour l'éruption des dents ;

d'ailleurs le premier période de l'irritation des nerfs, causée par un corps dur,
est toujours le plus terrible. Ce temps
une fois expiré, il semble que le nerf
s'engourdisse & devienne insensible. Les
remèdes dans ces sortes de maladies, sont
donc utiles & nécessaires : mais il faut
convenir qu'ils n'attaquent pas directement la cause du mal ; c'est la dent qui
irrite un nerf : elle est un corps étranger :
il faudroit donc l'enlever pour aller droit
à la cause.

Cette opération est à peine praticable,
parce qu'on ne sait pas quelle est la dent
qui excite les douleurs ; car souvent, quoiqu'il paroisse une tumeur dans tel ou tel
endroit de la gencive, il n'est pas certain
que la dent qui fait cette tumeur soit celle
qui irrite le nerf. D'ailleurs, il arrive
souvent que plusieurs dents, prêtes à
sortir à-la-fois, multiplient les causes du
mal ; & alors il est impossible de distinguer où est le vrai siége de la maladie :
il peut être dans un côté de la mâchoire
inférieure seulement, & il peut être tout-
à-la-fois dans les deux côtés : il peut
même avoir son siége dans les deux mâchoires à-la-fois, & dans divers endroits
de l'une & de l'autre mâchoire. Or, il
est certain que dans tous ces cas, une
dent enlevée d'une des alvéoles ne remé-

dieroit à rien ; car celles qui resteroient ,
seroient plus que suffisantes pour irriter
les nerfs. Il faudroit donc, dans un tel
cas, ou les ôter toutes, ou n'en ôter
aucune.

Mais cette opération sanglante, irritante & douloureuse, est-elle praticable ?
Il est certain qu'il est des cas où il vaudroit
mieux la tenter, que d'abandonner le
malade à une mort certaine. Mais comment arracher des dents à peine encore
formées ? l'exécution est en effet très-
difficile. Mais ce seroit toujours beaucoup,
en cas qu'on ne pût pas réussir à les enlever, de leur donner du jour par une
incision. Ce moyen n'est pas nouveau ;
on l'a mis en usage, & quelquefois avec
succès : mais souvent il n'a pas réussi.

La raison pour laquelle cette opération
n'a pas le succès qu'on en attend, vient
assez souvent de ce qu'on y a recours
trop tard. En second lieu, de ce qu'on
se borne à une simple incision, sur le seul
endroit de la gencive où l'on apperçoit
une tumeur, qui indique qu'une dent veut
se faire jour en cet endroit. Mais quand
on en vient à une incision, & quand les
accidens sont si violens que l'on a lieu de
craindre pour la vie de l'enfant, je pense
qu'il vaut mieux couper les gencives
depuis un bout du bord alvéolaire jusqu'à

l'autre, que de s'en reposer sur une simple incision faite sur un petit endroit élevé de la gencive; & il y a lieu de croire qu'une incision telle que je viens de dire, seroit plus souvent suivie d'un heureux succès. Elle dégorgeroit les vaisseaux des gencives, videroit les follicules des dents du suc lymphatique & gélatineux dont ils sont trop remplis. Ces follicules une fois vidés, la cause qui presse la dent sur le nerf seroit enlevée, ou du moins considérablement affoiblie. Je suis entré ici dans un détail, qui paroîtra peut-être étranger au sujet que je traite; mais les réflexions que je viens de proposer sont tellement liées avec la structure, que j'ai lieu d'espérer qu'elles trouveront grace aux yeux du Lecteur.

Dans le fœtus nouveau-né, j'ai trouvé cinq dents cachées dans leurs alvéoles, dans chaque côté des mâchoires, (Fallope en a observé six); les dents que j'ai trouvées à cet âge, étoient deux dents incisives, une canine & deux molaires. A cet âge, la derniere ou seconde dent molaire, n'a encore que la moitié de sa couronne formée. Après cette seconde dent, l'on trouve d'autres follicules pleins d'un suc lymphatique, & ces follicules sont autant de matrices qui doivent enfanter dans la suite deux ou trois autres

K iij

dents, dont deux doivent être de grandes molaires, & la dernière doit être la dent de sagesse. Ces dernières dents paroissent ordinairement depuis la troisième année jusqu'à la cinquième, & même quelquefois jusqu'à la septième ; quelquefois aussi elles sont sorties de leurs alvéoles dès la troisième année. La dent de sagesse paroît assez souvent vers la dixième année ; quelquefois elles ne paroissent que dans l'âge parfait ; quelquefois elle manque, ou ne paroît point du tout : elle reste enveloppée dans son alvéole, qu'elle ne perce point.

Les cinq premières dents que j'ai trouvées dans les alvéoles du fœtus à terme, percent, tantôt les unes après les autres, tantôt plusieurs ensemble, les follicules dans lesquels elles sont enveloppées & la substance de la gencive. Elles s'élèvent des alvéoles, des follicules & des gencives, comme des pointes qui sortent de leurs gaînes. Leurs racines se prolongent de plus en plus, & elles deviennent stables dans leur place, de vacillantes qu'elles sont quelquefois dans le temps de leur éruption. Mais à ces premières dents, il en doit bientôt succéder d'autres, dont la durée devroit, ce semble, être aussi étendue que celle de nos jours.

Les follicules vides, dont nous avons parlé, nourriffent & développent les dernières dents molaires, pendant que les premières dents font déja dans l'exercice de leurs fonctions. Ces derniers follicules augmentent peu-à-peu, à mefure que les alvéoles augmentent en hauteur, & ils nourriffent fourdement des dents plus dures, plus groffes, plus folides, & plus durables que les premières : ce font les dernières molaires. Ces dents, excepté une des trois, ne font point déplacées par des dents nouvelles : ainfi la feconde dentition ne déplace que les cinq premières dents. Les dernières molaires une fois forties, ne tombent que par des caufes contre nature.

Ce qu'il y a de fingulier, c'eft que, dans la première dentition, la première des molaires eft beaucoup plus groffe que dans la feconde dentition. Elle tombe dans la feconde dentition, & elle eft chaffée de fa place par deux dents, qui font les petites molaires.

Les petites molaires font l'ouvrage de la feconde dentition : avant leur exiftence, leur place étoit occupée par la première molaire de la première dentition. Ainfi il n'eft point étonnant que la première molaire, dans la première dentition, foit fi grande, parce qu'elle fait elle feule

K iv

les fonctions des deux dents qui lui succèdent & la déplacent.

Il y a des Auteurs qui ont avancé que
les dents de la première dentition n'a-
voient pas de racines ; mais il est certain
qu'elles en ont. Quelquefois, dans la
même alvéole, il se trouve deux germes,
rarement trois ; & alors il sort trois dents
au lieu d'une, & toutes trois de la même
alvéole. Quelquefois aussi ces germes
restent enfevelis au fond de l'alvéole, &
ne se développent point. Pour détruire
de telles difformités, il faut, sans rien
craindre, avant que l'enfant arrive à l'âge
de la seconde dentition, faire arracher
les doubles dents. Les dents nouvelles,
après ces sortes d'opérations, sortent des
alvéoles d'autant plus aisément que rien
ne s'oppose à leur éruption.

Pour peu que les premières dents soient
gâtées, il faut les faire arracher plus tôt
que plus tard. Très-ordinairement à leur
place, & peu de temps après l'opération,
on voit éclorre des dents nouvelles,
belles, & d'autant plus droites & mieux
placées, que les premières dents sont la
cause la plus ordinaire de l'obliquité &
des directions difformes qu'on leur voit
prendre. Les dents de la première dentition
s'arrachent avec tant de facilité, que l'opération est plus effrayante que douloureuse.

CHAPITRE XXIII.

De la seconde Dentition.

QUELQUE dures que paroissent les premières dents, elles ne le sont point assez pour diviser & broyer les alimens dont nous nous nourrissons dans notre jeunesse, & pendant le reste de nos jours. La nature nous donne pendant notre enfance des dents, dont l'usage se borne à nous aider à articuler les paroles qu'on nous apprend, & à broyer les alimens mous & délicats dont on nous nourrit dans nos tendres années.

Par la délicatesse & la foiblesse des premières dents, la nature nous met dans l'impuissance de mâcher des alimens trop durs pour des estomacs & des viscères aussi tendres que sont les nôtres à un tel âge. Mais à mesure que nous croissons, nous avons besoin d'alimens plus substanciels. Nos viscères, affermis par l'âge, sont alors en état de les digérer. Ainsi le terme de la première dentition une fois parcouru, (& ce terme est ordinairement de trois ans), de secondes dents, plus fortes, plus grandes & plus dures, succèdent aux premières. Il seroit difficile de déterminer en quel temps précifément la nature entreprend ce grand ouvrage : la feconde dentition fe fait dans les uns plus tôt , dans les autres plus tard.

Voici, dit Euftachi , des obfervations dignes d'attention dans certaines perfonnes : la feconde dentition, au lieu de fe faire à la feptième année de leur âge , ne fe fait qu'à la treizième , & dans d'autres à la quatorzième. Ce qu'Euftachi ajoute mérite encore plus d'être remarqué. Ce grand Anatomifte avance , que certaines perfonnes, après avoir éprouvé la feconde dentition, les unes à fept ans , les autres à treize , les autres à quatorze , ont perdu les dents de la feconde dentition ; qu'une troifième dentition a fuccédé à la feconde ; & qu'après avoir perdu les dents de la troifième , elles en ont reçu d'autres de la nature par une quatrième dentition. Il ajoute encore , que plufieurs jeunes perfonnes bien conftituées , auxquelles on avoit arraché une dent molaire, en avoient reçu de la nature une feconde.

Ce paffage mérite d'être rapporté tel qu'on le lit dans Euftachi , *libro de dentibus* , cap. 29.

Illud confideratione dignum videtur, quibufdam non feptimo , fed decimo-tertio , & decimo - quarto anno confuetos renovari dentes cecidiffe. Atque iterum natos fuiffe.

*Alios statuto definitoque annorum numero,
nimirum semel post septimum, iterùm post
decimum - quartum annum, eosdem dentes
bis amisisse, & totidem denuò novos rece-
pisse. Neque illud prætereundum, nonnullis
vigesimum ætatis annum agentibus genui-
num ærutum eodem anno renatum fuisse:
multisque demùm juvenibus bene temperatis
ac fortibus molarem unum extractum iterùm
creari.*

On voit quelquefois des dents de lait
rester sans tomber à la seconde dentition,
& demeurer aussi fermes & aussi stables
dans leurs alvéoles, que celles de la seconde dentition.

Si l'on arrache une ou plusieurs dents
dans les endroits éloignés les uns des
autres dans un enfant, l'on est surpris de
voir, peu de temps après, les vides que
les dents arrachées ont laissés, remplis par
les dents du voisinage, qui se rapprochent
de côté & d'autre. Il n'en est pas de même
quand on arrache une ou plusieurs dents
dans l'âge parfait ; les vides que laissent
les dents arrachées deviennent difformes :
à cet âge les cloisons des alvéoles ont
acquis trop de dureté pour céder à l'effort
des dents voisines des dents arrachées.

D'ailleurs, il arrive très-souvent que
les espaces que laissent les dents arrachées
pendant le temps de la jeunesse, sont

K vj

remplis par des dents nouvelles; mais, dans l'âge parfait, il est rare que de nouvelles dents succèdent à celles que l'on a arrachées. Cependant cela arrive quelquefois, comme l'ont remarqué Pleri (*a*), Nœvisamus (*b*), Alexandre Benedictus (*c*). Diemerbroek (*d*) rapporte qu'il vivoit de son temps à Utrecht une femme, âgée de cinquante-six ans, qui venoit de recouvrer deux dents incisives, à la place de deux semblables dents qui étoient tombées deux ans avant. Joubert (*e*) rapporte, qu'une dame de qualité ayant perdu toutes ses dents, il lui en repoussa vingt nouvelles à l'âge de soixante-dix ans. Sennert, cité par Diemerbroek, rapporte un (*f*) semblable trait d'une dame de Silésie, à laquelle il perça vingt dents nouvelles à peu près à pareil âge, & dont l'éruption fut accompagnée d'accidens à peu près semblables à ceux qu'éprouvent les enfans dans le temps de la première dentition. Eustachi (*g*) avance que quelques dents incisives ayant été

(a) *Lib. II. de cap.* 17
(b) *In sylva nupt. lib. V.*
(c) *Lib. de curandis morbis*, cap. 1.
(d) *Anat. lib. IX. cap.* 10.
(e) *Apolog. paradox.* 7 *de* 2.
(f) *Lib. de dentibus*, cap. 29.
(g) *Loco cit.*

arrachées à un particulier à l'âge de vingt ans, elles lui revinrent la même année. Les dents canines, ainsi que les incisives & les molaires, reviennent quelquefois après avoir été arrachées : Fallope & Euſtachi diſent l'avoir vu arriver ; Diemerbroek ſe cite lui-même pour exemple. Il ſe trouve dans l'Hiſtoire de l'Académie (a) une obſervation de M. Dufay, médecin du port de l'Orient, dans laquelle ce Médecin dit avoir vu un homme, âgé de quatre-vingt-quatre ans, à qui la nature fit préſent de quatre dents, deux incisives & deux canines. J'ai vu pluſieurs perſonnes très-avancées en âge, qui m'ont aſſuré qu'elles avoient reçu de pareils bienfaits de la nature, à un âge auquel il eſt rare qu'on en reçoive de cette eſpèce.

Plutarque, dans l'hiſtoire de Pyrrhus, rapporte de ce Prince que ſes dents ne formoient qu'un ſeul os, continué depuis une extrémité de la mâchoire juſqu'à l'autre. La nature avoit eu ſoin, ſi l'on en croit Plutarque, de creuſer de petits enfoncemens en forme de lignes, ſur les endroits où les dents des autres hommes ſont ſéparées. Pline rapporte la même particularité du fils de Pruſias, roi de

---

(a) Année 1730.

Bithynie. D'autres auteurs, fi l'on en croit Diemerbroeck, racontent qu'Eriphœus de Cyrène, que le poëte Pherecrate & Sicinius, furent diftingués des autres hommes par une pareille ftructure. Bartholin, dans la trente-cinquième hiftoire de la première centurie de fes obfervations, dit avoir vu une fois une pareille ftructure. Melancthon avance avoir vu dans la cour du prince Erneft à Lunebourg, une fille qui, ainfi que Pyrrhus, au lieu d'avoir feize dents, n'en avoit qu'une prolongée depuis une extrémité du cercle alvéolaire jufqu'à l'autre. De tels faits font à peine croyables.

Diemerbroeck, Columbus, & plufieurs anatomiftes célèbres, penfent que les dents croiffent toujours, & que fi l'ouvrage journalier de la maftication les ufe un peu, cette perte eft réparée par la propre nourriture que reçoit la dent. Mais il ne faut que des yeux pour fe convaincre que la réparation n'eft point égale à la perte que nos dents font chaque jour.

Mais les dents croiffent-elles en effet? Je ne nie pas que les racines ne fe prolongent un peu, mais il eft certain que la couronne de la dent s'ufe quelquefois jufques au col de la dent.

Quoique les dents paroiffent plus longues dans la vieilleffe que dans l'âge parfait, l'on n'en doit pas conclure qu'elles soient plus longues en effet. Elles ne paroissent telles, que parce que les gencives perdent de leur épaisseur, quittent la base de la couronne, descendent à la partie inférieure ou col de la dent, se replient & s'abaissent sur le bord alvéolaire. Le bord même des alvéoles s'abaisse.

Les dents gâtées nous mettent souvent dans la nécessité de les arracher, non-seulement pour mettre fin aux douleurs qu'elles nous causent, mais encore parce qu'elles occasionnent des dépôts & des abcès fâcheux dans leur voisinage; de tels abcès, si on laisse la dent dans sa place, dégénèrent souvent en des ulcères qui deviennent même quelquefois fistuleux, ulcères alors dont on ne guérit que par l'extirpation de la dent cariée.

J'ai dit ci-dessus, que quand des dents cariées produisoient des abcès dans le voisinage, soit dans la bouche, soit sous la mâchoire, soit dans le visage, que la méthode la plus sûre de remédier efficacement à ces sortes de maladies, étoit d'en détruire la cause, c'est-à-dire, d'arracher la dent; ce précepte demande quelques éclaircissemens. Car premièrement, il ne doit avoir lieu que quand la dent est tellement endommagée, qu'il ne reste aucune espérance de la pouvoir conserver,

ou quand elle excite des douleurs habi-
tuelles, ou quand la matière de l'abcès
étant évacuée, il succède un ulcère fistuleux, ou quand on a des raisons solides
de craindre que la carie n'attaque la substance spongieuse des alvéoles ; car les
dents étant d'une extrême utilité, il faut,
autant qu'on peut, se dispenser d'en venir
à l'extirpation. D'ailleurs, dans le cas où
il y a abcès, il n'est pas possible d'en venir
à l'extirpation de la dent qui le produit,
que quand la matière purulente a été
évacuée.

Quand les dents de sagesse, dans le
temps de leur éruption, font des efforts
douloureux & impuissans pour sortir de
leurs alvéoles, le moyen le plus efficace
d'avancer cet ouvrage & de calmer les
douleurs, est de faire, avec la lancette
ou le bistouri, une incision sur la gencive :
il faut que cette incision pénètre jusqu'à
la dent qui excite la douleur.

Plusieurs auteurs célèbres ont pensé
que les dents qui succèdent aux dents
arrachées, que les sur-dents, que les dents
mêmes de la seconde dentition, n'ont
pas de germes particuliers Columbus ose
même avancer que, quand une dent s'est
cassée, il faut bien se donner de garde
d'en arracher le reste, parce que, dit-il,
ce qui reste doit fournir la matière du

développement d'une autre dent. Rolfincius (*a*) s'élève avec raison contre une
telle opinion , détruite par des observations faites avec soin , sur la formation &
la chute des premières dents ; la solidité
des raisons que Rolfincius oppose à l'opinion de l'inventeur de la circulation du
sang , a été un trop foible obstacle pour
détruire une erreur ancienne , revêtue
d'autorités respectables : l'on ne peut voir
sans un mécontentement secret , Diemerbroeck & ses partisans , s'élever avec
hauteur contre les raisons de Rolfincius.
Diemerbroeck prouve dans cet endroit ,
ainsi que dans plusieurs autres , qu'il étoit
savant ; mais l'on voit en même temps ,
qu'il étoit un anatomiste trop médiocre
pour juger les écrits des auteurs qu'il cite ,
& prononcer sur les différens sentimens
des anatomistes , dont on trouve dans ses
ouvrages un utile assemblage.

En effet , peut-on , sans étonnement ,
voir Diemerbroeck s'élever avec indé-
cence contre le sentiment d'un Eustachi ,
d'un Riolan , qui disent l'un & l'autre ,
nous avons vu des germes de dents nouvelles renfermés dans les alvéoles , nous
les avons vus s'accroître , s'élever & produire de secondes dents ; nous avons vu

____

(a) *Lib. II. exerc. anat. cap. 28.*

ces dents nouvelles toutes formées &
cachées sous les premières ? Quelle différence entre un tel sentiment, & entre celui
de Columbus & de Diemerbroeck, qui soutiennent que les dents de la seconde dentition, que celles qui succèdent aux dents
arrachées, que les sur-dents, sont de
différentes tiges, qui partent toutes des
mêmes troncs ; que les racines des premières dents restent toujours quoique leur
corps tombe ; & que les dents nouvelles,
semblables aux bois de renaissance, naissent
constamment de la première souche dont
le tronc a été détruit ?

Quoiqu'il soit rare que l'on apperçoive
des signes de la seconde dentition avant
deux ans & demi ou trois ans , il ne faut
pas croire que , même pendant le terme de
la première dentition , la nature n'ait pas
travaillé à la formation & au développement des dents secondaires. Attentive à la
production & au travail des premières ,
elle donne en même temps ses soins à la
production des dents secondaires ; sa pré-
voyance & son attention à nos besoins, lui
font exécuter différens ouvrages à-la-fois.
Mais elle développe les secondes dents
avec bien plus de lenteur que les premières. Il n'est point étonnant qu'un
ouvrage, qui doit être à l'épreuve des
temps, occupe son auteur pendant plus de

temps que celui qui ne doit subsister que
pendant peu d'années.

Les dents secondaires sont renfermées,
ainsi que les premières, dans des follicules membraneux ; ces follicules sont
situés sous les racines des premières dents :
ils sont d'abord remplis d'un suc lymphatique ; leur développement est le même
que celui des premières dents, ainsi il
seroit inutile de nous y arrêter, ce seroit
répéter ce que j'ai déja dit. Mais j'avouerai
de bonne foi, que je ne suis pas encore
bien certain si toutes les dents secondaires
ont un follicule distingué de celui des premières. Il est très - certain que plusieurs
dents secondaires en ont un séparé ; mais
je n'oserois pas avancer qu'il ne s'en trouvât
quelqu'une qui eût un follicule commun
avec la première.

Les dents secondaires naissent dans les
mêmes alvéoles que les premières. Les
unes & les autres sont renfermées dans
la même cavité ; mais à mesure que la
dent secondaire avance dans sa formation,
il se forme une cloison osseuse diploïque
entre la cavité qui renferme la première
dent, & celle qui nourrit la seconde, de
sorte que la cavité alvéolaire est partagée
en deux cavités par cette cloison : l'une
de ces cavités est supérieure, l'autre est
inférieure. La première cavité, dans les

premiers temps, surpasse de beaucoup
l'inférieure, car alors la cloison est fort
basse ; mais à mesure que la seconde
dent prend de nouveaux accroissemens, la
cloison monte peu-à-peu, elle devient
convexe en dessus, & se moule sur la surface de la dent secondaire ; la cavité inférieure augmente à mesure que la cloison
s'élève, & par conséquent la cavité supérieure de l'alvéole, dans laquelle est logée
la première dent, diminue. Mais à mesure
que cette cloison, ou noyau osseux,
s'élève, & qu'il devient convexe vers la
cavité supérieure, il pousse la première
dent, dont la racine est appuyée sur lui.

Cette cloison ne s'élève point par sa
propre force ; c'est la dent secondaire qui
la pousse à mesure qu'elle prend de nouveaux accroissemens ; c'est elle qui la rend
convexe & qui lui fait parcourir quelquefois toute la longueur de la cavité de
l'alvéole. Dans les dents molaires, cette
cloison corticale, qui recouvre & enveloppe le dessus de la dent secondaire,
répond ordinairement à l'axe du corps de
la dent ; les racines de la première dent la
tiennent embrassée. Cette couche osseuse
& corticale, après avoir cédé & s'être
pliée aux efforts de la dent secondaire, se
casse à la fin & se déchire. Alors, la surface de la dent secondaire agit immédia-

tement fur la première dent qu'elle doit
chaffer, & elle la déplace peu-à-peu,
jufqu'à ce qu'elle l'ait entièrement chaffée de fa place, ou qu'elle tombe d'elle-
même, ou qu'on l'arrache en la faififfant
avec les doigts.

Il arrive fouvent que les dents fecondaires ne font pas placées dans la même
ligne de direction que les dents premières,
mais plus vers un côté que vers l'autre ; &
alors la dent fecondaire éprouve beaucoup de difficultés à déplacer la première.
Il eft même affez rare que la couronne des
nouvelles dents canines, & quelquefois
des incifives, réponde exactement aux
pointes ou extrémités des racines des
premières dents. Malgré cela, la preffion
latérale que les dents nouvelles exercent
fur les premières, vient à bout de les déplacer, mais non pas fans qu'il arrive
fouvent des difformités dans la dent qui
eft chaffée, & dans celle qui lui fuccède.

Si les dents nouvelles font fi écartées des
premières, que la preffion latérale qu'elles
exercent ne puiffe pas fe faire vivement
fentir fur la première dent, il fe fait deux
rangées de dents; les premières reftent à
leur place, & les nouvelles fe font jour
à côté des premières : ces fortes de cas ne
font pas rares, c'eft ce qu'on appelle fur-
dents; mais les fur-dents produits de cette

façon, tombent souvent d'eux-mêmes, c'est-à-dire, que la première dent, comme une plante qui a fini le terme que la nature a prescrit à sa durée, tombe tantôt plus tôt, tantôt plus tard. Il est d'autres sur-dents, ou dents surnuméraires, par des doubles germes des dents secondaires; & ces sortes de dents, quelque difformes qu'elles soient, dureroient jusqu'à la fin de nos jours, si nous ne les faisions arracher; il n'est pas rare qu'on en trouve dans des personnes très-avancées en âge.

Les dents incisives secondaires sont celles qui sortent les premières; elles affectent de paroître vers le bord interne de l'alvéole auprès des petits trous que nous avons observés sur la surface interne de ce bord; ainsi, ces trous indiquent les lieux de l'émersion des dents incisives. La première molaire, ainsi que nous avons dit, est dans la première dentition plus grande que les autres. Cette première molaire, par sa chute, laisse entr'elle & entre la seconde molaire un grand espace, qui est occupé par les deux petites molaires.

La première grande molaire de la mâchoire supérieure a très-souvent trois racines, & souvent la première grande molaire de la mâchoire inférieure de chaque côté n'en a que deux; mais cela varie beaucoup. Il arrive quelquefois que

la première des grandes molaires suit le
fort des cinq premières, vers la fin de la
feconde dentition. Mais je n'ai point obfervé que les dernières molaires foient
jamais tombées dans la feconde dentition.

J'ai fouvent obfervé dans la première
& feconde dentition, les dents molaires,
& même les incifives, placées obliquement dans leurs alvéoles. Le contour faillant de leur couronne étoit la feule partie
que l'on pût appercevoir par dehors ;
prefque tout l'effort que ces fortes de
dents faifoient pour fortir étoit inutile ;
il fe perdoit fur les bords de l'alvéole :
il étoit impoffible que des dents fecondaires dirigées de la forte puffent prendre
en plein la première dent & l'enlever
d'emblée. Elles coupoient leur enveloppe
corticale par un des bords tranchans de
leur couronne, & elles heurtoient obliquement les dents qu'elles devoient chaffer & le contour de l'alvéole. Dans cette
difpofition, les racines n'étoient prefque
d'aucun fecours aux dents fecondaires
pour chaffer les premières : les fucs lym-
phatiques les pouvoient étendre fans obftacle ; l'effort fe faifoit par le feul corps
de la dent, & les racines naiffantes
flottoient librement dans la cavité de
l'alvéole.

Les dents font affermies dans leurs

alvéoles par les gencives qui les embraſ-
ſent fort étroitement : elles font, par
rapport aux dents, la fonction de ligament.
Il arrive très-ſouvent de petits abcès aux
gencives : ces petits abcès ne font point
ordinairement accompagnés de fièvre;
ils font très - ſuperficiels : la peau de la
gencive qui les recouvre s'ouvre d'elle-
même aſſez ſouvent; quelquefois auſſi on
eſt obligé d'ouvrir ces abcès avec la pointe
de la lancette.

En parlant de la mâchoire inférieure,
je me ſuis ſuffiſamment étendu ſur les
cauſes qui produiſent la diminution ſenſible qui arrive dans la mâchoire inférieure des vieillards; c'eſt pourquoi je me
diſpenſerai d'en parler ici.

Quand il arrive une hémorragie un
peu conſidérable après l'extirpation d'une
dent, on y remédie ordinairement efficacement, en rempliſſant l'alvéole de coton
imbibé d'eau de Rabel, ou chargé de
quelqu'autre ſtyptique convenable : on
applique enſuite deſſus une plaque un peu
épaiſſe, & l'on preſcrit au malade de ſe
tenir pendant quelque temps les mâchoires
ſerrées l'une contre l'autre. Dans les
affections ſcorbutiques, ces ſortes d'hémorragies font beaucoup plus à craindre
que dans toute autre circonſtance. Il y a,
ainſi que je l'ai dit ci-deſſus, quelques

obſervations

observations rares de telles hémorragies,
qui ont été suivies de la mort du malade.

Une dent remise dans son alvéole,
après avoir été arrachée, s'y raffermit
quelquefois par le ressort de l'alvéole &
des gencives: souvent elle est vacillante
avant de l'arracher, & elle semble prendre des adhérences plus fortes & plus
intimes avec son alvéole, après avoir été
arrachée & replacée sur le champ dans
l'alvéole qu'elle occupoit (a).

L'ostéologie nous apprend que la racine de la dent canine pénètre quelquefois dans la cavité du sinus: cela est extrêmement rare, mais cela arrive: il est
beaucoup plus ordinaire que la racine
d'une, ou des deux petites molaires,
pénètre dans cette grande cavité. L'extirpation de ces dents est quelquefois suivie
d'un dépôt causé par l'irritation peut-être
du rameau sous-orbitaire des nerfs de la
cinquième paire; peut-être aussi par l'irritation de la membrane qui tapisse la cavité

(a) *Comparez ce qui est écrit ici sur la structure
des dents, & sur la première & seconde dentition,
avec l'excellent ouvrage d'Eustachi sur les dents,
avec les observations de Fallope, avec les observations de Havers, de Riolan, de Gliordi, de
Malpighi, de Lewenhoeck, de M. de la Hire, Mémoires de l'Académie des Sciences, année 1699,
§. LXII.*

Paartie II. L

du sinus maxillaire. Mais de tels dépôts
sont si rares, que l'on ne doit pas balancer
à arracher ces sortes de dents quand elles
sont entiérement gâtées , & sur-tout quand
elles sont douloureuses.

Voici une observation rapportée par
Hygmore, qui a décrit avec tant d'exactitude le sinus maxillaire dans des temps
où il étoit peu connu, qu'on a donné à
ce sinus le nom d'antre d'Hygmore. Une
Dame, dit Hygmore, après s'être fait arracher plusieurs dents cariées , se fit enfin
tirer la dent canine de la mâchoire supérieure , avec laquelle une portion de la
mâchoire supérieure fut emportée ; de
sorte qu'il y avoit libre passage dans le
sinus , d'où il découloit sans cesse une
humeur séreuse. Cette Dame voulant en
découvrir l'origine, introduisit un stylet
d'argent dans la cavité d'où l'on avoit
tiré la dent , lequel entra jusques vers
l'orbite, ce qui l'étonna fort. Elle prit
ensuite une petite plume dont elle avoit
ôté les barbes, & la poussa presque toute
entière dans le sinus, quoiqu'elle eût plus
de six travers de doigt de longueur , ce
qui l'épouvanta au dernier point, croyant
l'avoir portée jusqu'au cerveau. Cette
Dame m'ayant demandé conseil là dessus,
lorsque j'eus réfléchi sur toutes les circonstances de ce fait, je reconnus que le

corps de la plume avoit tourné en spirale dans le sinus; & après lui avoir fait voir l'étendue de cette cavité sur un os maxillaire que je préparai exprès, elle se tranquillisa, & a depuis souffert cet écoulement avec patience.

CHAPITRE XXIV.

Dénombrement des Eminences & des Apophyses qui paroissent dans la surface externe du Crâne & de la Face.

1°. QUAND on examine directement le devant de la tête & le visage, se présentent d'abord deux éminences très-peu saillantes, que nous avons appelées éminences frontales, au milieu desquelles il s'en trouve quelquefois une troisième, qui descend verticalement, & partage l'os frontal en deux parties égales.

2°. Si l'on jette les yeux en dehors, & latéralement, l'on apperçoit deux éminences en forme de lignes recourbées, une de chaque côté, auxquelles s'attachent les muscles temporaux.

3°. Un peu plus bas se présentent les deux apophyses orbitaires externes. Au milieu de l'intervalle qui sépare ces deux apophyses, l'on en apperçoit deux autres presque contiguës l'une à l'autre : ce sont les apophyses orbitaires internes. Entre ces deux dernières apophyses, est placée l'apophyse nasale. Entre les apophyses orbitaires internes, & entre les externes, paroissent les deux éminences ou arcades sourcilières.

4°. Au dessous des apophyses orbitaires internes, & de l'apophyse nasale, paroissent les apophyses supérieures ou nasales des os maxillaires.

5°. Ensuite paroît cette éminence si connue, qu'il seroit inutile de la nommer, si ce n'est qu'elle sert à nommer & àfixer la situation des parties voisines ; c'est le nez : cette éminence est formée par le concours de plusieurs os, tels que les os propres du nez, les apophyses supérieures des os maxillaires, l'apophyse de l'os frontal, & la lame perpendiculaire de l'os ethmoïde.

6°. A chaque côté de la face se présente une éminence remarquable formée par l'os zigomatique, & par l'apophyse malaire de l'os maxillaire ; cette éminence fait le haut des joues ; quelques-uns l'appellent le *zigoma*.

7°. Au-dessous du nez paroît l'épine nazale, & derrière cette épine, la crête des apophyses palatines des os maxillaires, & celle des os du palais pour recevoir le bord inférieur du vomer.

8°. Si l'on jette ses regards dans la cavité de chaque orbite, l'on verra d'abord l'apophyse orbitaire de l'os maxillaire, l'apophyse de l'extrémité inférieure de l'os unguis, une portion considérable de la grande aîle de l'os sphénoïde. Dans le fond même de chaque orbite paroissent de petites aîles de l'os sphénoïde, & une partie de l'apophyse antérieure du sommet de l'os du palais, l'apophyse frontale ou supérieure de l'os zigomatique, l'apophyse ou le bord sphénoïdal de l'os zigomatique; au-dessous de l'orbite paroît l'apophyse ou angle malaire de l'os zigomatique; en arrière ou sur le côté, l'apophyse temporale.

9°. Les apophyses malaires des os maxillaires, les arcades alvéolaires, les éminences superficielles que l'on remarque sur le dehors de cette arcade, les apophyses palatines de ces mêmes os.

10°. La rangée supérieure des dents, la rangée inférieure des dents, l'épine externe ou antérieure du menton; la tubérosité du menton, les angles postérieurs & inférieurs de la mâchoire inférieure, les inégalités dont ces angles sont recouverts, les éminences obliques qui se terminent aux racines des apophyses coronoïdes & condyloïdes.

11°. Si l'on examine la tête dans une situation renversée, de façon que la mâchoire inférieure soit en-dessus, alors paroissent de nouveau les apophyses palatines des os maxillaires, les arcades alvéolaires; les branches horizontales des os du palais, au milieu desquelles postérieurement est placée l'épine du palais.

12°. Dans la même cavité de la bouche paroissent l'épine interne du menton, les éminences ou bosses obliques internes qui se terminent aux racines des apophyses coronoïdes & des apophyses condyloïdes, & les angles inférieurs & postérieurs de la mâchoire inférieure.

13°. Les apophyses ptérigoïdes internes, les crochets de ces apophyses, les apophyses ptérigoïdes externes, & de nouveau les grandes aîles de l'os sphénoïde.

14°. Plus en dehors, les apophyses zigomatiques des os temporaux, la racine transverse, & la racine longitudinale de ces mêmes apophyses. Plus en dedans, les apophyses pierreuses, les apophyses épineuses de l'os sphénoïde. Entre ces deux apophyses, l'apophyse cunéiforme ou basilaire de l'os occipital.

16°. Les apophyses condyloïdiennes de l'os occipital, les deux apophyses jugulaires antérieures. Les deux apophyses jugulaires postérieures. Quelquefois deux petites avances osseuses, qui divisent chaque trou déchiré en deux parties ; cette division est achevée par un repli de la dure-mère.

17°. Les deux apophyses styloïdes ; leurs apophyses vaginales ; un peu plus en arrière & en dehors les apophyses mastoïdes ou mamillaires. Tout-à-fait postérieurement & au milieu de l'os occipital, l'épine occipitale externe ; la ligne ou éminence transversale inférieure ; au milieu de la ligne transversale supérieure, paroît la tubérosité occipitale ; différentes éminences au-dessous de la ligne transversale supérieure, entre lesquelles s'en présentent deux plus étendues que les autres, & qui sont placées de chaque côté de l'épine occipitale externe ; ces éminences peuvent être appelées éminences occipitales.

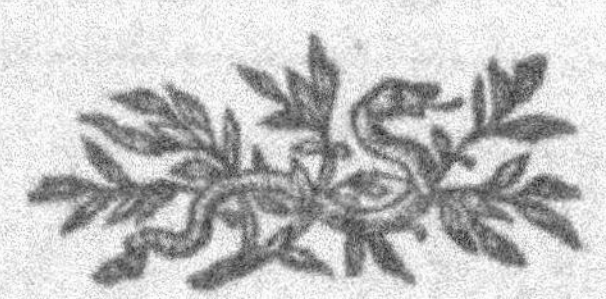

CHAPITRE XXV.

Récapitulation des Eminences & des Apophyses qui paroissent dans la partie interne du Crâne.

1°. SUR le milieu de l'os frontal, est prolongée de haut en bas une éminence qui divise sa face interne en deux parties égales : cette éminence est appelée épine frontale; au bas de cette épine, paroît l'apophyse crista-galli sur la face supérieure de la lame criblée de l'ethmoïde.

2°. Deux éminences oblongues, convexes en dessus, que l'on peut appeler les voûtes des orbites.

3°. Différentes impressions digitales, semées çà & là.

4°. Les petites aîles de l'os sphénoïde. Un peu plus en arrière & sur les côtés, les grandes aîles de l'os sphénoïde. Les ergots des petites aîles.

5°. Les quatre apophyses clynoïdes; deux antérieures & deux postérieures.

6°. Plus latéralement, les épines de l'os sphénoïde, qui paroissent bien plus clairement en dehors.

7°. Plus en arrière, les apophyses pierreufes, & l'apophyfe bafilaire renfermée entre ces deux apophyfes.

8°. Deux apophyfes jugulaires, qui fe trouvent quelquefois dans les os des tempes, & qui manquent fouvent; j'appelle ainfi deux petites avances offeufes, par lefquelles ces os contribuent à la formation des trous déchirés; les quatre apophyfes jugulaires de l'os occipital, deux antérieures & deux poftérieures.

9°. Deux éminences en forme de pont, qui couvrent les canaux condyloïdiens.

10°. Deux éminences qui forment la partie poftérieure du trou occipital, & qui fe terminent dans l'épine occipitale interne.

11°. Deux éminences tranfverfales, fur lefquelles font creufées les deux crénelures qui reçoivent les finus latéraux; une éminence verticale fupérieure, qui coupe les précédentes, & fur laquelle eft creufée la crénelure ou finuofité qui reçoit l'extrémité du finus longitudinal & du torcular; une éminence verticale inférieure, qui naît, pour ainfi dire, de l'extrémité de la precédente, & finit à peu de diftance du grand trou occipital. On l'appelle épine occipitale interne.

CHAPITRE XXVI.

Récapitulation des Fosses qui paroissent sur les dehors du Crâne & de la Face.

1°. DEUX fosses orbitaires, placées au-dessous de l'os frontal.

2°. Plus latéralement, & plus en arrière, les fosses temporales. Au-dessous des fosses temporales, les fosses zigomatiques.

3°. Tout-à-fait antérieurement les fosses maxillaires, ou les fosses des joues; plus antérieurement encore, s'apperçoivent les ouvertures antérieures des fosses nasales.

4°. Dans le bord alvéolaire de la mâchoire supérieure, seize cavités, dont quelques-unes se subdivisent en deux, trois & quelquefois quatre; ce sont les alvéoles des dents. Dans le bord supérieur de la mâchoire inférieure, se remarquent seize cavités semblables aux précédentes.

5°. Si l'on examine le crâne dans une situation renversée, de façon que les condyles de l'occiput occupent le dessus; alors se présente aux yeux cette vaste &

grande cavité, comprise dans l'enceinte de la mâchoire inférieure; cette cavité fait une très-grande partie de la bouche.

6°. L'on apperçoit en même temps les fosses palatines, & plus latéralement les fosses zigomatiques; dans le milieu, paroît une espèce de grotte profonde, que j'appelle la grande fosse du gosier. Plus latéralement & plus haut, paroissent les fosses glénoïdales des os temporaux.

7°. Les ouvertures postérieures des fosses nasales.

8°. Plus postérieurement, paroissent les deux fosses jugulaires.

9°. Devant les condyles occipitaux, deux petites dépressions que l'on a appelées fosses condyloïdiennes antérieures; derrière les condyles, se présentent les fosses condyloïdiennes postérieures.

10°. Aux côtés de l'épine occipitale externe, deux petites fosses appelées fosses occipitales externes.

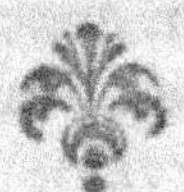

CHAPITRE XXVII.

Récapitulation des Fosses qui paroissent dans la surface interne du Crâne.

JE distingue dans la cavité intérieure du crâne, trois rangées de fosses. Deux de ces rangées sont latérales ; la troisième est au milieu, & je l'appelle rangée moyenne des fosses internes.

1°. Dans l'une & l'autre rangée latérale des fosses internes du crâne, les fosses frontales occupent le devant : on les appelle aussi fosses antérieures du cerveau.

2°. Après les fosses frontales, se présentent de chaque côté les fosses sphénoïdales, ou fosses moyennes du cerveau.

3°. Derrière les précédentes, sont situées les fosses occipitales, dont deux sont supérieures & deux inférieures : on les appelle aussi les fosses postérieures du crâne. On distingue encore les supérieures des inférieures, en les appelant fosses postérieures du cerveau , & en nommant les inférieures les fosses du cervelet.

4°. Dans la rangée moyenne des fosses internes du crâne, se présente antérieurement la fosse ethmoïdale.

5°. Plus postérieurement, paroît la fosse pituitaire, ou selle turcique.

6°. Derrière la fosse pituitaire, se trouve une troisième fosse, qui est la dernière des fosses moyennes : c'est la fosse basilaire : elle est pratiquée sur l'apophyse basilaire de l'os occipital.

CHAPITRE XXVIII.

Récapitulation des parties osseuses qui concourent à la production des fosses qui paroissent sur la Face & sur les dehors du Crâne.

JE commencerai par décrire les pièces osseuses qui, par leur assemblage, forment les différentes fosses extérieures du crâne & de la face ; après quoi je décrirai les parties osseuses qui concourent à produire les fosses internes. Il est si important, non-seulement de connoître & distinguer tout ce qui est éminence & cavité naturelle dans le crâne, de ce qui ne l'est que par des dérangemens de l'ordre naturel, comme cela n'arrive que trop fréquemment, par les chûtes, les coups, les plaies, les exostoses, les caries, que j'ai cru devoir entrer dans les détails où l'on me voit descendre.

Les fosses orbitaires se présentent les premières dans la situation naturelle d'une tête que l'on examine : elles sont profondes ; leur ouverture est évasée ; leur fond est étroit : elles marchent de devant en arrière ; elles sont percées de trous, de canaux, & de deux fentes : l'ouverture de chaque fosse orbitaire est presque carrée : on y distingue deux angles ; un interne, qui est plus grand ; un externe, qui est plus petit.

Sept os entrent dans la composition de chaque fosse orbitaire. Ces os sont : l'os coronal, l'os unguis, l'os ethmoïde, le sphénoïde, l'os zigomatique, l'os maxillaire, & l'os du palais.

L'os frontal contribue à la formation de chaque fosse orbitaire, 1°. par cette éminence en forme de voûte, que nous avons appelée voûte de l'orbite. 2°. Par l'apophyse orbitaire interne, & par l'apophyse orbitaire externe. 3°. Par l'arcade sourcilière, ou plutôt orbitaire ; car l'arcade sourcilière est placée un peu plus haut : l'os unguis y contribue, par toute sa face externe ; l'os maxillaire, par son apophyse orbitaire, & par son apophyse nasale ; l'os ethmoïde, par l'os planum ; l'os sphénoïde, 1°. par la face inférieure d'une de ses petites ailes , & un peu par son corps ; 2°. par la face antérieure de ses grandes ailes.

L'os du palais , par la facette orbitaire de l'apophyse antérieure de son extrémité supérieure. L'os zigomatique , 1°. par son apophyse sphénoïdale ; 2°. par son apophyse ou extrémité frontale ; 3°. par son apophyse ou extrémité maxillaire ; 4°. par son bord sémi-lunaire , qui s'étend depuis son apophyse frontale jusqu'à son apophyse maxillaire.

Les fosses temporales commencent aux apophyses zigomatiques des os temporaux , & se répandent en haut sur la partie latérale antérieure de la tête de chaque côté : elles sont profondes en bas : à mesure qu'elles montent , elles s'élargissent , & deviennent moins profondes. Chaque fosse temporale est formée par l'os temporal , l'os sphénoïde , l'os frontal , l'os zigomatique , & l'os pariétal. Cette fosse est terminée en haut , par une ligne en forme d'arcade : cette ligne commence à l'apophyse orbitaire externe de l'os frontal ; elle s'avance en se courbant de plus en plus sur l'os pariétal, & elle s'y termine.

L'os temporal contribue à former la fosse temporale , par son apophyse zigomatique & par sa partie écailleuse ; l'os sphénoïde , par la face externe de ses grandes ailes ; l'os frontal, par son apophyse orbitaire externe ; l'os zigomatique , par son apophyse frontale ; l'os pariétal , par la partie inférieure de sa face externe.

Chaque fosse zigomatique est formée par l'os zigomatique, l'os sphénoïde , l'os du palais, l'os maxillaire, & le temporal : l'os des tempes contribue à former la fosse zigomatique , par la face externe de sa portion écailleuse, par son apophyse zigomatique , & par la racine transverse de cette même apophyse ; l'os zigomatique , par son apophyse frontale , par son apophyse sphénoïdale , & par son apophyse temporale ; l'os sphénoïde , par la face externe de la grande aile , par la base de cette apophyse , & par la face externe de l'apophyse ptérigoïde externe ; l'os du palais , par une petite lisière raboteuse de la face externe de sa branche verticale ; l'os maxillaire , par la tubérosité maxillaire postérieure , & par une petite partie de la tubérosité malaire ou maxillaire antérieure.

Neuf os concourent à former chaque fosse nasale. Ces os sont : l'os maxillaire, l'os du palais, l'os propre du nez, l'os coronal, l'ethmoïde, le sphénoïde, l'os unguis , le vomer, le cornet inférieur.

L'os maxillaire concourt à produire chaque fosse nasale : premièrement, par la face interne de son apophyse nasale ; secondement, par toute l'étendue du sinus maxillaire ; troisièmement, par la face supérieure de son apophyse palatine, & par son apophyse orbitaire. L'os du palais, premièrement, par la face supérieure de sa branche horizontale ; secondement, par la face interne de sa branche supérieure ; troisièmement, par l'une & l'autre apophyse supérieure de cette branche. L'os propre du nez, par sa face interne, & par une petite tubérosité placée le long de son bord interne. L'os frontal, premièrement, par le sinus frontal ; secondement, par l'apophyse nasale, & par le contour de l'échancrure ethmoïdale. L'os ethmoïde, par l'assemblage de ses cellules, par la lame criblée, par le cornet de M. Morgagni, par le cornet supérieur, assez souvent par une lame osseuse qui descend latéralement, & par sa lame perpendiculaire. L'os unguis, premièrement, par sa face interne ; secondement, par ses deux apophyses ; troisièmement, par le canal lacrymal : l'os vomer, par ses deux faces ; le cornet inférieur, par toutes ses parties.

Comme les fosses nasales forment & contiennent l'organe de l'odorat, tâchons

de nous former une idée exacte de leur
structure.

Les fosses nasales, considérées comme
ne faisant qu'une seule & même cavité,
comme cela arrive quelquefois dans des
têtes qui n'ont pas été bien conservées,
de sorte que la cloison & toutes les cellules & les cornets en soient détruits,
représentent un ample & vaste réduit,
dont la cavité est quelquefois plus élevée
qu'elle n'est profonde; d'autres fois moins
élevée qu'elle n'est profonde; mais pour
l'ordinaire, dont la hauteur est égale à la
profondeur : deux ouvertures conduisent
dans ce grand réduit, une antérieure
ovale, large d'environ un pouce, plus
étroite en haut qu'en bas, dont la hauteur
surpasse la largeur, & une postérieure
plus large que l'antérieure. Cette grande
cavité est plus étroite en devant qu'en
arrière. Elle a deux côtés, un sommet &
une base : le sommet de la cavité est
formé par la lame criblée de l'os ethmoïde, par les os du nez, par l'apophyse
nasale, par les apophyses orbitaires internes, & par le contour de la scissure
ethmoïdale : il est formé en arrière par la
face inférieure de l'os sphénoïde, & par
les cornets sphénoïdaux. Dans cet endroit
la voûte s'abaisse, parce que le corps de
l'os sphénoïde & les cornets sphénoïdaux

font moins élevés que les autres os qui composent le sommet de la cavité. Il s'en faut même beaucoup que la mesure de la hauteur de l'ouverture postérieure soit celle de la hauteur de la cavité totale.

La base de la grande cavité est formée par les apophyses palatines des os maxillaires, & par les branches horizontales des os palatins. Les côtés de la grande cavité font formés par les os maxillaires, par les branches supérieures des os du palais, & par les os planum.

L'on ne peut mieux comparer la figure du sommet de la cavité nasale qu'au sommet d'une tente militaire oblongue, & dont chacune des extrémités est terminée obliquement par un plan incliné.

La lame criblée de l'ethmoïde fait la partie la plus élevée ou sommet de cette tente osseuse; les os propres du nez en forment le devant; le corps de l'os sphénoïde & les cornets sphénoïdaux en forment l'extrémité postérieure.

Les sinus sphénoïdaux s'ouvrent à l'endroit où l'os sphénoïde vient s'appliquer fur le derrière de cette voûte, & les sinus frontaux dans l'angle que fait l'extrémité antérieure de la voûte.

Les côtés de la grande cavité font percés de deux grandes ouvertures, dont chacune conduit dans une ample cavité : ces deux cavités sont les sinus maxillaires.

Si l'on considère ensuite la cavité du nez avec les parties qu'elle renferme, l'on apperçoit descendre du sommet de la voûte une lame osseuse perpendiculaire, qui, en se joignant avec l'os vomer, divise la grande cavité en deux. Alors chaque cavité des narines paroît décorée de plusieurs cellules & lames osseuses différemment contournées & disposées, presque suspendues en l'air; d'autres feuillets plus grands, plus réguliers, s'appliquent aux contours des sinus, & viennent meubler & orner chaque cavité du nez: ce sont les cornets. Si l'on se représente une membrane répandue sur la surface de toutes les parties osseuses dont nous venons de parler, arrosée d'une infinité de rameaux artériels & veineux, parsemée d'une quantité prodigieuse de nerfs & de criptes mucilagineuses, faisant autant de plis & de replis qu'il y a de différentes cellules & de différens cornets, l'on aura une idée assez exacte de la structure de l'organe de l'odorat.

La fosse palatine est formée de cinq os, qui sont les deux os maxillaires, les deux os du palais, & l'os sphénoïde.

Les os maxillaires concourent à la former, par leurs bords alvéolaires, & par la face inférieure de leurs apophyses palatines ; les os du palais , par la face inférieure de leur branche horizontale , & par l'épine palatine ; l'os sphénoïde , par les extrémités inférieures des apophyses ptérigoïdes.

Les deux fosses maxillaires sont creusées sur la face antérieure des os maxillaires.

La grande fosse du gosier est formée par sept os , qui sont : l'os sphénoïde , l'os vomer , l'occipital , & les deux os temporaux ; l'os sphénoïde contribue à former cette fosse , par les apophyses ptérigoïdes , par les bases des grandes ailes , & par ses apophyses épineuses ; l'os vomer y contribue un peu par son bord postérieur ; les os des tempes , par leurs apophyses pierreuses , & leurs apophyses styloïdes ; l'os occipital , par la face inférieure de son apophyse cunéiforme , & par les parties antérieures de ses condyles.

Deux os concourent à former chaque fosse jugulaire ; ces os sont l'occipital , & le temporal. Celui – ci y contribue , par une petite avance osseuse , & par le bord postérieur de son apophyse pierreuse ; l'os occipital , par sa double apophyse jugulaire , & par l'enfoncement qui partage ces deux apophyses. Chaque fosse glénoïdale est creusée dans un seul os , qui est l'os des tempes.

Chaque fosse condyloïdienne antérieure

est creusée dans la face inférieure de l'apophyse cunéiforme ; cette cavité dans la plupart des sujets est à peine sensible.

Chaque fosse condyloïdienne postérieure est située dans le seul os occipital, derrière l'un & l'autre condyle.

CHAPITRE XXIX.

Récapitulation des parties osseuses qui, par leur assemblage, forment les Fosses internes du Crâne.

LES deux fosses antérieures & latérales, sont formées par deux os : l'os frontal, & l'os sphénoïde. L'os frontal, qui en fait la plus grande partie, contribue à leur formation par sa face interne & concave, & par les éminences que nous avons appelées voûtes orbitaires. L'os sphénoïde, par la face supérieure de ses petites ailes, & par l'extrémité antérieure de son corps.

Les fosses moyennes latérales sont formées par l'os sphénoïde, & par les os temporaux. L'os sphénoïde, qui en fait la plus grande partie, contribue à les former, par la face intérieure de ses petites ailes, & par leur bord postérieur, & par toute la face interne de ses grandes ailes.

Les os temporaux, par les faces antérieures de leurs apophyses pierreuses.

Les fosses postérieures & inférieures du crâne, ou les fosses du cervelet, sont formées par trois os, qui sont : les deux os temporaux, & l'os occipital. Les os temporaux contribuent à les former par les faces postérieures des apophyses pierreuses ; l'os occipital, par les deux grandes cavités creusées au-dessous de la ligne ou gouttière transverse, qui reçoit les sinus latéraux.

Les fosses postérieures & supérieures du crâne, ou les fosses postérieures du cerveau, sont pratiquées dans le seul os occipital ; elles sont séparées par des fosses du cervelet, par la ligne transversale dont je viens de parler, & par la tente du cervelet.

La première fosse de la rangée moyenne, appelée fosse ethmoïdale, est formée par trois os, qui sont : l'ethmoïde, le sphénoïde, & l'os frontal. L'ethmoïde contribue à former cette fosse, par la face supérieure de la lame criblée. Cette fosse est presque divisée en deux, par l'apophyse crista-galli, & par l'extrémité antérieure de la faux. L'os sphénoïde y contribue, par le milieu du bord antérieur des petites ailes, & par son origine antérieure. L'os frontal, par le contour de la scis-

fure ethmoïdale , par les voûtes orbitaires.

La feconde des foffes de la rangée
moyenne , appellée foffe pituitaire , eft
pratiquée fur le feul os fphénoïde. Elle
eft taillée fur la partie fupérieure du corps
de cet os ; entre les apophyfes clinoïdes
antérieures , & entre les apophyfes clinoïdes poftérieures.

La troifième & dernière des foffes de
la rangée moyenne eft formée par quatre
os , qui font : l'os occipital , les deux os
temporaux , & l'os fphénoïde. Les os temporaux contribuent à former cette foffe ,
que j'appelle bafilaire , par les extrémités
des apophyfes pierreufes , & par le bord
poftérieur & inférieur de chacune de ces
apophyfes ; l'os fphénoïde , par la face
poftérieure des apophyfes clinoïdes poftérieures ; l'os occipital , par la face fupérieure de fon apophyfe bafilaire ou cunéiforme.

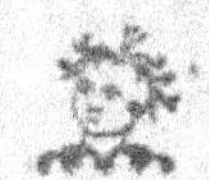

CHAPITRE

CHAPITRE XXX.

Enumération des parties contenues dans les Fosses, tant extérieures qu'intérieures de la Tête.

POUR connoître la nature des maladies, & sur-tout des plaies de la tête, j'ai cru devoir entrer dans ce détail, afin que dans ces maladies qui sont très-fréquentes, le Médecin & le Chirurgien puissent connoître quelles sont les parties affectées, quand la maladie ou la plaie a son siège dans telle ou telle cavité, & prendre, en conséquence d'une telle connoissance, les mesures les plus propres à y remédier.

Premièrement, dans les fosses orbitaires sont placées, ainsi que personne ne l'ignore, les globes des yeux; mais combien d'autres parties ne s'y trouve-t-il pas, qui peuvent rendre une plaie presque aussi fâcheuse quand elles sont attaquées, que si le globe de l'œil étoit le véritable siège de la maladie ? Nous n'en avons que trop d'expériences. Ainsi il est utile de savoir, qu'outre le globe de l'œil, chaque fosse orbitaire contient beaucoup de nerfs d'arteres, de muscles, dont la lésion est

Partie II.   M

quelquefois auſſi dangereuſe, & même
plus, que celle du globe de l'œil.

Chaque foſſe orbitaire contient 1°. une
branche de l'artere optique; cette artère
eſt un rameau du tronc de la carotide interne. 2°. Elle contient la veine optique,
qui eſt quelquefois double, & toutes ſes
branches : cette veine reprend le ſang &
les liqueurs ſuperflues des artères & des
cavités de l'œil, & les porte dans le ſinus
ophthalmique de la dure-mere. 3°. Quelques ramifications veineuſes qui ſe réuniſſent dans la veine maxillaire externe,
& dans les veines temporales. 4°. Quelques rameaux de la veine ophthalmique,
qui ſe dégorgent quelquefois dans la veine
de la dure-mère qui accompagne l'artère
épineuſe. 5°. Elle contient beaucoup de
graiſſe, placée derrière le globe de l'œil,
& entre les muſcles de l'œil. 6°. Elle contient le nerf optique, la première branche de la cinquième paire, la troiſième
paire, la quatrième paire & la ſixième.
7°. Elle contient encore quelques petits
filets de la ſeconde branche de la cinquième
paire. 8°. Elle contient le ſac naſal, la
glande lacrymale, ſes canaux excrétoires,
la caroncule lacrymale, les paupières, les
tarſes, les points lacrymaux, les quatre
muſcles droits de l'œil, le grand & le petit
oblique, le releveur de la paupière, le

mufcle orbiculaire & fon tendon , l'abaif-
feur de la paupière inférieure , la conjonc-
tive & le ligament du globe de l'œil , la
poulie du grand oblique. 9°. Des ramifications de l'artère angulaire & de l'artère
temporale , qui fe répandent dans l'une &
l'autre paupière , quelques petits rameaux
de l'artère maxillaire interne.

Chaque foffe maxillaire eft remplie ,
1°. de beaucoup de graiffe ; 2°. des rameaux de la portion dure du nerf auditif ,
& des rameaux de la feconde branche de
la cinquième paire ; 3°. des ramifications de l'artère maxillaire interne ; 4°. du
mufcle canin , d'une partie du grand incifif , & du mufcle myrtiforme ; 5°. de quelques glandes.

Chaque foffe nafale contient , 1°. les
différens plis & replis de la membrane pituitaire ; 2°. l'extrémité inférieure du fac
nafal ; 3°. des rameaux de l'artère optique & de l'artère maxillaire interne , &
quelques rameaux des artères qui naiffent
de la carotide externe , à l'endroit de fa
divifion en carotide interne & en carotide externe : ces artères viennent le plus
fouvent du tronc de la carotide externe ;
4°. les filets nerveux de la première paire ;
5°. quelques filets de la première branche
de la cinquième paire ; 6°. un rameau
très-confidérable de la feconde branche

de la cinquième paire ; 7°. quelques petits filets, qui se détachent du plexus que forment les rameaux sous-orbitaires & la branche moyenne de la portion dure dans la fosse maxillaire.

La fosse palatine, considérée avec la cavité de la mâchoire inférieure, contient, 1°. la membrane dure & calleuse du palais; 2°. les gencives internes ; 3°. la langue ; 4°. les principales distributions de la neuvième paire ; 5°. quelques rameaux de la seconde & de la troisième paire ; 6°. des branches des artères maxillaires internes, qui descendent par les canaux palatins postérieurs : les artères & veines ranines : quelques filets des nerfs qui passent par les canaux maxillaires inférieurs : les muscles ptérigoïdiens internes : les extrémités inférieures des muscles temporaux : les ventres antérieurs des digastriques : le mylo-hyoïdien : les génio-hyoïdiens, les génio-glosses, les mylo-glosses, les kérato-glosses, les glosso-staphilins, les épistaphilins, les extrémités des pétro-salpingo-staphilins, & des sphéno-salpingo-staphilins : les glandes sub-maxillaires, les sub-linguales, & leurs canaux excréteurs : plusieurs autres glandes conglobées, & une partie des amygdales.

Chaque fosse ptérigoïde contient l'extrémité supérieure du muscle ptérigoïdien interne.

La grande foſſe de la gorge ou du fond de la bouche contient, 1°. l'ouverture ſupérieure du pharinx, & par conſéquent le muſcle céphalo - pharingien, les pétro-pharingiens, les ſphéno-pharingiens, les ptérigo-pharingiens, les palato-pharingiens, les pétro-ſalpingo-ſtaphiliñs, les ſphéno-ſalpingo-ſtaphilins, les grands droits & les petits droits antérieurs de la tête; 2°. les ouvertures des trompes d'Euſtachi; 3°. les artères maxillaires internes, les troncs des carotides internes, les petites artères qui ſortent les premieres des troncs des carotides externes; 4°. les cordes des tympans, pluſieurs rameaux de la huitième paire, les troncs des nerfs intercoſtaux & de la huitième paire, & les premières diſtributions que donnent ces troncs à leur ſortie du crâne, les troiſièmes branches de la cinquième paire, quelques rameaux des ſecondes branches de la cinquième paire, les veines jugulaires internes.

La foſſe temporale & la foſſe zigomatique contiennent, 1°. l'artère temporale, la veine temporale; 2°. la branche ſupérieure de la portion dure, quelques ramifications de la ſeconde branche de la cinquième* paire, & quelques filets de la ſeconde paire cervicale; 3°. l'aponévroſe qui recouvre le muſcle temporal; 4°. le muſcle temporal; 5°. pluſieurs

branches des artères maxillaires internes ;
6°. plusieurs branches des veines maxillaires internes, beaucoup de substance
graisseuse, le muscle ptérigoïdien externe.

Les fosses antérieures de chaque rangée latérale, outre les membranes du
cerveau, contiennent, 1°. les lobes antérieurs du cerveau ; 2°. les deux branches
antérieures des carotides internes, & leurs
divisions en une infinité de petits rameaux ;
3°. partie des couches des nerfs optiques, & des nerfs olfactifs ; 4°. les artères
antérieures de la dure-mère, dont les
unes viennent des carotides internes, les
autres des artères épineuses ; 5°. les veines
antérieures du cerveau, qui se dégorgent
dans le sinus longitudinal, les veines antérieures de la dure-mère.

Les fosses moyennes de chaque rangée
latérale, ou les fosses moyennes du cerveau, appelées aussi fosses sphénoïdales,
outre les membranes du cerveau, contiennent, 1°. les lobes moyens du cerveau ; 2°. les branches moyennes des
artères carotides internes ; 3°. deux filets
de nerfs qui sortent des aqueducs de Fallope, & se distribuent dans la dure-mère ;
4°. les troncs & les premières distributions des artères épineuses de la dure-
mère, les troncs & les principales distri-

butions des veines propres de la dure-
mère ; 5°. quelques artères qui sortent
des troncs des carotides, & se distribuent
dans la dure-mère ; 6°. les scissures de
Sylvius, la cinquième paire de nerfs &
sa division en trois branches, la naissance
ou la fin des nerfs intercostaux, une partie
des sinus caverneux ; 7°. les troncs de la
troisième, de la quatrième & de la sixième paire, qui s'avancent vers les orbites ;
8°. les troncs des artères carotides internes ; 9°. les sinus ophthalmiques & les
veines qui se dégorgent dans ces sinus ;
10°. des prolongemens des sinus pierreux,
par lesquels ces sinus communiquent souvent avec les sinus ophthalmiques ; 11°. de
petites artères, qui sont des rameaux des
artères épineuses, & qui se prolongent
dans les ouvertures des aqueducs de Fallope, des rameaux récurrens des artères
optiques, qui communiquent avec les
branches antérieures des artères épineuses ; 12°. quelques ramifications vei-
neuses, qui entretiennent une communication entre les sinus ophthalmiques &
les orbites : ces veines peuvent être appelées ophthalmiques : leur tronc de chaque
côté est quelquefois très - considérable ;
13°. de petites branches des carotides
internes, qui se plongent dans les canaux
osseux des carotides internes.

M iv

Les fosses postérieures de chaque rangée laterale, appelées fosses occipitales, se divisent, ainsi que je l'ai dit ci-dessus, en supérieures & en inférieures : je vais d'abord indiquer les parties contenues dans les fosses occipitales inférieures; j'indiquerai ensuite celles qui font contenues dans les supérieures.

Les fosses occipitales inférieures, outre les enveloppes du cervelet, qui font la dure-mère, la pie-mère & l'arachnoïde, contiennent, 1°. le cervelet; 2°. la faux du cervelet; 3°. quelques rameaux artériels que donnent les vertébrales, avant qu'elles fe réunissent en un feul tronc, connu fous le nom d'artère basilaire; 4°. plusieurs rameaux des carotides internes & de la basilaire, qui, par leurs divisions & fubdivisions, forment la fubstance du cervelet; 5°. deux rameaux des artères occipitales, qui entrent dans le crâne par les trous mastoïdiens; 6°. deux artères qui naissent des carotides internes, & qui fe distribuent fur le bord interne & tranchant de la tente du cervelet; deux artères qui naissent de la basilaire, ou de fes principales branches, & qui pénètrent dans les trous auditifs internes; 7°. deux artères qui naissent des carotides externes, & qui entrent dans le crâne, par les canaux condyloïdiens, pour fe diſtribuer dans la dure-mère; 8°. quelques petites ramifications artérielles, qui naiſſent des carotides externes, & ſe diſtribuent dans cette partie de la dure-mère qui tapiſſe les trous déchirés; 9°. les ſinus occipitaux; 10°. les ſinus pierreux; 11°. les ſinus latéraux; 12°. la naiſſance de la quatrième paire de nerfs; 13°. les veines qui paſſent par les trous maſtoïdiens, & qui communiquent avec les ſinus latéraux; 14°. les nerfs acceſſoires de Willis; 15°. la huitième paire; 16°. la ſeptième & la neuvième.

Les foſſes occipitales ſupérieures, outre les tégumens ou membranes du cerveau, contiennent, 1°. les lobes poſtérieurs du cerveau; 2°. la fin du ſinus longitudinal; 3°. la naiſſance des ſinus latéraux, le torcular d'Hérophile; 4°. pluſieurs rameaux des artères épineuſes, qui ſe répandent ſur la partie poſtérieure de la dure-mère; 5°. quelquefois de petites branches des artères, qui entrent dans le crâne par les trous maſtoïdiens; 6°. les veines poſtérieures de la dure-mère; 7°. quelques rameaux des artères, qui entrent dans le crâne par les trous pariétaux.

La foſſe antérieure de la rangée moyenne, qui eſt appelée foſſe ethmoïdale, outre les tégumens ou enveloppes du cerveau, & une petite partie des lobes antérieurs de ce viscère, contient, 1°. les nerfs olfactifs; 2°. quelques artérioles & vénules, qui accompagnent ces nerfs; 3°. six petites artères récurrentes, qui remontent des orbites dans le crâne, & se distribuent dans la dure-mère: ces six artères naissent toutes des artères optiques; 4°. deux nerfs récurrens, qui remontent des orbites, & se replongent à travers les trous de la lame criblée, après avoir lâché quelques filets à la dure-mère. 5°. Il m'a semblé appercevoir quelques veines, qui accompagnoient quelques-unes des six artères dont je viens de parler; mais je ne suis pas aussi certain de l'existence des veines, que de celle des artères, qui sont très-constantes.

La seconde des fosses de la rangée moyenne, appelée fosse pituitaire, outre les enveloppes, contient, 1°. la glande pituitaire; 2°. l'entonnoir; 3°. l'adossement des deux nerfs optiques, & leur séparation; 4°. de très-petits vaisseaux, qui accompagnent ces nerfs; 5°. une substance spongieuse ou pulpeuse, qui représente une espèce de marais de sang; 6°. les sinus caverneux, & le sinus coronaire; 7°. les troncs des artères carotides internes; 8°. de petites artères, qui naissent des troncs des carotides antérieurement & extérieurement, & qui se diſtribuent, & dans le ſinus caverneux, & dans la ſubſtance de la dure-mère; 9°. les artères optiques, dont le diamètre eſt plus grand qu'il n'eſt décrit dans les ouvrages des Anatomiſtes: ces artères accompagnent les nerfs, & ſe diſtribuent de la façon que je dirai dans le traité des artères; 10°. deux artères qui naiſſent des côtés internes, des troncs, des carotides internes, & qui ſe répandent dans la tente du cervelet; 11°. deux artères, une de chaque côté, qui naiſſent du côté interne du tronc de chaque carotide, & qui ſe répandent dans le tiſſu caverneux du ſinus pituitaire, & dans la ſubſtance de la glande pituitaire; 12°. deux rameaux artériels très-courts, dont chacun pourroit en quelque ſorte être regardé comme la branche poſtérieure du tronc capital de la carotide interne, & qui, après avoir fait de devant en arrière un travers de pouce de chemin, ſe perd en s'anaſtomoſant avec la branche antérieure de l'artère baſilaire.

Ces deux artères ſont un peu au deſſus de la foſſe pituitaire; mais je ne me borne pas ici à indiquer ſeulement ce qui eſt contenu dans la cavité de chaque foſſe, mais les principales parties du cerveau, de ſes nerfs & de ſes vaiſſeaux, qui répondent par leur ſituation à telle ou telle foſſe ; 13°. l'arachnoïde ſur cette foſſe eſt très-ſenſible, ainſi que dans la foſſe baſilaire.

La foſſe pituitaire eſt flanquée ſur les côtés d'un repli conſidérable de la dure-mère : on peut diviſer ce repli en pluſieurs lames : les cordons de la troiſième, quatrième, cinquième & ſixième paire percent ce double repli : elles s'en ſervent comme d'un appui propre à les transporter vers les lieux de leur diſtribution.

La troiſième foſſe de la rangée moyenne appelée foſſe baſilaire, outre les ligamens du cerveau & du cervelet, contient, 1°. la moëlle alongée ; 2°. le pont de varole ou l'éminence tranſverſale de la moëlle alongée ; 3°. pluſieurs plis de l'arachnoïde, dont quelques-uns ſont réticulaires ; 4°. l'artère baſilaire & les branches latérales qui naiſſent de ſon tronc ; (c'eſt une de ces branches latérales qui produit les artères qui accompagnent le nerf auditif) ; 5°. les artères vertébrales avant qu'elles ſe réuniſſent pour former l'artère baſilaire ; 6°. deux artères qui naiſſent des vertébrales, & qui par leur réunion forment l'artère ſpinale antérieure ; 7°. quelques rameaux artériels des vertébrales, après leur entrée dans le crâne, ſe diſtribuent quelquefois dans la dure-mère : ils manquent ſouvent, mais

je les ai vus plusieurs fois ; 8°. deux artères qui naissent des vertébrales, qui
descendent en rétrogradant, & forment,
par l'abouchement mutuel de leurs troncs,
l'artère spinale postérieure ; 9°. les artères
qui pénètrent par les canaux condyloïdiens, & se distribuent dans la partie
postérieure de la dure-mère ; 10°. la naiſ-
fance de la troisième, quatrième, cinquième, sixième, septième, huitième &
neuvième paire.

Nous avons dit que le crâne formoit
supérieurement une voûte : dans la cavité
de cette voûte sont contenues les parties
suivantes : 1°. Une grande partie de la
dure & de la pie-mère ; 2°. Les principales distributions des artères épineuses ;
3°. la faux, le sinus longitudinal supérieur, le sinus longitudinal inférieur, &
les principaux troncs des veines de la
pie-mère & du cerveau, qui se terminent
dans la cavité du sinus longitudinal ;
4°. deux petites artères qui marchent de
devant en arrière sur chaque côté, ou
angle supérieur du sinus longitudinal, &
qui font des rameaux des artères optiques ;
5°. les artérioles qui pénètrent dans l'intérieur de la voûte par les trous pariétaux ;
6°. les veines qui passent par ces mêmes
trous ; 7°. plusieurs ramifications artérielles
des carotides internes & des vertébrales,

qui montent le long des raies que laiſſent
entre elles les circonvolutions du cerveau;
8°. pluſieurs mamelons en forme de
petits champignons qui ſe trouvent placés
le long de l'un & de l'autre bord ſupérieur du ſinus longitudinal , & que l'on
appelle communément les glandes de
Pachioni ; 9°. pluſieurs fibres de communication que le péricrâne & la dure-mère
s'envoient mutuellement à travers les
ſutures frontale, ſagittale & lambdoïde.
Ces communications ſont très - ſenſibles
dans le jeune âge ; elles diſparoiſſent dans
la vieilleſſe.

CHAPITRE XXXI.

Des trous, des ſciſſures & des canaux, dont eſt percée la ſurface intérieure du Crâne.

DANS le grand nombre des trous dont
eſt percée la ſurface de la tête, il y en a
dont l'emploi eſt plus intéreſſant , & d'autres dont l'uſage , quelqu'utile qu'il ſoit ,
paroît en quelque ſorte ſubordonné à celui
des premiers. Afin de ſimplifier la connoiſſance des uns & des autres , je diviſerai
les trous qui ſervent tout-à-la fois à laiſſer
paſſer les nerfs & les vaiſſeaux, en autant de

paires qu'il y a de différentes paires de nerfs. Ainsi il y a dans la base du crâne dix paires de principaux trous. J'entrerai dans le détail des autres trous, après avoir exactement indiqué les premiers qui, par une espèce de symétrie, répondent & par leur situation, & par leur nombre, au nombre & à la position des dix paires de nerfs du cerveau. Il y en a cependant, comme on va le voir par le détail, qui ne suivent pas cette loi exactement ; la cinquième paire des nerfs qui, dès la cavité du crâne, se divise d'abord en trois branches, demande pour elle seule trois paires de trous, & dérange un peu cette symétrie.

CHAPITRE XXXII.

Dénombrement & exposition des dix paires de trous, par lesquels passent les paires de nerfs du Cerveau, & les principaux vaisseaux de ce viscère

LA première paire de trous est formée par les trous de la lame criblée de l'os ethmoïde ; ils sont situés dans la fosse ethmoïdale.

Les trous optiques font la seconde paire de trous ; ils font placés derrière la lame criblée ; ils font obliques ; leur direction est horizontale de derrière en devant ; ils pénètrent dans la cavité des orbites ; leur contour n'est pas exactement rond.

Les fciffures fphénoïdales font la troisième paire de trous; ce font deux fentes oblongues , déchirées , obliques , aiguës en dehors , plus larges par leurs extrémités internes , creufées entre les grandes & les petites ailes de l'os fphénoïde , & qui s'ouvrent & dans chaque orbite , & dans les foffes fphénoïdales du crâne.

Les trous maxillaires fupérieurs font la quatrième paire des trous de la bafe du crâne ; ces trous font ronds , c'eft ce qui les fait appeler par plufieurs Anatomiftes, les grands trous ronds , pour les diftinguer de deux autres trous ronds comme eux, mais qui font de beaucoup plus petits : ces trous font les ouvertures intérieures de deux canaux ronds , obliques , horizontaux , qui defcendent un peu en marchant de derrière en devant, fitués dans les foffes fphénoïdales , & dont les ouvertures antérieures font cachées par l'affemblage des os de la face.

Les trous maxillaires inférieurs font la cinquième paire de trous de la bafe du crâne; on les appelle maxillaires inférieurs, parce qu'ils transmettent un nerf, dont le rameau capital se distribue dans la mâchoire inférieure; les trous ronds sont aussi appelés maxillaires supérieurs, parce que les nerfs qu'ils transmettent au visage, se distribuent presque tous aux parties de la mâchoire supérieure; les trous maxillaires inférieurs sont plus grands que les trous maxillaires supérieurs : ils sont ovales, & c'est par cette raison qu'ils sont appelés par la plupart des Anatomistes, trous ovales; dénomination qui me paroît préférable à la nouvelle. Je préférerois aussi celle de grands trous ronds à celles de trous maxillaires supérieurs. Les trous ovales, ou maxillaires inférieurs, sont situés dans les fosses sphénoïdales derrière les troux maxillaires supérieurs, & un peu plus en dehors.

La sixième paire des trous est l'ouverture inférieure de chaque canal de la carotide interne. Cette double ouverture est déchirée, son contour est inégal, sa direction est oblique; elle est creusée dans la pointe du rocher, & légèrement gravée sur le corps de l'os sphénoïde; elle conduit dans un canal, qui marche d'abord horizontalement, & qui, étant arrivé vers les deux tiers de la longueur du rocher, en marchant de dedans en dehors, devient par une chûte précipitée, perpendiculaire, d'horizontal qu'il étoit: cette sixième paire de trous se trouve encore dans les fosses sphénoïdales.

Les trous auditifs internes forment la septième paire de trous. Ces trous vont obliquement. Chacun d'eux est l'ouverture d'un canal large très-court, qui tout-à-coup perd presque toute sa largeur; il est bouché par une cloison osseuse, qui répond au noyau de la rampe du limaçon; mais cette cloison est percée de plusieurs trous, sur lesquels M. Morgagni a fait plusieurs recherches. Le fond de cette espèce de cul-de-sac est encore percé par deux à trois trous très-différens par leur usage de ceux dont nous venons de parler. Entre ces trois, celui qui est le plus grand est l'ouverture de l'aqueduc de Fallope. Un autre est l'ouverture d'un canal oblique, qui s'ouvre dans un des canaux demi-circulaires; le troisième se perd vraisemblablement aussi dans un de ces canaux, ou dans le vestibule; je n'ai pu le suivre jusques dans le lieu de sa terminaison; son ouverture dans le cul-de-sac est constante.

Les trous déchirés font la huitième paire des trous de la base du crâne. Chacun de ces trous est toujours divisé dans le frais. Cette division est commencée par deux avances osseuses; un prolongement de la dure-mère l'achève. Par cette division d'un seul & même trou, il en résulte deux, un antérieur & un postérieur. Celui-ci est de beaucoup plus grand que l'autre. Leur ouverture, vue par l'extérieur du crâne, est plus grande que l'intérieure, c'est-à-dire, que celle qui ne paroît que dans la cavité du crâne. La huitième paire de trous est située sur le devant des fosses occipitales inférieures, entre chaque os pierreux, & entre l'apophyse cunéiforme de l'os occipital.

Les ouvertures internes des canaux condyloïdiens, font la neuvième paire de trous : ces canaux sont obliques, horizontaux : chacun d'eux est souvent divisé en deux ; leurs trous ou ouvertures internes sont moins élevés que les externes ; ils sont percés dans leur trajet par quelques petits trous particuliers, qui transmettent des vaisseaux dans la substance de l'os occipital. Les trous condyloïdiens sont situés dans les fosses occipitales inférieures, qui sont aussi appelées les fosses du cervelet.

Les trous épineux forment la dixième paire de trous ; on les appelle aussi les petits trous ronds, pour les distinguer des grands trous ronds dont nous avons parlé : ils sont situés dans les fosses sphénoïdales : leur direction, ainsi que celle des trous ovales & des trous déchirés, est perpendiculaire au plan de la base du crâne ; ils font pratiqués dans l'os sphénoïde, attenant les apophyses épineuses de cet os, derrière les trous ovales, & un peu plus extérieurement. Tels font les principaux trous dont est intérieurement percée la base du crâne.

Outre les trous dont nous venons de parler, il s'en trouve plusieurs autres, parmi lesquels le grand trou occipital tient le premier rang & pour sa grandeur, & pour l'importance de ses usages. De toutes les dix paires de trous que je viens d'indiquer, il n'y a que la dixième qui ne serve point au passage des nerfs. J'aurois pu même la renvoyer au nombre des trous, dans le détail desquels je vais entrer.

Nota. Chaque petite aile de l'os sphénoïde est creusée d'un petit sinus particulier, & dont personne, que je sache, n'a parlé. Ce sinus s'étend jusqu'à l'extrémité postérieure de cette apophyse : l'on remarque dans sa cavité quelques cellules osseuses ; il est percé du côté de l'orbite, par un petit trou qui reçoit une petite branche de l'artère optique. Ce trou conduit cette branche artérielle dans la cavité du petit sinus. La grandeur du sinus est à-peu-près le double de celle d'une plume à écrire. Il est percé, du côté de la cavité du crâne, par plusieurs petits trous. J'ai actuellement fous les yeux une tête, dans laquelle il est percé d'un trou très-considérable ; & ce trou est à cet endroit où l'artère carotide interne est appuyée fur l'ergot de la petite aile de l'os fphénoïde.

Pour l'appercevoir , il faut enlever adroitement la table interne du crâne, qui recouvre l'ergot de la petite aile, & alors on le découvre aifément. J'appelle ces deux cavités, finus des petites ailes de l'os fphénoïde. Je ne fuis pas bien certain qu'ils exiftent conftamment, car ils m'étoient inconnus jufqu'à ce jour.

CHAPITRE XXXIII.

Des trous qui paroiffent dans l'intérieur du Crâne , & qui , pour la plupart , ne fervent pas au paffage des nerfs.

LE premier, à raifon de fa grandeur & de l'importance de fes ufages, eft le grand trou occipital ; ce trou eft ovale, ou elliptique dans la plupart des fujets ; il s'en trouve quelques-uns dans lefquels il eft prefque rond : ce trou eft fitué dans le milieu du plancher des foffes du cervelet.

Le fecond eft le trou borgne : ce trou

est situé sur le devant de la fosse ethmoïdale, & un peu plus haut ; il est creusé
principalement dans l'os frontal ; une
très-légère partie du trou borgne est aussi
creusée sur le devant de l'apophyse crista-
galli ; ce trou, dans le squelette, communique dans bien des sujets avec la cavité
du nez.

Outre ces trous, il s'en présente deux ,
un de chaque côté ; ces trous sont placés
à la pointe des apophyses pierreuses ; ils
sont pratiqués chacun entre trois os, qui
sont : l'os pierreux, l'os occipital , & l'os
sphénoïde ; ces trous sont grands , ils sont
remplis dans le frais d'une substance élas-
tique , & presque cartilagineuse ; quelques-uns les appellent trous par lesquels il
ne passe rien.

Plus postérieurement se présentent deux
trous, ou entr'ouvertures, comme des espèces de crevasses, en latin *hiatus Fallopii.*
Ces fentes, ou entr'ouvertures, sont petites , déchirées , plus longues que larges ,
placées dans la face antérieure de chaque
apophyse pierreuse ; elles sont quelquefois si petites, qu'on ne les apperçoit qu'a-
vec peine dans les têtes des vieux sujets ;
elles sont plus grandes dans le jeune âge
& dans l'enfance ; elles le sont encore
plus dans le fœtus, & encore plus dans l'embryon que dans le fœtus ; ainsi, pendant que

les autres trous augmentent proportionnellement à l'accroissement des os , ceux-ci ,
& quelques autres encore , diminuent.

Deux trous, un de chaque côté de la
tête , sont placés derrière les apophyses
mastoïdes : on les appelle trous mastoïdiens ; ces trous percent quelquefois tout
droit , de dehors en dedans ; quelquefois
ils ne sont que des ouvertures de deux
canaux , qui se font un chemin oblique
dans l'épaisseur de l'os temporal. Ces trous
s'ouvrent dans l'intérieur du crâne , dans
les sinus latéraux ; leurs diamètres sont
plus grands dans les sinus que sur la surface extérieure du crâne ; l'un est assez
souvent plus grand que l'autre , & sa direction plus ou moins oblique que celle
de l'autre ; il y en a quelquefois deux ,
rarement trois ; quand il y en a plusieurs ,
tous ne s'ouvrent pas dans les sinus , de
sorte qu'il y a plus de trous par dehors le
crâne que par dedans ; il n'y a quelquefois dans les vieux sujets , de trou mastoïdien que d'un côté. Leur situation varie ; ils
se trouvent quelquefois pratiqués dans la
suture lambdoïde ; mais ordinairement ils
sont situés plus antérieurement : des traces
des artères couvrent assez souvent cette
partie de l'os des tempes , que les trous
mastoïdiens occupent ; ces traces sont
autant de sentiers qui conduisent aux

trous; quelques-uns cependant n'y conduisent pas.

Sur les bords internes des os pariétaux, il se trouve deux trous appelés trous pariétaux; ils s'ouvrent dans la crénelure qui reçoit le sinus longitudinal; ces trous sont communément très-petits, mais leur diamètre, tout petit qu'il est, varie encore beaucoup; il y en a quelquefois deux dans chaque pariétal, situés à peu de distance l'un de l'autre; quelquefois il n'y en a que dans un des pariétaux; il n'y en a quelquefois point du tout, mais cela est rare.

Il y a encore quelquefois deux trous dans les os pierreux, qui transmettent à la substance osseuse qui remplit les intervalles que laissent entre eux les canaux demi-circulaires, le vestibule & le limaçon; ces trous sont borgnes, ils n'existent que dans l'âge le plus tendre. Les vaisseaux qu'ils transmettent à la substance de l'os, m'ont semblé venir des artères épineuses. Chaque canal vertical supérieur fait le dessus ou la voûte de ce trou; à mesure que l'os des tempes augmente en étendue & en dureté, ces trous diminuent & disparoissent enfin tout-à-fait.

Tels sont les trous dont l'existence est constante dans l'intérieur du crâne. Il n'est pas rare d'en trouver d'autres; mais ce font

font des jeux de la nature ; tels font ceux que l'on remarque quelquefois à la pointe de la fciffure fphénoïdale ; tels font ceux que l'on remarque quelquefois aux extrémités des grandes ailes , &c.

Après avoir fuffifamment indiqué & décrit les trous qui paroiffent dans la furface extérieure du crâne , je vais maintenant décrire l'ufage de chacun de ces trous. Je fuivrai dans la defcription de leur ufage l'ordre que j'ai fuivi dans celle de leur pofition & de leur direction. Je décrirai les ufages des trous de la bafe du crâne avec d'autant plus de foin , que dans tous les ouvrages qui ont paru fur les os , il n'y a point fur ce fujet de détail affez étendu. M. Senac eft le feul qui ait expofé avec ordre la fuite des trous de la bafe du crâne, & qui ait exactement indiqué les parties qui y paffent.

CHAPITRE XXXIV.

Expofition des ufages des dix paires de trous de la bafe du Crâne.

LA première paire de trous, ou les trous de la lame criblée, tranfmettent dans les foffes nafales, les nerfs olactifs ; ces trous font très-multipliés, & par chacun d'eux passe un cordon de nerf. Quelque mince que soit la lame criblée, les nerfs olactifs, qui dans l'intérieur du crâne sont d'une mollesse extrême, prennent en traversant ces trous une consistance ferme, de sorte que ces nerfs, examinés au sortir de ces trous, de pulpeux qu'ils étoient en y entrant, ont une consistance aussi ferme que les cordons des autres paires de nerfs. Les trous de la lame criblée transmettent, outre la première paire de nerfs, deux filets de la cinquième paire : ces filets sortent du crâne avec les nerfs ophthalmiques ; arrivés dans les orbites, ils remontent dans le crâne par les trous orbitaires internes & antérieurs, & par les deux petites fentes latérales de la lame criblée (a) ; à peine rentrés dans le crâne, ils donnent quelques petits filets à la dure-mère, & sortent de nouveau de la cavité du crâne par les trous de la lame criblée, & se distribuent dans la membrane pituitaire. L'on pourroit appeler ces nerfs, nerfs accessoires antérieurs, ou nerfs récurrens antérieurs, ou accessoires à la première paire.

(a) *Ces deux fentes sont souvent placées de chaque côté de la base de l'apophyse cristagalli. Elles sont placées suivant la longueur de la lame criblée, & elles transmettent des nerfs & des vaisseaux. Personne, que je sache, n'en a parlé.*

Ces mêmes trous laiſſent paſſer des vaiſſeaux d'une fineſſe extrême , & ces vaiſſeaux accompagnent les nerfs dans la
membrane pituitaire ; ils tranſmettent auſſi
quatre & quelquefois auſſi ſix artères , qui
ſe diſtribuent dans la dure-mère : toutes
naiſſent des artères optiques. De ces quatre artères , deux ſont antérieures , &
deux poſtérieures ; je les appelle artères
récurrentes. Les deux antérieures paſſent
d'abord par les trous orbitaires internes &
antérieurs , entrent dans le crâne par deux
des trous de la lame criblée , & le plus
ſouvent par une petite fente qui ſe trouve
ſur le bord de cette lame de chaque côté ;
elles ſe plongent dans la ſubſtance de la
dure-mère , montent le long de chaque
bord ou angle ſupérieur du ſinus longitudinal , & s'avancent ordinairement en
faiſant pluſieurs demi-contours ſerpentans
juſqu'à l'endroit de ce ſinus qui répond
aux trous pariétaux , & même encore plus
loin.

Les deux poſtérieures ſortent des orbites
par les trous orbitaires internes & poſtérieurs , & ſe diſtribuent dans cette partie de la dure-mère qui tapiſſe la foſſe
ethmoïdale.

Il s'en trouve encore aſſez ſouvent deux
autres encore plus poſtérieures , qui s'é-
lèvent contre le bord poſtérieur de la

N ij

lame criblée, & le bord tranchant antérieur des petites ailes de l'os sphénoïde,
& qui se distribuent, ainsi que les précédentes, dans cette partie de la dure-
mère qui tapisse la fosse ethmoïdale. La
seconde paire de trous appelés trous optiques, transmettent aux orbites, 1°. la
seconde paire de nerfs, appelés nerfs optiques; 2°. deux artères considérables, appelées artères optiques. Ces artères naif-
sent des troncs des carotides internes, à
l'endroit où ces troncs s'élèvent & passent
par les échancrures des bases des apophyses tranchantes de l'os sphénoïde. J'ai
voulu plusieurs fois m'assurer si ces trous
ne transmettent point aussi quelques veines;
quelquefois il m'a semblé en appercevoir,
d'autres fois je n'ai pu en découvrir du
tout. Les trous optiques laissent aussi pas-
fer un prolongement de la dure-mère.

La troisième paire de trous, ou les scissures sphénoïdales, trafmetttent hors du
crâne, 1°. la troisième paire de nerfs, la
quatrième paire, les premières branches
de la cinquième paire, appelées nerfs
ophthalmiques, & la sixième paire. Tous
ces nerfs se distribuent dans l'orbite ; les
nerfs ophtalmiques sont les seuls qui prolongent quelques-uns de leurs filets au-
delà de l'étendue des orbites.

2°. Les scissures sphénoïdales transmettent au crâne chacune une artère récurrente. Cette artère est une branche de l'artère optique, qui rentre de l'orbite dans le crâne, & va se terminer par une ou deux grandes anastomoses dans les branches antérieures de l'artère épineuse.

3°. Par ces mêmes fentes passent les deux veines ophthalmiques. Chacune de ces veines est la principale veine de l'œil ; elle va se terminer dans le sinus ophthalmique qu'elle forme pour la plus grande partie.

4°. Par la fente sphénoïdale, il passe encore un prolongement considérable de la dure-mère, qui se répand dans l'orbite & en tapisse la cavité.

La quatrième paire de trous, appelés trous maxillaires supérieurs, transmettent hors du crâne les secondes branches de la cinquième paire, appelés nerfs maxillaires supérieurs. J'ai quelquefois vu un rameau artériel s'insinuer dans chacun de ces trous ou canaux, & ce rameau venoit de l'artère maxillaire interne ; mais je l'ai si rarement apperçu, que je regarde l'existence de cette petite artère comme une de ces variétés auxquelles il semble que la nature se plaise dans la distribution de nos petits vaisseaux. Les trois cordons de la cinquième paire, examinés avec bien de l'attention, sont accompagnés chacun d'un petit rameau artériel de la carotide interne.

Par la cinquième paire de trous appelés trous maxillaires inférieurs, passent les troisièmes branches de la cinquième paire, appelées nerfs maxillaires inférieurs. Il passe aussi quelquefois par le trou maxillaire inférieur, un rameau d'une des artères, qui se distribue dans le palais mobile; ce rameau pénètre dans le crâne, & se distribue dans la dure-mère.

Par la sixième paire de trous, appelés trous des carotides internes, passent, 1°. les troncs des artères carotides internes; 2°. les nerfs intercostaux, & quelquefois un petit rameau artériel des carotides internes.

Par la septième paire de trous, appelés trous auditifs internes, il passe la septième paire de nerfs, appelés auditifs. Chacun de ces trous reçoit aussi dans sa cavité un ou deux rameaux de l'artère basilaire.

Par la huitième paire de trous, appelés trous déchirés, passent, 1°. les veines jugulaires internes, postérieurement; par la partie antérieure de ces trous, il passe la huitième paire, & les nerfs accessoires de Willis. L'on voit encore assez souvent une petite artère, qui est une branche de la carotide externe, s'insinuer dans la partie postérieure des trous déchirés, & se distribuer dans la dure-mère.

Par la neuvième paire de trous, appelés trous condyloïdiens antérieurs, il
passe, 1°. la neuvième paire de nerfs,
appelés nerfs gustatifs; 2°. une artère,
qui est une branche de la carotide externe,
& qui se distribue dans la dure-mère;
3°. une veine qui communique avec les
sinus vertébraux. Assez souvent cette veine
passe par un trou particulier, placé derrière les trous ou canaux condyloïdiens
antérieurs: quelquefois il y a deux canaux
condyloïdiens de chaque côté, & alors
la veine passe par un de ces canaux: le
nerf & l'artère passent par l'autre.

Par la dixième paire des trous, appelés
trous épineux, il passe l'artère épineuse
de la dure-mère.

Par le grand trou occipital, il passe,
1°. la moëlle de l'épine; 2°. l'artère spinale antérieure; 3°. l'artère spinale postérieure, ou du moins les deux branches
artérielles, qui, par leur réunion, forment dans le canal de l'épine l'artère
spinale postérieure; 4°. les deux artères
vertébrales; 5°. deux artères qui naissent
des vertébrales, pénètrent dans le crâne,
& se distribuent dans la faux du cervelet
& dans la dure-mère; 6°. deux autres,
qui sont des rameaux des branches que
les vertébrales donnent en passant par les
trous des premières vertèbres du cou,

qui pénètrent dans le crâne , & se distribuent dans cette partie de la dure-mère
qui se répand sur l'apophyse cunéiforme ;
7°. le grand trou occipital transmet aussi
dans l'intérieur du crâne les nerfs récurrens ou accessoires de Willis.

J'ai tâché d'ajuster , autant qu'il m'a
été possible, la dénomination de ces trous,
avec celle des paires de nerfs qu'ils transmettent, afin qu'elle serve à présenter à
l'esprit leur usage, & que leur usage aide
à la mémoire à retenir leurs noms. Après
avoir développé les usages des principaux
trous de la base du crâne, je vais exposer
celui de quelques autres trous, qui ont
un rapport moins intime avec les nerfs,
& même dont la plupart n'ont nul rapport
avec les nerfs. J'aurois pu réserver à cette
exposition l'usage des trous épineux ; mais
il m'en falloit deux pour former ma
dixième paire de trous, & j'ai cru qu'il
étoit indifférent de prendre ceux-là , ou
deux de ceux dont il me reste à décrire
l'usage.

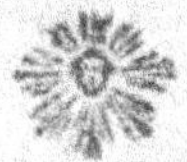

CHAPITRE XXXV.

Exposition de l'usage de quelques trous qui ne servent point au passage des paires de nerfs du cerveau.

Nous avons déja parlé de l'usage du trou borgne : cet usage n'est pas encore bien développé. Il importe moins de faire des recherches sur les parties dont l'usage est connu, que sur celles dont la nature a couvert d'une espèce de voile les propriétés. C'est pourquoi j'ai fait plusieurs tentatives, pour répandre quelque lumière sur l'usage du trou borgne. Je n'ai point réussi à faire passer l'air de la veine qui passe par le trou des os propres du nez, dans le sinus longitudinal. Cette veine, il est vrai, étoit si petite dans tous les sujets sur lesquels j'ai voulu faire cette expérience, qu'il ne m'a pas été possible de la souffler. Ce qu'il y a de certain, c'est que j'ai vu des vaisseaux dans cette partie de la dure-mère qui remplit le trou borgne ; mais je n'ai pu les suivre jusques aux troncs d'où ils naissent.

J'ai tenté inutilement sur le frais, de faire passer une soie ou un stylet, de la

N v

cavité du sinus longitudinal & du trou
borgne, dans le nez. Vainement j'ai soufflé
dans la cavité de ce trou, l'air n'a point
pénétré dans les narines.

Il faut cependant convenir, & j'ai eu
soin de le dire dans l'exposition des os
du nez, que, dans le squelette, il se
trouve très-souvent une communication
entre la cavité du trou borgne ; mais une
telle communication ne prouve pas que
dans le frais le trou borgne ait une issue
dans le nez. Il y a même bien des sujets
dans l'âge parfait, & encore plus dans la
vieillesse, dans lesquels j'ai inutilement
essayé de faire passer un stylet fin, ou
une soie, de la cavité du trou borgne dans
celle du nez, quoique je fisse ces épreuves
sur des crânes très-secs & très-bien conservés.

Quoique ces sortes d'expériences semblent presque suffisantes pour en conclure
qu'il y a du moins bien des squelettes
dans lesquels il n'y a nulle communication entre le trou borgne & le nez, j'ai
voulu voir si, en séparant avec bien de la
précaution les os du crâne, je ne pourrois
pas découvrir quelque petit trou, rempli
peut-être de poussière, ou de toute autre
substance, dans le temps de la préparation
des os. Ainsi j'ai séparé les os du nez, j'ai
détruit plusieurs cellules de l'os ethmoïde ;

j'ai préfenté cette partie du nez que j'avois découverte à une lumière très-vive, pendant que, d'un autre côté, je fixois mes yeux fur le fond du trou borgne ; mais je n'ai rien apperçu dans un grand nombre de fujets : dans d'autres, ainfi que je l'ai dit, la communication fe trouve fans beaucoup de difficulté. L'ufage du trou borgne, malgré nos recherches, eft donc prefque auffi incertain que jamais.

Les deux grands trous qui fe trouvent conftamment dans le fquelette, aux extrémités des apophyfes pierreufes, entre ces apophyfes, l'os fphénoïde & l'os cunéiforme, font remplis dans le frais d'une fubftance en partie cartilagineufe, en partie ligamenteufe. Cette fubftance fe détruit par la macération, & par fa chute laiffe un grand efpace de chaque côté, ou un grand trou, dont le contour eft inégal : je n'ai pas obfervé qu'il paffât à travers cette fubftance, dans le frais, ni nerfs ni vaiffeaux ; j'ai trouvé, au contraire, qu'elle rempliffoit la capacité de chaque trou. L'on peut donc avancer, avec affez de fondement, qu'il ne paffe rien par ces trous. On pourroit même les appeler trous par lefquels il ne paffe rien : cette dénomination les diftingueroit de tous les autres trous, qui tous, excepté le trou borgne, tranfmettent des nerfs, des veines, ou des artères.

Par chacun des trous que nous avons nommés les entre-ouvertures de Fallope, *hiatus Fallopii*, passe un rameau de l'artère épineuse de la dure-mère. Ce rameau s'insinue, à la faveur de cette ouverture, dans l'aqueduc de Fallope, & accompagne la portion dure du nerf auditif. Par cette même entre-ouverture, passe un filet du nerf qui se sépare de la portion dure, sort de l'aqueduc de Fallope, & se perd dans la dure-mère. Cette observation, jointe à celles que j'ai faites sur les nerfs de la cinquième paire, qui s'insinuent des orbites dans le crâne, & jettent de petits filets à la dure-mère, & sur ceux qui passent quelquefois par les trous pariétaux, prouve bien que cette membrane n'est point destituée de nerfs, comme plusieurs l'ont avancé.

Par chacun des deux trous mastoïdiens, passe, 1°. une veine, qui est un rameau de la veine occipitale, & qui s'ouvre dans le sinus latéral : cette veine est double, & quelquefois simple, quand il y a plusieurs trous mastoïdiens à chaque côté de la tête ; 2°. une artère, qui est un rameau de l'artère occipitale, & qui se distribue principalement dans cette partie de la dure-mère, qui est employée à former les sinus latéraux. Cette artère, ainsi que la veine, est plus ou moins multipliée, suivant le nombre des trous mastoïdiens ; & l'on doit se rappeler que j'ai dit ci-dessus, qu'il y avoit beaucoup de variétés dans le nombre & dans la capacité de ces trous.

Par chacun des trous pariétaux, passe, 1°. une veine, qui est un rameau de la veine temporale, & quelquefois d'une branche de communication de la veine temporale avec la veine occipitale. Cette veine s'ouvre dans le sinus longitudinal, comme la veine mastoïdienne s'ouvre dans le sinus latéral. Pour s'en convaincre, il suffit de presser le sinus longitudinal, & l'on verra le sang, dont ce sinus est rempli, sortir par la veine du trou pariétal. De même, si l'on presse les veines extérieures, on voit le sang de la veine du trou pariétal s'insinuer dans la cavité du sinus longitudinal. Ces expériences réussissent également, & encore plus clairement, quand on les fait sur les veines qui passent par les trous mastoïdiens. Ces veines n'ont point de valvules, & servent tantôt à recevoir le sang des sinus, & à le porter dans les veines externes de la tête, & tantôt à le verser dans la cavité des sinus. Mais il est très-vraisemblable que leur principal usage est de servir au dégorgement des sinus. Cela est fondé sur la grandeur de leur diamètre, qui augmente à mesure qu'elles approchent des sinus, & sur la force avec laquelle la colonne du sang du sinus s'insinue dans leurs ouvertures.

2°. Il passe aussi, par le trou pariétal, une artère, qui est un rameau résultant des anastomoses mutuelles de l'artère, avec les branches des artères occipitales. Arrivée dans le crâne, cette petite artère se distribue sur la face supérieure du sinus longitudinal, & va, par un rameau antérieur, s'anastomoser avec une des artères récurrentes de l'artère optique, &, par un rameau postérieur, avec des rameaux des artères de la petite faux du cervelet. Nous avons dit ci-dessus, que ces artères naissent des vertébrales.

Après avoir exposé la structure, la situation & l'usage des différens trous, canaux & scissures qui s'ouvrent dans la surface interne de la cavité du crâne, nous allons passer à l'examen des trous, des scissures & des canaux qui paroissent sur la surface extérieure.

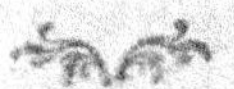

CHAPITRE XXXVI.

*Récapitulation des trous, canaux &
scissures qui paroissent sur la surface extérieure du Crâne & de la
Face.*

TOUS les trous, les canaux & les scissures qui paroissent dans l'intérieur du
crâne, se font aussi appercevoir dans
l'extérieur : cette règle souffre peu d'exceptions ; mais il y en a plusieurs dans la
surface extérieure, qui ne paroissent point
dans l'intérieure. C'est l'exposition de
ceux-ci que je vais donner. Mais comme
il y a beaucoup de rapports entre les uns
& les autres, en parlant des trous extérieurs, j'indiquerai encore en passant la
plupart des trous intérieurs.

Si l'on examine une tête, de façon que
la face de cette tête regarde directement
celle de l'observateur, se présentent
d'abord deux trous ou échancrures, creusées dans le bord des arcades sus - orbitaires. Ces trous ou échancrures sont
percées d'autres petits trous qui ont leur
issue dans la substance de l'os frontal : ces
trous s'appellent trous orbitaires supé-

rieurs, ou échancrures orbitaires & supérieures. Le trou orbitaire d'un côté est
souvent plus grand, plus profondément
creusé dans la substance de l'arcade orbitaire, que celui de l'autre côté : ils sont
quelquefois l'un & l'autre très superficiels
& si superficiels qu'ils ne sont pas complets ; ce ne sont que des échancrures :
d'autres fois ils sont très-profonds ; quelquefois il y en a deux de chaque côté ;
d'autres fois il y a un trou & une échancrure : quand au lieu de trous il y a des
échancrures, un petit ligament s'attache
aux deux cornes de l'échancrure, & donne
à l'échancrure la propriété d'un trou.

Si l'on fixe ses regards dans la cavité
de chaque orbite, alors se présentent,
1°. les trous optiques ; 2°. les scissures
sphénoïdales ou orbitaires supérieures,
& les trous que l'on trouve quelquefois
placés auprès de la pointe de chacune de
ces scissures.

3°. Les scissures sphéno-maxillaires :
ce sont des ouvertures oblongues, déchirées, très-étroites postérieurement,
plus larges antérieurement. Chacune de
ces scissures est formée par l'os maxillaire,
l'os zigomatique, l'os du palais & l'os
sphénoïde. Elles s'ouvrent d'une part
dans chaque orbite, d'autre part dans
chaque fosse zigomatique.

4°. Dans les cavités orbitaires, s'apperçoivent encore les trous orbitaires internes & antérieurs. Ces trous font petits ; ils font placés dans les parois internes des orbites ; ils font fitués entre les os planum & les bords de l'échancrure ethmoïdale de l'os frontal. Si l'on introduit un ftylet ou une foie dans ces trous, le ftylet ou la foie pénètre dans la foffe ethmoïdale : ils vont obliquement de bas en haut & de derrière en devant.

5°. Derrière les trous orbitaires internes & antérieurs, fe préfentent ordinairement deux autres trous, un dans chaque orbite. Ils font plus petits encore que les précédens. Ils font creufés comme eux fur les bords fupérieurs des os planum, & fur les bords de l'échancrure ethmoïdale de l'os frontal. Ils ont la même direction que les précédens. Ils montent cependant moins obliquement que les premiers ; ils s'infinuent, comme dans la cavité du crâne, entre les bords de la lame criblée & les bords de l'échancrure ethmoïdale : ce font les trous orbitaires internes & poftérieurs.

6°. Derrière les trous orbitaires internes & poftérieurs, il s'en trouve encore affez fouvent deux autres, pratiqués entre les bords de la fciffure ethmoïdale & l'os planum ; ils s'ouvrent dans la partie poſtérieure de la foſſe ethmoïdale : quand on les ſonde par le dedans du crâne, leur direction eſt de devant en arrière : en les ſondant par l'orbite, leur direction eſt auſſi de devant en arrière; ainſi ils ſont comme recourbés dans le trajet qu'ils parcourent. Ces trous manquent rarement dans les jeunes ſujets; ils manquent ſouvent dans la vieilleſſe.

7°. Les trous orbitaires externes : ce ſont de petits trous creuſés le plus ordinairement dans les grandes ailes de l'os ſphénoïde : chacun d'eux eſt ſitué dans l'angle externe de l'orbite : il y en a quelquefois deux dans chaque angle de l'orbite; quelquefois il n'y en a point du tout. Ils ſe terminent, ou dans la ſubſtance des grandes ailes, ou dans celle de l'os frontal : ils pénètrent quelquefois dans la cavité du crâne.

8°. Les trous orbitaires internes inférieurs ſont ſitués au deſſous des orbites, & un peu au deſſus des foſſes maxillaires. Ces trous ſont les ouvertures de deux canaux, pratiqués dans la longueur & l'épaiſſeur des apophyſes orbitaires des os maxillaires. Chacun de ces canaux s'avance horizontalement de derrière en devant : ſa naiſſance eſt au fond de l'orbite : il fait un aſſez long chemin ſous la forme d'un demi-canal : à meſure qu'il gagne le devant de l'orbite, il perd sa forme de demi-canal, & devient un canal complet, qui plonge un peu dans l'épaisseur de l'os maxillaire avant de paroître sur la face. A l'endroit où il est le plus profondément avancé dans la substance de l'os maxillaire, il forme deux petits canaux, dont l'un paroît se perdre dans la substance de la base de l'apophyse nasale de l'os maxillaire : l'autre, qui est un peu plus grand, marche le long du bord antérieur du plancher du sinus maxillaire. Dans ce sinus, il paroît sous la forme d'un demi-canal pendant un petit trajet. Il devient ensuite de nouveau un véritable canal. Il passe sous la base de l'apophyse nasale de l'os maxillaire, & un peu plus extérieurement, & se perd dans la substance diploïque de l'os maxillaire, au dessus des alvéoles des dents incisives & de la dent canine.

9°. Dans le grand angle de chaque orbite est situé le canal nasal : il commence dans l'orbite par une crénelure d'abord très-superficielle, & qui, à mesure qu'elle descend, devient un demi-canal : cette crénelure est d'abord formée dans le seul os unguis ; ensuite elle est, en descendant, formée & par l'os unguis, & par l'apophyse nasale de l'os maxillaire. Bientôt l'apophyse orbitaire de l'os maxillaire,

la partie inférieure de l'os unguis, &
l'apophyse nasale de l'os maxillaire, viennent concourir à former le milieu du canal
nasal : enfin l'extrémité inférieure de ce
canal est formée par la petite apophyse
pointue de l'os unguis, par une petite
apophyse du cornet inférieur, & par une
profonde crénelure creusée dans la base
de l'apophyse nasale de l'os maxillaire.

Le canal nasal s'ouvre inférieurement
dans la fosse nasale : il ne descend pas
directement de l'orbite dans la fosse nasale ; d'abord il commence par descendre
obliquement en dehors, ensuite il se ré-
fléchit un peu en finissant de devant en
arrière, de façon que son ouverture inférieure regarde un peu obliquement en
arrière. Quand l'os unguis manque, l'apophyse nasale est de beaucoup plus large
par en haut que dans les sujets où l'os
unguis se trouve, & alors le canal nasal
est pratiqué dans le seul os maxillaire.

10°. Les trous zigomatiques : ces trous
paroissent sur la face extérieure de chaque
os zigomatique. Quelquefois il n'y en a
qu'un dans chaque os, quelquefois deux,
quelquefois trois. Chacun de ces trous
est l'ouverture d'un canal qui s'ouvre
dans le bord inférieur de l'orbite. Ce
canal, considéré par la face externe de
l'os zigomatique, dans bien des sujets

paroît simple, il n'a qu'une ouverture en dehors ; mais quand on se donne la peine de le sonder & d'en examiner l'intérieur, il se divise quelquefois en deux, quelquefois en trois canaux, qui s'ouvrent dans l'orbite par deux ou trois trous distingués. Quelquefois, au contraire, il s'ouvre par deux ou trois trous dans la face externe de l'os zigomatique, & ne s'ouvre que par un trou dans l'orbite. Enfin, il arrive quelquefois qu'il s'ouvre par deux à trois trous sur la face externe de l'os zigomatique, sans avoir aucune ouverture dans l'orbite. Assez souvent il a autant d'ouvertures dans l'orbite qu'il en a extérieurement.

Les canaux dont ces trous font les ouvertures ne varient pas moins dans leur direction : assez constamment ils marchent obliquement, mais quelquefois ils se croisent : il y a des sujets dans lesquels on n'apperçoit point les trous zigomatiques.

Il n'est pas rare d'appercevoir encore dans chaque os zigomatique un trou placé dans l'apophyse frontale de cet os. Il est situé dans la face de cette apophyse qui fait partie de la fosse temporale. Ce trou traverse quelquefois l'apophyse frontale de l'os zigomatique, & s'ouvre dans la cavité de l'orbite.

La face interne de l'os zigomatique est

encore percée d'un trou qui conduit dans la substance de l'os, & qui ne perce jamais cet os dans ses deux faces. Il y en a même quelquefois deux dans les jeunes sujets.

12°. Les deux trous des os du nez sont ordinairement placés sur le milieu ou à peu de distance du milieu des os propres du nez : ils traversent la substance de ces os, & pénètrent dans la cavité des fosses nasales. Chaque os propre du nez est quelquefois percé de deux trous, & quelquefois même, mais plus rarement, de trois.

13°. Vers le milieu de chaque apophyse nasale des os maxillaires, l'on trouve assez constamment un trou dans lequel on peut introduire aisément un petit stylet ; ce trou se perd dans la substance de l'os : l'on voit encore assez souvent dans l'os maxillaire quelques autres petits trous dont le nombre varie.

14°. La base du crâne étant renversée, de façon que les fosses palatines regardent obliquement en haut, se présente le trou palatin antérieur. Ce trou est une ouverture ovale oblique de deux canaux, qui montent obliquement de dedans en dehors & de devant en arrière, & qui s'ouvrent dans les fosses nasales à chaque côté de l'épine nasale, & un peu postérieurement. Le diamètre de ces canaux est petit, mais le trou palatin est si grand, que l'on a peine à se persuader qu'il soit une simple ouverture de deux canaux si petits.

15°. Les trous incisifs : ils sont placés dans la partie antérieure du bord alvéolaire, & dans la partie de ce bord qui répond aux dents incisives. Ils manquent assez souvent dans l'âge parfait ; mais on les trouve presque toujours dans les jeunes sujets : ils sont petits ; quand on les sonde avec le stylet, ils pénètrent dans les cavités des alvéoles des dents incisives.

16°. Les trous palatins postérieurs sont situés à la partie postérieure de la voûte du palais : chaque trou palatin postérieur est l'ouverture inférieure d'un canal qui descend de la scissure sphéno-maxillaire jusques dans le palais. Il est formé dans la réunion de l'os du palais avec la tubérosité de l'os maxillaire, & creusé aux dépens de ces deux os. Son ouverture inférieure dans le palais est pratiquée dans le seul os du palais : son diamètre est un peu plus grand en bas qu'en haut, quand il ne se divise point en d'autres canaux subalternes dans son trajet. Il n'y a assez souvent qu'un seul canal palatin postérieur de chaque côté ; quelquefois il y en a deux, & même trois. Quand il y en a plusieurs, l'un d'eux conserve une supériorité sur les autres , & en est comme le tronc ou la tige principale , & pour l'ordinaire , c'est le plus antérieur qui est le tronc des autres.

17°. Les trous sphéno-palatins : ces trous sont grands : l'axe de chacun de ces trous répond à une ligne qui traverseroit la face d'un côté à l'autre. Ils sont situés au dessous des échancrures sphéno-maxillaires , & formés dans l'écartement des deux apophyses de l'extrémité supérieure de la branche verticale de l'os du palais. Leur diamètre est quelquefois aussi grand que celui d'une plume à écrire : ils s'ouvrent d'une part dans le fond des fosses zigomatiques , & d'autre part dans les fosses nasales. Il y a quelquefois deux trous sphéno-palatins de chaque côté.

18°. Les trous maxillaires supérieurs & postérieurs sont les ouvertures de plusieurs petits canaux, qui se plongent dans la substance de chaque os maxillaire sur la racine de la dernière dent molaire. L'un de ces petits canaux pénètre obliquement dans la cavité du sinus maxillaire : un autre assez souvent s'ouvre dans l'alvéole de la dent de sagesse : un autre pénètre dans la cavité du sinus, marche de derrière en devant , seulement recouvert d'une lame très-mince de la substance de l'os : cette lame manque quelquefois dans

un

un petit espace , & l'on apperçoit la
cavité de ce petit canal. Il reprend de
nouveau une lame osseuse dont il se
couvre, & continue sa route le long du
bord alvéolaire des dents molaires de la
mâchoire supérieure : en passant sur chaque
alvéole , il produit un petit canal subal-
terne à peine perceptible , qui pénètre
dans la cavité de l'alvéole. Ce canal est
le plus grand de ceux que l'on apperçoit
sur la tubérosité de l'os maxillaire. Il s'en
trouve encore assez souvent un qui perce
directement sans faire aucun trajet dans
l'épaisseur de l'os, qui perce , dis - je ,
directement dans la cavité du sinus maxillaire.

19°. Les grands trous ronds , appelés
par M. Duverney, trous maxillaires supérieurs, quelques-uns les appellent canaux
de *Vidus Vidius ;* ces trous sont les ouvertures antérieures de deux canaux pratiqués
dans les bases des grandes ailes de l'os
sphénoïde : j'en ai parlé en décrivant les
dix paires de trous de la cavité intérieure
du crâne.

20°. Les trous ptérigoïdiens ; ces trous
sont les ouvertures des deux canaux étroits,
plus larges en devant qu'en arrière, qui
marchent horizontalement de devant en
arrière, & qui sont creusés dans l'épaisseur
des bases des apophyses ptérigoïdes. Leurs

Partie II. O

ouvertures poſtérieures ſont placées vis-
à-vis les pointes des apophyſes pierreuſes.

21º. Au-deſſous des canaux, ou trous
ptérigoïdiens, j'en ai obſervé deux, que
j'appelle palato-ptérigoïdiens. Ce ſont les
ouvertures de deux petits canaux, qui ſont
creuſés le long des baſes des apophyſes
ptérigoïdes internes; ces canaux ſont ache-
vés par l'union de l'apophyſe poſtérieure de
chaque os du palais avec l'os ſphénoïde;
ces canaux ſont très-petits, mais ils manquent rarement.

22º. Les trous de Véſale, par chacun
deſquels paſſe les émiſſaires de Santorini,
ſont deux trous ſitués entre les grands trous
ronds & les trous ovales. Ils s'ouvrent intérieurement dans les foſſes ſphénoïdales.
Souvent ces deux trous manquent, &
principalement dans l'âge parfait. Aſſez
ſouvent on n'en trouve qu'un. Dans la
face externe des grandes aîles de l'os ſphénoïde, l'on apperçoit ſouvent pluſieurs
trous, dont le nombre & la ſituation varient; on en trouve encore quelquefois à
la baſe des apophyſes ptérigoïdes, dont
l'exiſtence n'eſt pas plus conſtante.

23º. Les trous ovales, ou maxillaires
inférieurs, dont nous avons parlé.

24º. Les ouvertures poſtérieures des
canaux ptérigoïdiens, qui s'ouvrent dans
les grands trous par leſquels il ne paſſe
rien.

25°. Les trous épineux, ou petits trous ronds, quoiqu'ils soient quelquefois ovales, sont placés derrière les trous ovales, & un peu plus extérieurement : nous avons déja parlé de ces trous & de leur usage.

26°. Les grands trous par lesquels il ne passe rien, & qui sont situés entre l'os sphénoïde, l'apophyse pierreuse & l'apophyse basilaire. Dans la partie postérieure de chacun de ces trous, l'on découvre l'ouverture interne du canal de la carotide interne.

27°. Les ouvertures des trompes d'Eustachi. Elles sont situées de chaque côté du sommet de la grande fosse du gosier. Les trompes sont deux canaux obliques, dont chacun s'ouvre par une de ses extrémités dans la cavité du tympan, & par l'autre dans le fond de la bouche. L'ouverture qui se termine dans le fond de la bouche est formée par deux os, qui sont, l'os temporal & l'os sphénoïde. Le reste du canal de la trompe est pratiqué dans l'apophyse pierreuse de l'os temporal ; dans son trajet, il marche à côté d'un demi-canal, qui se termine dans le tympan, & qui contient le muscle interne du marteau. Il n'est séparé de ce demi-canal, que par une petite cloison osseuse, qui quelquefois n'est pas complette dans toute son étendue.

28°. L'on observe quelquefois un petit

conduit pratiqué dans cette partie de l'os
des tempes , qui forme la partie postérieure de la cavité glénoïdale. Ce conduit
eſt à peine perceptible ; il tranſmet un
nerf appelé la corde du tympan , il s'ouvre dans cette cavité. Quand ce petit canal
manque , alors la corde du tympan ſort de
la cavité du tympan , par la ſciſſure glénoïdale.

29°. La ſciſſure glénoïdale de chaque
côté eſt placée dans la partie poſtérieure
de la cavité glénoïdale , elle a une direction tranſverſalement oblique. Elle eſt
très-petite , elle s'ouvre dans la cavité du
tympan.

30°. Les trous externes des cananx
des carotides internes : ces trous ſont
grands ; leur direction eſt de haut en bas :
nous en avons parlé en décrivant les dix
paires de trous de la baſe du crâne.

31°. Les trous déchirés , ou trous des
jugulaires internes , ou trous de la huitième paire : nous en avons parlé.

32°. Les trous extérieurs , ou les ouvertures des conduits auditifs : ce ſont de
grands trous évaſés , preſque en forme de
pavillon de trompette , formés par le
concours des trois portions de l'os des
tempes , c'eſt-à-dire , par la portion écailleuſe , la portion pierreuſe , & par la
portion maſtoïdienne.

35°. Les trous stylo-mastoïdiens : ces trous sont situés entre les apophyses mastoïdes & les apophyses styloïdes des os temporaux : ils sont les ouvertures externes des canaux, que nous avons appelés aqueducs de Fallope.

L'aqueduc de Fallope est un canal osseux, dont le diamètre est très-petit : il naît du fond du trou auditif interne, & de la partie antérieure de ce fond : son ouverture dans le fond du trou est séparée de la petite cavité, dans laquelle sont placées les ouvertures nombreuses, & presque insensibles des nerfs de la portion molle, par une petite bosse qui divise le fond de ce réduit comme en deux appartemens, dont le supérieur & antérieur est destiné au passage de la portion dure : le postérieur & inférieur est réservé aux trous de la portion molle. L'aqueduc s'avance obliquement en devant, & passe sous l'angle ou bord supérieur de l'apophyse pierreuse : il descend ensuite, & se porte obliquement en dehors, & se fait une route à travers la substance de la face antérieure de l'os pierreux ; mais vers la partie moyenne & inférieure de cette face, la substance de l'os cesse en un petit endroit de le couvrir, & cet endroit a la forme d'une petite fente oblongue, que l'on feroit dans le tuyau d'une plume à écrire, pour en appercevoir la cavité. Cette petite ouverture a été nommée *hiatus Fallopii:* on l'appelle entre-ouverture de Fallope.

L'aqueduc se courbe à l'endroit de cette fente, ensuite il descend, & se porte en arrière, passe auprès de la jambe antérieure du canal vertical supérieur; il passe devant le vestibule, placé entre le bord supérieur de la fenêtre ovale & le côté inférieur du canal horizontal; il passe ensuite derrière la cavité du tympan, après s'être un peu éloigné de la fenêtre ovale; il gagne derrière la pyramide; il s'ouvre dans la cavité de la pyramide; il communique ensuite avec plusieurs cellules mastoïdiennes; il traverse; il perd même dans plusieurs sujets sa forme de canal, en traversant ces cellules; de sorte que le nerf de la portion dure que ce canal transmet, se voit à nu dans les cellules; il reprend sa forme de canal, prend une direction perpendiculaire, & se fait jour entre l'apophyse mastoïde & l'apophyse styloïde, par une ouverture appelée trou stylo-mastoïdien.

34°. Les trous condyloïdiens antérieurs: ce sont les ouvertures des canaux gustatifs ou condyloïdiens antérieurs: elles sont placées devant & sur les racines antérieures des condyles. Les canaux vont obliquement de devant en arrière, & un peu en dedans ; ils s'ouvrent de chaque côté dans le contour du grand trou occipital : nous en avons déja parlé dans l'exposition des dix paires de trous de la base du crâne.

35°. Les trous condyloïdiens postérieurs : ce sont deux trous dont la grandeur & le nombre varient beaucoup. Chacun d'eux est situé dans la fosse condyloïdienne postérieure. Dans quelques sujets, chaque trou condyloïdien postérieur s'ouvre tout-à-coup dans les fosses du cervelet ; mais très-souvent les trous condyloïdiens postérieurs ne sont que les ouvertures extérieures de deux canaux, qui s'avancent obliquement de derrière en devant, & un peu de bas en haut, & s'ouvrent au dessus du contour de l'os occipital, un peu plus en dehors, & plus haut que les canaux condyloïdiens antérieurs : il y a beaucoup de variétés dans la position & la direction de ces canaux. Le lieu de leur ouverture intérieure varie de même : je les ai vus se terminer, tantôt dans les trous déchirés, & tantôt dans les gouttières des sinus latéraux : à peu de distance des trous déchirés, quelquefois ces canaux ou trous manquent tout-à-fait.

36°. Le grand trou occipital : nous en

avons parlé dans l'expofition des dix paires de trous de la bafe du crâne.

37°. Les trous maftoïdiens poftérieurs : ces trous font placés derrière chaque apophyfe maftoïde : nous en avons expofé la ftructure & les variétés.

38°. Les trous pariétaux paroiffent fur la furface extérieure du crâne , à peu de diftance de l'extrémité poftérieure du bord fupérieur de chaque os pariétal. Leur pofition varie beaucoup. Ils font tantôt plus , tantôt moins reculés ; mais ils font ordinairement placés le long de la moitié poftérieure du bord fupérieur du pariétal : nous avons parlé de ces trous dans l'expofition de ceux qui paroiffent dans la furface intérieure du crâne.

Je n'ai pas cru devoir faire mention ici de quelques autres petits trous , qui , comme autant de pores, percent l'une ou l'autre table des os du crâne. Il y a tant de variétés dans leur nombre , qu'il n'eft pas poffible , ni de fe placer au deffus de ces variétés , ni de les rapporter toutes : d'ailleurs, ces petits trous, pour la plupart, difparoiffent dans l'âge parfait. Après avoir expofé les noms, la figure, la direction , la fituation des trous qui paroiffent dans la furface extérieure du crâne, je vais maintenant développer leur ufage.

CHAPITRE XXXVII.

De l'usage des trous & des canaux qui paroissent sur les dehors du Crâne sans pénétrer dans sa cavité.

JE vais suivre, dans l'exposition de l'usage des trous qui paroissent sur les dehors du crâne sans pénétrer dans sa cavité, l'ordre que j'ai suivi dans l'exposition de leur situation. Ainsi je vais d'abord parler de l'usage des trous sus-orbitaires, parce que ce sont ceux dont j'ai parlé les premiers.

1°. Chaque trou, ou chaque échancrure sus-orbitaire, sert à laisser passer de l'orbite sur le front & dans les sourcils, un ou plusieurs filets de nerfs, une artère & une veine. L'artère est un rameau de l'artère optique; le nerf est un cordon qui se détache de la première branche de la cinquième paire; la veine est une branche de la veine angulaire & de la veine ophthalmique. Ce trou met ces nerfs & ces vaisseaux à l'abri de toute compression. Leur délicatesse & leur sensibilité auroient été exposées à des meurtrissures, s'ils eussent passé sur le bord saillant de l'ar-

O v

cade orbitaire. Cependant il arrive quelquefois qu'un filet du nerf ophthalmique passe à côté du trou; mais le filet principal, appelé nerf sourcilier ou nerf frontal, passe toujours par la cavité du trou.

Les deux arrières petits trous, que l'on remarque assez souvent dans le trou ou échancrure sus-orbitaire, transmettent des artérioles dans la substance de l'os frontal.

2°. Nous avons déja indiqué l'usage du trou orbitaire interne & antérieur; nous allons ici le développer avec plus d'exactitude. Ce trou transmet de l'orbite dans la fosse ethmoïdale, un nerf & une artère : le nerf est un rameau de la première branche de la cinquième paire, appelé nerf ophthalmique de Willis; l'artère est un rameau de l'artère optique, & par conséquent vient primordialement de la carotide interne. Quelquefois l'artère seule passe par le trou orbitaire interne & antérieur, & alors le nerf qui passe par le trou orbitaire interne & postérieur est plus considérable que dans les sujets où il passe un filet de nerf par chacun de ces trous. Quelquefois aussi le contraire arrive : l'artère seule passe par le trou orbitaire interne & postérieur, & le nerf seul passe par le trou orbitaire interne & antérieur.

3°. Par le trou orbitaire interne &
postérieur, passent un nerf & une artère :
le nerf est un rameau de l'ophthalmique
de Willis ; l'artère est une petite branche
de l'artère optique : quelquefois ce trou
ne transmet que le nerf seulement ; d'autres fois il ne transmet que l'artère seulement.

4°. Par le troisième trou orbitaire interne, quand il existe, passe un rameau
de l'artère optique. Les nerfs & les artérioles qui passent par les trois trous orbitaires internes, étant arrivés dans le
crâne, se distribuent différemment : les
nerfs, après avoir donné quelques filets
à la dure-mère, pénètrent dans les fosses
nasales, à travers les trous de la lame
criblée ; mais les artères ne m'ont pas
paru sortir de nouveau du crâne ; elles se
distribuent dans la dure-mère, de la façon
que je le dirai dans le traité des artères.

5°. Par le trou orbitaire externe, un
rameau de l'artère maxillaire interne
s'insinue dans l'orbite, & se distribue dans
le périoste qui tapisse cette cavité, & dans
la glande lacrymale. Quelquefois ce trou
a un usage tout opposé, il transmet un
rameau de l'artère optique dans la fosse
temporale. Quand il s'ouvre dans l'orbite
seulement, il transmet un rameau de
l'artère optique dans la substance de la

grande aile de l'os sphénoïde : quand il s'ouvre dans la fosse temporale seulement, il transmet un rameau de l'artère maxillaire interne , dans la substance de la grande aile de l'os sphénoïde , & quelquefois dans celle de l'os frontal.

6°. Par le canal orbitaire inférieur , passe une artère & un nerf. L'artère est un rameau de la maxillaire interne ; par l'entre-ouverture de ce canal , il sort un ou deux petits filets de cette artère , qui se distribuent dans le périoste , & quelquefois dans la graisse de l'orbite. L'artère sous-orbitaire , après avoir parcouru la longueur du canal orbitaire , sort par le trou sous orbitaire ; mais elle donne , avant que de sortir du canal , deux rameaux qui s'insinuent dans les petits canaux subalternes , qui , ainsi que je l'ai dit , naissent du canal sous-orbitaire , je les ai appelés canaux maxillaires antérieurs : l'une des artérioles des canaux maxillaires antérieurs se perd dans la substance de l'os ; l'autre descend dans le sinus maxillaire , elle y paroît à nu pendant un petit trajet , elle se couvre de nouveau de son canal osseux , & va ensuite se distribuer aux alvéoles des dents incisives & à celle de la dent canine.

7°. L'autorité de plusieurs grands Anatomistes , qui avancent qu'il passe une ou

plufieurs artères par la fente fphéno-
maxillaire ; & que de cette artère, ou
de ces artères, après avoir fourni plufieurs vaiffeaux pour les parties de l'œil
& de l'orbite, il fe détache une branche
confidérable, qui fort de l'orbite pour
entrer dans le crâne, & fe diftribuer dans
la dure-mère; lautorité, dis-je, des Anatomiftes qui propofent cette ftructure,
n'a fervi qu'à m'engager à multiplier mes
recherches fur ce point d'anatomie, qui eft
intéreffant par rapport aux maladies des
yeux & de la dure mère ; car il n'eft point,
dans ces fortes de maladies, indifférent
pour le Médecin qui prefcrit les évacua-
tions néceffaires, de favoir fi l'œil reçoit
tous fes vaiffeaux de la carotide interne
feulement, ou s'il les reçoit de la carotide externe & de la carotide interne.
L'intérêt de la vérité, & l'importance du
fujet, m'obligent de faire connoître que
mes obfervations ne s'accordent nullement avec celles des Anatomiftes qui
m'ont précédé; elles n'ont fervi qu'à
m'autorifer à avancer que dans la plus
exacte vérité, il ne paffe ni nerfs, ni artères, par la fente fphéno - maxillaire,
pour fe diftribuer dans l'orbite. Je n'ai
vu tout au plus que des capillaires d'une
fineffe extrême, qui naiffoient à la vérité
de la maxillaire interne, & qui fe diftri-

buoient dans le périoste de l'orbite, sans
fournir aucuns rameaux, ni à l'œil, ni
à ses parties ; je n'en ai vu aucun qui
passât par la pointe de la fente sphénoïdale : l'artère qui passe par cette pointe
vient constamment de l'artère optique.

Mais, dira-t-on, peut-on nier que
l'artère & le nerf sous-orbitaire ne passent
pas en quelque sorte par la fente sphéno-
maxillaire ? Or, si cela est, il entre donc
dans l'orbite une artère de la maxillaire
interne, & un filet du nerf de la seconde
branche de la cinquième paire. Mais, de
ce que cette artère & ce nerf passent par
la fente sphéno-maxillaire, ce seroit aller
trop vîte que d'en conclure, que cette
artère & ce nerf soient propres à l'orbite.
Le nerf & l'artère sous-orbitaire soulèvent
en quelque sorte la tapisserie de l'orbite,
& passent entre elle & la face orbitaire
de l'apophyse orbitaire de l'os maxillaire :
à peine entrés, l'artère & le nerf pénètrent
dans le canal sous-orbitaire, pour être
transportés aux lieux de leur destination ;
& ces lieux, comme l'on sait, ne sont pas
dans l'orbite. Aussi, quand on a avancé
qu'il pénétroit dans l'orbite une artère,
qui étoit branche de la maxillaire interne,
on n'a pas entendu parler de l'artère sous-
orbitaire, mais d'une autre branche très-
clairement distinguée de celle-là. Or,

c'eſt de cette autre branche, dont l'exiſtence n'a ſûrement été propoſée que par une mépriſe, ou d'après une de ces variétés que l'on doit placer au nombre des plus rares; mais l'on doit bien ſe donner de garde de regarder cette branche de la maxillaire interne, qui pénétreroit dans l'orbite, fourniroit aux parties de l'œil, paſſeroit par la pointe de la fente ſphénoïdale, s'anaſtomoſeroit avec l'artère épineuſe, comme une diſtribution conſtante. Dans tous les ſujets ſur leſquels j'ai examiné la diſtribution des vaiſſeaux de l'œil, j'oſe avancer que je l'ai examinée ſur une multitude que l'on croiroit à peine, je ne crois pas avoir vu de branche de l'artère maxillaire interne paſſer par la fente ſphénoïdale, plus d'une ou deux fois. Je ne ſuis pas même bien certain de l'avoir directement apperçue. J'ai parlé ci-deſſus de l'uſage du trou optique, & de la fente ſphénoïdale; il ſeroit inutile d'y revenir.

8°. Le canal naſal contient le ſuc naſal, & conduit, comme l'on ſait, les larmes dans les cavités du nez: je ne lui connois pas d'autre uſage.

9°. Par les canaux zigomatiques, il paſſe des artères & des nerfs: les nerfs ſont des rameaux de la troiſième paire de nerfs; perſonne que je ſache ne les a décrits : les artères naiffent de l'artère optique. Mais il faut remarquer que, s'il y a bien des variétés dans le nombre, la direction, la pofition de ces canaux, il n'y en a pas moins dans l'origine des nerfs, & des vaiffeaux qui paffent par ces canaux : car il m'a femblé appercevoir que l'un des rameaux qui fort de l'artère fous-orbitaire, pour fe diftribuer dans le périofte de l'orbite, pénétroit dans un de ces canaux. De plus, pendant que dans la plupart des fujets, les nerfs & les vaiffeaux qui paffent par les canaux zigomatiques viennent de l'orbite, il ne laiffe pas de s'en trouver où les nerfs & les vaiffeaux viennent de l'extérieur; ils entrent par les ouvertures extérieures, & fe diftribuent dans la fubftance de l'os, & peut-être dans le périofte de l'orbite : les nerfs dans cette diftribution, que je dis être la plus rare, viennent de la portion dure, & les artérioles, des branches de communication de l'artère fous-orbitaire avec la maxillaire externe.

10°. Par le trou des os propres du nez paffent deux vénules, qui fe répondent dans la membrane pituitaire.

11°. Par le trou palatin antérieur paffe quelquefois un petit rameau de l'artère palatine, c'eft-à-dire, de cette branche de la maxillaire interne qui defcend dans la bouche & dans le palais par le canal palatin postérieur. Mais il est rare dans l'homme, que cette artère s'avance jusqu'au trou palatin antérieur, cependant cela arrive quelquefois. C'est pourquoi, l'usage dans lequel sont certaines personnes de la campagne, de se faire faire des incisions dans le palais par des gens sans lumières, & sans connoissance de la structure, leur peut être très-pernicieux; car quoiqu'il soit rare, ainsi que je l'ai dit ci-dessus, que l'artère palatine se prolonge jusques sur le devant de la bouche, par des rameaux que l'on doive respecter; il n'est pas rare que cette artère forme dans le palais un petit tronc, qui côtoye les alvéoles des dents molaires, & qui quelquefois, au lieu de marcher le long du bord alvéolaire, s'avance plus ou moins près du milieu du palais. Or, il est certain que l'ouverture d'une telle artère pourroit être suivie d'une hémorragie, que l'on auroit bien de la peine à arrêter.

L'on a travaillé jusqu'à présent, sans aucun fruit, à développer l'usage du trou palatin antérieur, & des deux canaux dont il est la réunion. La situation de ces canaux, qui sont très-voisins des ouvertures inférieures des sacs lacrymaux, le sentiment d'une liqueur qui quelquefois, & sur-tout quand on est enrhumé, ou quand on pleure, semble tomber sur le devant de la bouche & de la langue, a dû faire penser que leur usage est de recevoir une partie des larmes, & de les conduire dans la bouche. Il faut convenir, qu'à ne consulter que la structure des os, cet usage paroît fondé; mais quand on examine sur le frais les conduits incisifs, & le trou palatin antérieur ou trou incisif, l'on n'y apperçoit nulle cavité. J'ai fait, sans aucun succès, bien des tentatives pour trouver ce double chemin qui devroit conduire les larmes & la liqueur du nez dans la bouche, sans aucun succès.

Vainement j'ai tâché d'y introduire le stylet le plus fin, la soie de sanglier, l'air, l'injection poussée avec des seringues, garnies de canules d'une finesse extrême; tout cela a été inutile, ou n'a servi qu'à me convaincre que ces conduits, & la cavité du trou même, sont remplis de chairs qui en bouchent exactement les cavités.

Peu satisfait des recherches que j'avois faites sur l'homme, j'ai voulu voir si le palais du cheval seroit plus propre à répandre quelque jour sur l'usage du trou palatin antérieur. Mais dans cet animal, ce trou est rempli de chairs, ainsi que dans l'homme; la seule différence que j'y aie remarquée, c'est que constamment dans

le cheval, il paſſe de la bouche dans leurs
naſaux une artère conſidérable, & cette
artère eſt l'artère palatine, qui dans ces
animaux eſt d'une groſſeur aſſez conſidérable, pour devoir retenir la main des
Maréchaux, qui font ſouvent des inciſions
dans le palais des jeunes chevaux, s'ils
avoient une exacte connoiſſance du diamètre de l'artère palatine, qui eſt expo-
ſée, dans cette opération, au tranchant de
leur inſtrument.

12°. Par les trous ou canaux palatins
poſtérieurs, il deſcend, dans le palais
mobile & dans les foſſes palatines, deux
artères, une de chaque côté; & deux
nerfs, un de chaque côté: ces artères
ſont des branches de l'artère maxillaire
interne: les nerfs ſont des filets de la ſeconde branche de la cinquième paire,
appelée par M. Duverney, nerf maxillaire ſupérieur.

Quand, du canal palatin poſtérieur,
naiſſent d'autres petits canaux latéraux,
le nerf ou l'artère, quelquefois le nerf
& l'artère, ſe diviſent en autant de rameaux qu'il y a de différens petits canaux
latéraux: ces rameaux latéraux de l'artère palatine & du nerf palatin poſtérieur,
deſcendent le long de leurs petits canaux
oſſeux, ſe répandent dans le palais mobile, & ſe diſtribuent, ainſi que la tige

qui les produit, dans le palais mobile, la voûte du palais, la luette, les amygdales & les ouvertures des trompes, & dans les muscles de ces parties.

13°. Par les trous sphéno-palatins, il passe dans chaque fosse nasale deux artères & un nerf : les artères sont des rameaux d'un petit tronc artériel, qui naît de la maxillaire interne. Ce petit tronc ne produit que ces deux rameaux, qui sont les principales artères du nez. Quelquefois le petit, sans se diviser, avant que d'entrer dans le trou sphéno-palatin, passe dans le nez à travers ce trou, & il ne se divise qu'après son passage : c'est cette artère, qui, lorsque les polypes sont profonds, en rend l'extirpation dangereuse, par la grande hémorragie qui peut suivre une telle opération. Pour se convaincre de toute l'étendue du danger qu'il y a à la faire, il suffit de jeter un coup-d'œil sur le calibre de ce trou, ou sur celui des deux artères, qui en sont les branches principales, & sur l'impossibilité de faire une compression sur le lieu de leur ouverture. Le nerf est un filet très-considérable de la seconde branche de la cinquième paire : c'est le plus gros des cordons nerveux qui se distribuent dans l'organe de l'odorat.

14°. Près des trous sphéno-palatins, se

trouvent les ouvertures extérieures des fentes fphéno-maxillaires ; ces fentes font bouchées dans le frais par le périofte de l'orbite, & ne tranfmettent, ainfi que je l'ai dit en parlant de leurs ouvertures dans les orbites, rien dans la cavité de chaque orbite. Si l'on objecte que le nerf & l'artère fous-orbitaire paffent par la partie la plus reculée & la plus baffe des fentes fphéno-maxillaires, & que par conféquent la fente fphéno-maxillaire tranfmet des nerfs & des artères, il fuffit, pour que cette objection tombe d'elle-même, de favoir que l'artère & le nerf fous-orbitaire paffent entre le périofte de l'orbite & entre l'os maxillaire, fans répandre d'autres rameaux que ceux que j'ai indiqués, lefquels ne vont nullement à l'œil, ni à fes parties.

15°. Par les trous ptérigoïdiens, & par les canaux ptérigoïdiens, ou canaux de *Vidus Vidius*, ainfi appelés parce que cet Auteur eft un des premiers qui les ait décrits avec exactitude, quoiqu'ils ne fuffent nullement inconnus à Véfale, paffent deux nerfs & deux artères ; ces artères font de petits rameaux des maxillaires internes, elles font très-petites ; les nerfs font encore plus difficiles à appercevoir, ils font des rameaux de la feconde branche de la cinquième paire. L'artère & le nerf entrent dans ces canaux par leurs ouvertures antérieures. Ils vont horizontalement de devant en arrière, & se font appercevoir dans les grands trous, par lesquels nous avons dit qu'il ne passoit rien.

16°. Par les canaux ptérigo-palatins, passent deux artérioles & deux nerfs : ceux-ci naissent de la seconde branche de la cinquième paire : les artères sont des rameaux des artères maxillaires internes. Personne, que je sache, n'a décrit ces canaux ; personne n'a fait mention des artères & des nerfs qu'ils reçoivent.

17°. Par le grand trou ovale, passe la troisième branche toute entière de la cinquième paire ; il y passe aussi quelquefois une petite artère & une petite veine : cette veine ne pourroit-elle pas être regardée comme un des émissaires de M. Santorini ? Mais ni l'artère, ni la veine, ne se montrent pas toujours. Il faut convenir que le cordon du nerf de la cinquième paire, est presque toujours accompagné d'une ou plusieurs vénules.

18°. Entre le trou ovale & le grand trou, il se trouve assez souvent un trou qui n'a pas échappé à la sagacité du grand Vésale. Par ce trou, passe une veine quelquefois assez considérable, qui rapporte le sang de la dure-mère. Cette veine est sans doute un des émissaires de M. Santorini. Mais ce trou manque souvent :

ainsi les émissaires de M. Santorini ne peuvent exister constamment, à moins qu'ils n'aient d'autres routes qui m'aient échappé.

19°. Je me suis expliqué ci-dessus, sur l'usage du grand trou, que l'on remarque entre la pointe du rocher, l'apophyse basilaire & l'os sphénoïde; l'artériole ptérigoïdienne & le nerf ptérigoïdien répandent leurs derniers rameaux dans la substance dont il est rempli. J'appelle nerf ptérigodien & artère ptérigoïdienne, le nerf & l'artère qui passent par l'un & l'autre canal ptérigoïdien.

20°. Par le trou épineux, passe l'artère épineuse : cette artère est accompagnée d'une & quelquefois de deux veines.

21°. En parlant de l'usage des dix paires de trous de la base du crâne, j'ai fait mention de celui du canal recourbé de la carotide interne; l'intercostal y passe avec le tronc de l'artère, & une artériole accompagne le nerf.

22°. Dans la scissure glénoïdale est contenu, premièrement, le muscle externe du marteau; 2°. une artériole, qui tantôt est un rameau de l'artère temporale, & tantôt de l'artère maxillaire interne; 3°. un petit nerf qui se détache d'un cordon considérable, que la troisième branche de la cinquième paire donne à la langue, &

qui, par un mouvement rétrograde, passe par la fente glénoïdale, & s'insinue dans la cavité du tympan, la traverse, & va se terminer dans le tronc de la portion dure; on appelle ce petit nerf corde du tympan. Mais ce nerf, ainsi que je l'ai fait connoître ci-dessus, passe souvent par un petit conduit particulier.

23°. Par le trou stylo-mastoïdien, passe la portion dure du nerf auditif.

24°. Par le trou condyloïdien postérieur, ou par le canal condyloïdien postérieur, il passe une veine qui communique dans l'intérieur du crâne avec les sinus latéraux ; elle communique hors le crâne, avec les sinus vertébraux. Je ne parle point ici de l'usage de plusieurs autres trous qui paroissent sur la surface extérieure du crâne, parce que j'en ai parlé ci-dessus.

CHAPITRE XXXVIII.

Mécanique & usage des Sutures.

JE pourrois m'étendre ici beaucoup sur l'usage & la mécanique des sutures des os du crâne ; mais ce sujet ayant été traité par M. Hunauld, dans les Mémoires de l'Académie royale des Sciences,

Sciences (*a*), j'ai cru ne pouvoir mieux faire que de communiquer au public les idées de ce célèbre Professeur, en donnant ici son Ouvrage, tel qu'on le trouve dans les Mémoires de l'Académie. Un tel parti plaira sans doute à ses Élèves, qui maintenant dispersés dans les différentes contrées, non-seulement de l'Europe, mais de la terre entière, y occupent les premières places de la Médecine. Ils sentiront renaître, à la lecture de l'Ouvrage d'un Maître qu'ils adoroient, cette ardeur qui les enflammoit au sortir de l'Amphithéâtre du Jardin du Roi, & se rappelleront leur ancienne amitié pour celui auquel M. Hunauld confioit le soin de leur faire connoître ce que l'Anatomie moderne a de plus recherché.

Vésale, & après lui des Anatomistes de grande réputation (*b*), nous ont dit, qu'en examinant la calotte du crâne humain, on ne remarque sur sa face concave, à l'endroit des sutures, que des lignes plus ou moins irrégulières; au lieu qu'à la face convexe, les dents (comme

____

(a) *Année 1730, pag. 545 & suiv.*

(b) *Vésale, de Corporis humani fabricâ, lib. I. cap. 6 Eustachi, Ossium examen. Fallope, expositio de Ossibus, cap. 13. Spigel, de humani Corporis fabricâ, lib. II. cap. 7. Mémoires de l'Académie royale des Sciences de 1720, page 347.*

Partie II.   P

tout le monde le fait), y font très-fenfibles. On peut encore expofer cette même
remarque d'une autre façon, en difant,
que les dents qui uniffent les os coronal,
pariétaux & occipital entre eux, ne fe
trouvent qu'à la table externe & au diploé,
& qu'il n'y a point de dentelure à la table
interne de ces os.

Prévenu en faveur d'une obfervation
qui vient de fi bonne part, & que j'avois
vérifiée plufieurs fois, je fus fort étonné
en y trouvant par la fuite des exceptions.
Je voulus m'affûrer, en examinant quantité de crânes, fi ces exceptions n'étoient
point un jeu de la nature ; & voici ce que
j'ai trouvé.

Les crânes qu'on étudie le plus, &
dont on fépare les os pour la démonftra-
tion, font affez fouvent des crânes de
fujets morts au-delà de la jeuneffe. On ne
trouve point pour l'ordinaire de dents à
la table interne de ces crânes ; & plus les
fujets font avancés en âge, & plus l'union
des os en dedans de la calotte du crâne
paroît en forme de lignes : ces lignes
mêmes s'effacent entièrement dans la
vieilleffe. Au contraire, dans le bas âge,
il y a des dents à la table interne de la
calotte du crâne, & les futures paroiffent
à fa furface concave. Ces dents & ces futures y font d'autant plus apparentes, que

les sujets sont plus jeunes. Voilà une variété bien certaine, bien constante, &
qui fait porter à faux l'observation de
Véfale, & des autres Anatomistes que
je viens de citer. C'est de cette variété
dont je vais tâcher de développer les
causes.

Une voûte a plus d'étendue à sa surface
convexe qu'à sa surface concave; & plus
une voûte est épaisse, & plus sa surface
interne est petite par rapport à l'externe.
Cette différence d'étendue est cause que
les pièces qui composent une voûte,
doivent être taillées obliquement pour
être appliquées les unes à côté des autres.
Si l'on suppose que les pièces d'une voûte
fassent également effort pour s'augmenter
suivant toutes leurs dimensions, la pression
de ces pièces les unes contre les autres
sera plus forte vers la surface concave
que vers la surface convexe. Ces idées
simples, appliquées à ce qui se passe dans
l'augmentation du crâne, fourniront, je
crois, la raison que je cherche.

Dans l'enfance, le coronal, les pariétaux & l'occipital commencent peu-à-peu
à s'ajuster ensemble par le moyen des
dents & des échancrures qui se trouvent à
leurs bords. Ces os sont alors très-minces,
& les dents qui se trouvent gravées dans
toute leur épaisseur, sont aussi longues à

la table interne qu'à l'externe ; ainſi les futures coronale , ſagittale & lambdoïde , paroiſſent à la ſurface concave de la calotte du crâne , de même qu'à la ſurface convexe. Mais bientôt enſuite les choſes changent. Les os du crâne ſe preſſent mutuellement les uns & les autres à meſure que leur étendue augmente : comme en même temps leur épaiſſeur devient plus conſidérable , il faut néceſſairement que les dents aient moins de longueur à la table interne qu'à l'externe , & il faut que la pointe de ces mêmes dents ſoit taillée obliquement ; car la calotte du crâne , ainſi qu'une voûte , a moins d'étendue à ſa ſurface concave qu'à ſa ſurface convexe : ainſi les bords des os qui la compoſent , pour pouvoir s'appliquer à côté les uns des autres , doivent être taillés obliquement.

A meſure que l'épaiſſeur du crâne augmente , les dents deviennent de plus en plus moins longues à la table interne qu'à l'externe. Cette inégalité de longueur fait que les échancrures , qui ne ſont que les interſtices des dents , ont auſſi moins d'étendue à la ſurface concave du crâne qu'à la ſurface convexe ; par conſéquent , ſi l'on regarde le dedans de la calotte du crâne , quand il commence à acquérit une certaine épaiſſeur , les futures y doivent

paroître moins confidérables qu'à la furface externe.

Voilà donc déja les dents moins longues
& les échancrures moins profondes à la
table interne qu'à l'externe : mais il faut
encore quelque chofe de plus ; car, avec
l'âge, les échancrures fe rempliffent entiérement à la table interne , & les dents
y difparoiffent entiérement.

Lorfque les os de la calotte du crâne
commencent à fe preffer réciproquement
par l'augmentation de leur étendue , la
partie de la pointe des dents qui appartient
à la table interne , preffée contre les
échancrures de l'os oppofé , trouve moins
de réfiftance vers la fubftance fpongieufe
du diploé , que contre la table interne
des échancrures où fes dents font engagées : cette partie de la pointe des dents
qui appartient à la table interne , fe diri-
gera donc vers le diploé. Le peu d'épaiffeur de la table interne rend cette déter-
mination facile. La table interne de la
dent , en fe portant ainfi vers le diploé ,
forme un talus , & perd le niveau du
dedans du crâne : mais la table interne
du fond de l'échancrure en profite bientôt
en s'avançant fur le talus de la dent oppofée ; & elle s'y avance d'autant plus ,
que les os faifant plus d'effort les uns
contre les autres vers leur furface concave

qu'ailleurs, y sont plus disposés à s'étendre vers les endroits où il se trouve une diminution de résistance (*a*).

Voilà donc en même temps deux nouvelles causes qui contribuent à effacer les sutures du dedans de la calotte du crâne : 1°. toute la pointe des dents qui se relève vers le diploé, cesse de paroître en dedans du crâne ; 2°. la table interne qui s'avance du fond de chaque échancrure, diminue la longueur des dents du côté de leur racine : ainsi par ce double moyen, peu-à-peu & avec le temps, les dents se trouvent effacées au dedans du crâne ; il n'y paroît plus de suture, & l'union des os ne s'y fait appercevoir que par des lignes.

On peut facilement s'assurer de la vérité de ce que je viens de dire ; car dans les crânes d'un certain âge, après qu'on en a séparé les os, on voit à la surface concave la pointe des dents taillée en talus. Ce talus se remarque encore mieux en rajustant ces os séparés. On voit aussi la table interne du fond de chaque échancrure qui s'avance considérablement vers l'os opposé, & le bord de ces avances est très-mince.

La pointe des dents qui appartient à la

____

(a) *Figure I.*

table interne se porte vers le diploé, &
non pas vers le dedans du crâne, parce
que les fibres *A B* (*a*), dont la dent *B D*
est une continuation, en se déterminant
vers le diploé *D*, affectent plus la ligne
droite; au lieu qu'en se réfléchissant en
dedans du crâne *C*, elles feroient un
angle *A B C*. Or le suc qui coule continuellement dans ces fibres, tend plutôt
à leur donner la *rectitude*, ou, ce qui est
la même chose, à les diriger vers *D*.

On ne peut pas dire que par le même
raison la partie de la dent qui appartient
à la table externe, devroit se réfléchir à
l'extérieur du crâne : car, 1°. la table
externe est plus épaisse que l'interne ;
ainsi la table externe des dents d'un os,
& la table externe des échancrures de l'os
opposé, se touchent par une plus grande
surface que leurs tables internes : 2°. les
dents ne sont pas pressées contre les
échancrures qui les reçoivent, aussi fortement à la table externe qu'à la table
interne. Je pourrois encore assigner une
autre cause qui rend l'effort des os, les
uns contre les autres, plus grand à leur
table interne qu'à l'externe ; c'est l'action
continuelle du cerveau, qui, causée par
le battement continuel des artères, oblige

(*a*) *Figure I.*

la table interne à s'étendre, & augmente la preſſion de ce côté-là.

Il arrive ſouvent, par un effet de cette preſſion plus forte à la table interne qu'à l'externe, que la partie de la dent BD, qui s'eſt déterminée vers le diploé D, devient plus longue que la partie de la dent qui eſt à la ſurface convexe. Les fibres de la table interne d'un os trouvant dans la table interne de l'os oppoſé beaucoup de réſiſtance à leur allongement, s'allongent d'autant du côté où elles rencontrent moins de réſiſtance. Voilà d'où vient la longueur des pointes qui ſont engagées dans le diploé.

On ſait aſſez combien les dents qui forment les ſutures, contribuent à affermir l'union des os : cependant on pourroit dire que ſi les deux pariétaux, par exemple, étoient ſeulement appliqués l'un contre l'autre, ſans qu'il y eût de dents à leur bord ſupérieur, ils ne pourroient être enfoncés, à moins qu'il n'arrivât fracture, par un fardeau appuyé ſur la ſuture ſagittale, ni par un coup donné ſur la même ſuture ou aux environs (je ſuppoſe que la partie inférieure de ces os ſoit bien retenue). En voici la raiſon. La table externe des pariétaux eſt plus grande que leur table interne, à cauſe que la calotte du crâne a plus d'étendue à ſa furface convexe qu'à fa furface concave : ainfi la table externe d'un pariétal eft retenue par la table interne de l'autre pariétal. En effet, l'enfoncement ne peut arriver, que le bord fupérieur du pariétal droit n'avance fur le côté gauche, & que le bord fupérieur du pariétal gauche n'avance fur le côté droit, d'où il naît un obftacle à la dépreffion de la partie fupérieure des deux pariétaux. Mais lorfque le crâne n'a encore que peu d'épaiffeur, & que la table interne d'un os eft, à très-peu de chofe près, auffi étendue que l'externe, fi l'on fuppofe que les pariétaux ne fe touchent que par un bord tout uni, ils vacilleront, & ne fe foutiendront pas l'un l'autre : mais les dents d'un pariétal s'avançant fur la table interne du pariétal oppofé, & *vice verfâ*, affujettiffent le bord fupérieur des pariétaux, & s'oppofent à leur enfoncement. Ce que je viens de dire des deux pariétaux, regarde tous les os unis par future dentelée.

Pour revenir aux futures, les dents qui les compofent ne font pas toutes de la même longueur. Les petites dents, qui ne font féparées que par de petites échancrures, difparoiffent les premières. Plufieurs dents d'une longueur inégale, placées à côté les unes des autres, fe confondent, & n'en font plus qu'une d'une largeur

confidérable, lorfque les interftices qui
les féparent font remplis. Il fe trouve
encore des dents beaucoup plus longues
que les autres : celles-ci difparoiffent plus
tard, ou ne difparoiffent même jamais
entiérement. Toutes ces inégalités donnent à l'union de l'os, en dedans du crâne,
la figure de lignes irrégulières.

On voit par tout ce que je viens de
dire, que s'il ne paroît point de dents à la
furface concave du crâne, ce n'eft point
pour empêcher, comme on le dit ordinairement, que la dure-mère ne foit bleffée
dans les cas de fracture ou d'enfoncement
à l'endroit des futures, mais c'eft par une
fuite néceffaire de la conformation des os
du crâne & de fa figure.

Lorfque les dents de la table interne
font effacées, & que les futures ont dif-
paru du dedans du crâne, les os qui le
compofent ne laiffent pas encore quelquefois de s'étendre. Le diploé, en s'épaif-
fiffant de nouveau, écarte les deux tables ;
ces tables mêmes augmentent en épaiffeur : auffi voit-on dans les fujets d'un
certain âge, & fur-tout dans ceux dont
les crânes font fort épais, que les dents
n'occupent pas la moitié de l'épaiffeur des
os ; enfuite les os s'uniffent & fe foudent
infenfiblement enfemble ; de forte que la
plupart des différentes pièces de la calotte

du crâne n'en font plus qu'une. Ils commencent à se souder par la table interne, parce que la partie interne de la membrane, dont je parlerai dans la suite de ce Chapitre, s'ossifie la première; ou, si l'on veut, en attendant une autre cause, on peut dire que le suc osseux tendant toujours à étendre & à dilater les fibres des os dans le temps même que le crâne ne peut plus augmenter de volume, les surfaces par lesquelles les os se touchent à force de se presser, s'unissent & se soudent ensemble. Or, comme la pression de ces os est plus forte à la table interne qu'à l'externe, les os commencent à se souder par leur table interne : ainsi s'effacent jusqu'aux lignes qui en dedans du crâne distinguoient auparavant les différens os. Peu-à-peu la soudure gagne, pour ainsi dire, de la table interne vers l'externe, les dents d'un os se soudent avec les dents d'un os voisin; & ce n'est qu'après beaucoup de temps que le suc osseux, en passant & repassant d'un os à l'autre, fait disparoître de la surface convexe du crâne les marques mêmes des sutures.

Ces observations & les suivantes, que m'a fournies l'examen d'un grand nombre de crânes, sont aussi assurées que s'il avoit été possible de les faire toutes successivement sur un même sujet. On ne peut en vérifier toutes les circonstances, qu'en examinant des crânes de différens âges, & en séparant avec attention les os qui les composent.

Au reste, il paroîtra peut-être que je me suis un peu trop étendu sur la matière que je viens de traiter; mais si l'on fait attention que personne ne l'avoit encore examinée avec des yeux physiciens, on verra que j'ai été obligé de peser un peu plus que je n'eusse fait, sur les raisons que j'ai données. J'eusse encore été beaucoup p'us long, si j'eusse voulu suivre la plupart des Auteurs jusques dans les petits détails de quantité de petites choses où ils sont entrés à l'occasion des sutures, détails qui quelquefois sont peu justes, souvent inutiles, & toujours ennuyeux, lorsqu'une saine théorie ne les accompagne pas.

Les os nommés surnuméraires, clefs, ou *ossa Wormiana*, suivent, quand ils se trouvent, la même analogie que les autres os du crâne. Comme ils font partie de la voûte du crâne, ils paroissent plus grands au dehors qu'au dedans; & plus le crâne où ils se trouvent est épais, plus leur surface interne est petite à l'égard de l'externe. Les dents qu'ils avoient d'abord gravées dans les deux tables, disparoissent peu-à-peu de l'interne, & leur union avec les autres os ne s'y remarque que comme une ligne. Il leur arrive encore, avec l'âge, ce qui arrive aux autres os du crâne, c'eft de s'unir avec eux en dedans, pendant qu'à la furface convexe ils en paroiffent encore diftingués ; de forte qu'on jugeroit d'abord qu'ils ne pénètrent pas, & qu'ils n'ont jamais pénétré jufques dans la concavité du crâne. Je ne nie pas pour cela qu'il n'y ait de petits os furnuméraires qui ne s'étendent pas jufqu'au dedans du crâne.

J'ai vu des furnuméraires tout-à-fait différens de ces derniers, & dont perfonne, je crois, n'a encore parlé. Ils paroiffent à l'intérieur du crâne, & ne s'étendent pas jufqu'à la table externe ; il y en a dans beaucoup de crânes, ils font placés à l'endroit des futures. Ils tombent ordinairement quand on démonte les pièces du crâne ; & lorfqu'on remonte ces pièces, on croit, fans y faire trop d'attention, que le vide qu'ils ont laiffé en fe détachant, eft caufé par la rupture d'une dent.

Il me femble avoir remarqué que dans les petits crânes les dents difparoiffent, & les futures s'effacent plus tôt que dans des crânes plus grands & plus étendus. Si cela eft, c'eft apparemment une fuite de la différence qui fe trouve entre la furface concave & la furface convexe dans une voûte plus ou moins cintrée.

L'examen des futures vraies ou dentelées m'a conduit naturellement à l'examen
des futures fauffes ou écailleufes. La différence qui fe trouve entre ces deux fortes
de futures, montre affez que leurs ufages
doivent être différens. Dans l'une, les os
s'uniffent par le moyen des avances & des
enfoncemens qui font à leurs bords; dans
l'autre, le bord d'un os eft appliqué fur
le bord d'un autre os, & pour s'ajufter
ainfi, ils font tous les deux taillés en
bifeau. Prefque tous les Anatomiftes ont
ou propofé des raifons de cette différence,
ou ont adopté quelques-unes des raifons
qu'on avoit propofées avant eux; cependant, en les examinant toutes, on fent
bien qu'on n'en a point encore de fuffi-
fantes. Celle que je vais propofer, me
paroît mieux fondée.

Un fardeau appuyéfur une voûte, ou le
poids feul de la voûte, tend à déjeter en
dehors les murs ou les piliers qui la fou-
tiennent : c'eft par une réfiftance placée
en dehors de la voûte qu'on s'oppofe à
cet effort. Voilà à quoi fervent les murs-
boutans & les arcs-boutans.

Un fardeau confidérable *A* (*a*), placé
fur le fommet de la tête, tend à enfoncer
en dedans la future fagittale *B*, ou, ce

(a) *Figure II.*

qui est la même chose, le bord supérieur *CC* de chaque pariétal *CD*, *CD*; cela ne se peut faire que le bord inférieur *D*, *D*, des pariétaux ne soit écarté & déjeté en dehors. Un coup donné sur le haut de la tête fait la même chose. Or, c'est à cet écartement en dehors des bords inférieurs des pariétaux, que s'opposent les temporaux *FF*. Etant appliqués fortement, comme ils le sont, contre la partie inférieure de chaque pariétal, ils font la fonction de véritables murs-boutans qui retiennent & assujettissent les pariétaux.

Un effet de la suture dentelée est de contribuer à empêcher que les pièces qui la forment ne s'enfoncent en dedans, comme je l'ai fait voir plus haut; mais elle ne s'oppose point à leur écartement en dehors, il n'y a que la partie de quelques dents, engagée dans le diploé, qui y pourroit faire un obstacle, mais bien foible. Une suture dentelée qui uniroit les pariétaux avec les temporaux, résisteroit à une compression faite sur la partie latérale de la tête, ou à un coup porté sur le même endroit; mais elle ne s'opposeroit pas à l'écartement en dehors causé par un fardeau ou un coup sur le sommet de la tête, & c'est-là ce que font merveilleusement bien les temporaux par la portion écailleuse, ou le biseau qui est à leur bord supérieur,

& qui s'applique si parfaitement à l'écaille ou biseau du bord inférieur des pariétaux. Ce que je viens de dire de la portion écailleuse de l'os des tempes, se doit également entendre des deux portions écailleuses de l'os sphénoïde, qui s'appliquent de la même manière sur l'angle antérieur & inférieur de chaque pariétal.

Pendant que la suture écailleuse s'oppose à l'écartement du bord inférieur des pariétaux, la suture sagittale qui est dentelée, s'oppose, comme je l'ai dit, à l'enfoncement de leur bord supérieur. C'est par ce double moyen que les pariétaux sont en état de soutenir des fardeaux aussi considérables que ceux qu'on voit sur la tête de quantité de gens; la suture sagittale a même d'autant moins à souffrir de l'action d'un fardeau, que les temporaux arc boutent plus fortement. Si l'on fait attention que dans la suture sagittale, ainsi que dans les autres sutures dentelées, les dents d'un os sont appuyées seulement sur la table interne de l'os opposé, laquelle est fort mince, & que les dents ont beaucoup moins d'épaisseur que le reste de l'os, on verra combien il importe que la partie inférieure des pariétaux soit solidement assujettie : ainsi les temporaux arc-boutant avec force, soutiennent une partie du fardeau appuyé sur la suture fagittale , & la foulagent de cette façon.

A préfent , on peut bien facilement répondre à une queſtion que fe font faite la plupart des Anatomiſtes , & qui leur a paru ſi embarraſſante. Ils demandent pourquoi la portion écailleufe des temporaux recouvre en dehors la portion écailleufe des pariétaux (*a*) ; & pourquoi , au contraire , le bord des pariétaux n'eſt pas à l'extérieur (*b*)?

Pour que les temporaux puiſſent faire la fonction de murs boutans , il faut qu'ils ſoient , pour ainſi dire , inébranlables dans leur ſituation. C'eſt auſſi ce qu'on reconnoît en démontant les pièces d'un crâne , lorſqu'après avoir ôté les pariétaux , on tire en dehors le bord ſupérieur des temporaux encore unis avec l'os occipital & l'os ſphénoïde. On ne fera point étonné de leur fermeté , en conſidérant de quelle façon chaque os des tempes eſt engagé & aſſujetti par le moyen de l'occipital & du ſphénoïde.

Un coup porté ſur le bas des pariétaux fait tout le contraire d'un coup donné ſur la future fagittale , ou d'un fardeau

***

(*a*) *Figure II.*

(*b*) *Véſale* , *lib. I. cap. 6. Fallope , expoſitio de Oſſibus , cap. 13. Mémoires de l'Académie royale des Sciences de 1720 , p. 349 & ſuiv.*

appuyé sur la même suture : il tend à enfoncer en dedans la partie inférieure des pariétaux, & à déjeter en dehors leur partie supérieure. Tout l'artifice dont j'ai parlé, & qui est si propre à empêcher l'effet d'un fardeau ou d'un coup sur le sommet de la tête, ne s'oppose nullement à l'effet d'un coup donné sur le bas d'un pariétal. Voici ce qui résiste à un pareil coup.

Le bord supérieur du coronal est soutenu pour l'ordinaire par les pariétaux (*a*); mais aux parties latérales du coronal, on voit la table interne, qui beaucoup plus longue que l'externe, fait une avance assez considérable BC (*b*) qui soutient un pareil prolongement FG (*c*) de la table externe des pariétaux : ainsi un pariétal poussé vers le dedans par un coup donné à sa partie inférieure, est retenu par cette avance de la table interne du coronal. Il y a de plus au bord supérieur de l'os des tempes, entre la portion écailleuse & la portion pierreuse, une échancrure d'une figure particulière, où s'engage la partie H du pariétal (*d*). C'est ce qui assujettit

---

(a) *Figures* 3 *&* 6.
(b) *Figure* 4.
(c) *Figure* 5.
(d) *Figures* 5 *&* 6.

encore fortement la partie inférieure de ce dernier os.

Ce n'est pas seulement au bord du coronal & des pariétaux qu'il se trouve des espèces d'*avances* & d'*enfoncemens*, ou de la table interne ou de l'externe ; la coupe de la plupart des os n'est pas perpendiculaire à l'os. Le bord d'un os a (*a*) souvent deux coupes ; de sorte qu'il s'unit avec son voisin en deux différens sens : il le soutient, pour ainsi dire, & il en est soutenu. Ces coupes sont plus ou moins obliques, par rapport au corps de l'os. La coupe de la partie supérieure DF (*b*) du bord antérieur de chaque pariétal qui regarde en haut, n'est pas aussi apparente que la coupe de la partie inférieure FG (*c*) des mêmes pariétaux qui regarde intérieurement. Il en est ainsi de la double coupe du coronal AB, BC (*d*), qui s'ajuste avec celle de chaque pariétal. La partie supérieure du bord de l'os des tempes qui s'articule avec l'os sphénoïde, regarde en dedans, & la partie inférieure du même bord regarde en bas. La partie du bord de l'os sphénoïde qui s'articule avec l'os des tempes a par conséquent une double

(a) *Figures* 3. 4. 5. & 6.
(b) *Figure* 6.
(c) *Figure* 5.
(d) *Figures* 3. & 4.

coupe, mais en sens contraire. On n'a fait jusqu'à présent, ce me semble, aucune mention de cette double coupe de la plupart des os du crâne, ni de ses effets, qui sont de rendre l'union des os entre eux plus ferme & plus solide.

Au reste, il faut faire remarquer que les dents de la partie inférieure du bord antérieur des pariétaux sont tellement disposées avec les dents du coronal, qu'elles concourent par leur union à l'action que j'ai attribuée aux temporaux, en empêchant l'écartement en dehors de la partie inférieure des pariétaux.

On ne connoît d'autre union entre les différens os du crâne, que celle qui se fait par la différente disposition de leurs bords. On regarde tous les os du crâne comme des pièces qui ne sont unies entre elles, que parce que leurs bords différemment configurés s'ajustent les uns avec les autres. On sait que la plupart de ces pièces se soudent ensemble peu-à-peu dans la vieillesse ; mais ce qu'on ne sait point, c'est que toutes ces pièces, dans tous les âges, n'en sont véritablement qu'une seule ; qu'elles ne sont pas seulement appliquées les unes contre les autres, & que dans tout le crâne, dès le moment de sa formation, il n'y a pas une seule interruption de continuité.

Pour s'assurer de cette vérité, qui en a d'abord si peu les apparences, il faut avec soin enlever le péricrâne dessus une suture : on apperçoit alors la continuité d'un os avec son voisin par le moyen d'une membrane qui est placée entre deux, & qui fait partie de l'une & de l'autre. On remarque des filets membraneux qui, sortant du fond des échancrures, s'implantent dans les dents de l'os opposé, & qui, lorsqu'on remue en différens sens un des os qui forment la suture, s'étendent & se relâchent. Après avoir détaché exactement la dure-mère, on apperçoit la même chose au dedans du crâne. Tout cela se remarque très-bien dans la tête d'un enfant mort d'hydrocéphale.

Cela se concevra sans peine, si l'on fait attention à la manière dont se forment les différens os du crâne. Le crâne, dans un fœtus peu avancé, n'est qu'une membrane qui se métamorphose insensiblement en os. Un endroit de cette membrane commence peu-à-peu à s'ossifier ; cette ossification gagne & se continue par des lignes qui partent comme d'un centre de l'endroit où l'ossification a commencé. Dans différens endroits de cette calotte membraneuse, commencent en même temps d'autres ossifications, qui de même font du progrès & s'étendent. Lorsqu'elles font parvenues à un certain point, le bord de chaque offification commence à prendre en partie la conformation que le bord de l'os doit avoir par la fuite, & à s'ajufter avec l'offification voifine.

Au bord fupérieur du pariétal droit, l'offification fe continue en forme de dents qui gagnent jufqu'à la partie gauche de la calotte membraneufe. L'offification du pariétal gauche fe continue de même à fon bord fupérieur par des dents qui gagnent jufques du côté droit dans les intervalles membraneux, que les dents du pariétal droit, en fe formant, laiffent entre elles. Par-là on s'apperçoit, qu'entre les deux pariétaux, il doit refter une portion de membrane, qui eft interpofée entre le pariétal droit & le gauche, & qui, lorfqu'elle fera offifiée, ne fera plus qu'un os de deux pariétaux.

Au refte, on ne doit pas être plus étonné de trouver entre les deux pariétaux, par exemple, une portion membraneufe, que d'en trouver entre les pièces offeufes de l'occipital d'un fœtus. Quand on lève avec adreffe dans un enfant la dure-mère & le péricrâne à l'endroit de la fontanelle, ne voit-on pas une membrane qui eft continue avec les deux pariétaux & le coronal, laquelle fait partie de ces trois os, & qui s'offifie avec l'âge?

On n'apperçoit point d'autre différence entre ces différentes portions membraneuses, si ce n'est que les unes s'ossifient très-promptement, & les autres avec plus ou moins de lenteur. Les membranes qui séparent les pièces osseuses de l'occipital d'un fœtus, s'ossifient peu après la naissance : celle qui se trouve à la fontanelle disparoît, excepté à l'endroit des sutures, à trois ou quatre ans plus ou moins. Il en est de même de la membrane qui sépare en deux le coronal, & qui cependant quelquefois subsiste jusqu'à la vieillesse. Celle qui est entre les deux pariétaux, ainsi que celles qui sont enttre les os du crâne & de la face, s'ossifient presque toutes dans un âge avancé, les unes plus tôt, les autres plus tard.

Je n'ai jamais observé cette membrane avec plus de plaisir que dans l'endroit des sutures écailleuses. On y découvre que cette membrane est composée de deux lames, de même que le crâne est composé de deux tables. Après avoir emporté le péricrâne de dessus la suture écailleuse du temporal avec le pariétal, vous voyez de la portion écailleuse de l'os temporal partir, pour ainsi dire, une membrane qui va former la table externe du pariétal. En dedans du crâne, après avoir emporté la dure-mère, on voit une membrane

continue à la table interne du temporal,
& à la portion écailleuse du pariétal,

Cette observation, aussi bien que quelques autres, prouve que les portions écailleuses des os ne sont pas formées par les
deux tables.

En examinant le crâne de plusieurs
fœtus de différens âges, il m'a paru que
les fibres osseuses, qui s'étendent du milieu
de l'os comme d'un centre vers sa circonférence, & qui étant unies ensemble par
le moyen de petites fibres transverses,
forment les mailles dout parle M. Malpighi; il m'a paru, dis-je, que ces fibres
sont composées de petites lames appliquées les unes sur les autres, à peu près
comme les écailles des poissons. L'existence de ces lames est prouvée, parce
qu'on les apperçoit dans les crânes qui se
décomposent par une longue exposition
aux injures de l'air, & dans les os qui
s'exfolient : mais, comme je viens de le
dire, on les peut encore observer dans
les os du crâne d'un fœtus peu avancé,
lorsqu'ils sont tout nouvellement débar-
rassés des autres parties, ou qu'on les a un
peu laissés dans l'eau. En courbant alors
légèrement ces os suivant la longueur de
leurs fibres, on voit ces petites lames qui
se soulèvent & s'écartent les unes des
autres par une de leurs extrémités.

Il

Il y a dans le crâne des choses qui font
fenfibles, qui font de conféquence, qui
ne demandent que des yeux pour être
apperçues, & qui ont, je crois, échappé
à tous les Anatomiftes. Telle eft la différence qui fe trouve prefque toujours entre
les deux trous par où les jugulaires communiquent avec les finus latéraux, ainfi
qu'entre les foffes où eft logée la tête des
mêmes jugulaires. Ce trou, & cette foffe
font fouvent, du côté droit, une ou deux
fois plus grands que du côté gauche. Pour
s'en convaincre, il n'y a qu'à jeter la vue
fur plufieurs crânes. Cette inégalité dans
les trous & les foffes des deux jugulaires
internes, eft une fuite d'une obfervation
qu'a faite M. Morgagni fur un fujet (a), &
qui m'a paru conftante ; c'eft que le finus
latéral droit eft plus large & contient
plus de fang que le gauche : ainfi le fang
du finus latéral droit, pour entrer dans
la jugulaire droite, a dû fe conferver un
paffage plus grand dans le crâne que celui
du gauche. L'inégale quantité du fang
dans les deux finus latéraux, vient de ce
que le finus longitudinal fupérieur, comme
l'a entrevu M. Vieuffens, & comme le
trajet de ce finus, qui eft gravé fur les os,

(a) *C'eft dans l'explication de la première Figure
de la première Planche de fes fixièmes Adverfaires.*

Partie II. Q

le fait appercevoir même dans les crânes décharnés, ne se divise pas également dans les deux sinus latéraux. Ce sinus décharge le sang qu'il contient dans le sinus latéral droit, ainsi que l'a parfaitement bien développé (*a*) l'illustre M. Morgagni, & le gauche n'en reçoit qu'une médiocre quantité par une, ou deux, ou quelquefois trois petites communications qu'il a ordinairement avec le droit.

Comme il se trouve dans quelques sujets que le sinus longitudinal supérieur se décharge également dans les deux sinus latéraux, alors le diamètre des jugulaires & des trous par où elles prennent naissance est égal du côté droit & du côté gauche. Quand le sinus longitudinal se détourne dans le sinus latéral gauche, comme il arrive très-rarement, puisque dix sujets ouverts exprès n'en ont fourni à M. Morgagni qu'un seul exemple; c'est du côté gauche que le sinus, la jugulaire, la fosse & le trou sont plus grands.

Cette différence entre ces parties du côté droit & du gauche, avec quelques autres raisons, m'ont fait dire il y a long-temps, qu'il y a de la différence entre la saignée qu'on fait à la jugulaire droite, & celle qu'on fait à la gauche.

____

(*a*) *Adversaria VI. animadvers.* 14.

Je crois qu'on peut retrancher du nombre des os qu'on compte ordinairement
dans la tête, les deux cornets inférieurs
ou les lames spongieuses inférieures du
nez. Il m'a souvent paru que ce ne sont
point des os particuliers, mais des portions
de l'os ethmoïde. Je les ai vus attachés à
l'os ethmoïde dans des têtes de différens
âges, chacun par une lame dont la figure
est souvent différente, & qui quelquefois est percée. Ces lames descendent de
devant en arrière, & vont de la partie
antérieure latérale de l'os ethmoïde au
bord supérieur des cornets inférieurs. J'ai
des os ethmoïdes séparés du reste de la
tête, auxquels les cornets inférieurs sont
restés attachés. Comme les lames osseuses
qui font cette union sont très-minces &
très-fragiles, on les casse presque toujours,
& d'autant plus facilement, qu'ils sont
retenus avec l'os maxillaire par leur apophyse en forme d'oreille qui est engagée
dans le sinus maxillaire. Les cornets inférieurs se soudent avec l'os du palais, &
ensuite avec l'os maxillaire : mais cette
union ne les doit pas faire regarder comme
faisant partie de l'un ou de l'autre de ces
os. Presque tous les os qui se touchent,
s'unissent & se soudent ensemble avec
l'âge, les uns plus tôt, les autres plus tard.
Une pièce osseuse peut être regardée

comme un os particulier , lorsque dans l'âge où les os sont bien formés, on ne trouve point entre elle & les pièces voisines une continuité non interrompue d'ossification.

Pour avoir un os ethmoïde auquel les cornets inférieurs restent attachés, je choisis une tête où ces cornets ne soient point encore soudés avec les os du palais & les os maxillaires. J'ouvre le sinus maxillaire par sa partie externe ; je détruits le bord de l'os maxillaire sur lequel l'oreille du cornet inférieur est appliquée. Pour ne point en même temps détacher le cornet de l'os ethmoïde, il faut un peu d'adresse & de patience , & avec cela ne réussit-on pas toujours. L'oreille du cornet étant ainsi dégagée, on ôte l'os maxillaire qui suit ordinairement l'os du palais , & le cornet reste attaché à l'os ethmoïde.

Au reste , il n'est pas besoin de cette préparation , si l'on veut seulement s'assurer de la continuité des lames spongieuses inférieures avec l'os ethmoïde : il ne faut que consulter des têtes où il n'y a rien de détruit , on verra presque toujours que du bord supérieur de chaque cornet inférieur s'élève une lame qui va s'attacher à l'os ethmoïde ; & lorsque les cornets inférieurs sont séparés de l'os ethmoïde , on

apperçoit sur leur bord supérieur de petites éminences osseuses qui ne paroissent
être que les restes de la lame rompue.

CHAPITRE XXXIX.

Sur les Sinus sphénoïdaux.

QUAND on examine l'os frontal &
l'os sphénoïde dans un jeune sujet, &
qu'on les compare à ceux d'un adulte,
on y apperçoit des différences sensibles
& qui ont été connues de la plupart des
Anatomistes. Ces différences consistent
principalement dans les cavités creusées
dans la substance de ces os: dans l'adulte,
ces cavités ont été appelées sinus, &
n'existent point dans les os des jeunes
sujets. Les sinus de l'os frontal sont formés
par un écartement des deux tables de cet
os; mais il n'en est pas tout-à-fait de
même de ceux de l'os sphénoïde. Deux,
& fort souvent quatre os avec l'os sphénoïde, concourent à les produire : en
voici deux, dont on n'a point encore fait
l'histoire. Ce sont deux petits os contournés, à peu près comme les cornets du
nez. Ils se trouvent sous l'os sphénoïde,
& antérieurement : je les appelle cornets
sphénoïdaux.

Chaque cornet est large par sa partie antérieure, qui est percée par une échancrure qui forme l'ouverture du sinus sphénoïdal. De sa partie antérieure & de son bord interne, descend une lame qui s'applique & se colle sur l'épine sphénoïdale, & jointe avec sa pareille, lui forme une gaîne. Ces deux lames s'approchent après avoir enveloppé cette épine, se collent l'une contre l'autre, & forment une espèce de cloison, reçue dans l'écartement des deux lames du bord supérieur du vomer, vers son extrémité postérieure. Son bord externe se joint avec la partie la plus élevée de l'os du palais. Son extrémité postérieure est pointue, dure, solide, plus épaisse que tout le reste de l'os, & est reçue dans une rainure de l'os sphénoïde, gravée entre l'épine de cet os & la base de son apophyse ptérigoïde. Elle est cachée & pincée par l'avance postérieure de la lame verticale de l'os du palais. Son bord externe fait la partie supérieure de ce trou, appelé improprement sphéno-palatin. Cette dénomination ne me paroît pas exacte dans les jeunes sujets, parce que cet os ne faisant point partie de l'os sphénoïde, ce trou commun qu'il forme avec l'os du palais, ne doit aucunement emprunter son nom de l'os sphénoïde. Sa face supérieure regarde l'os

fphénoïde, & fait la bafe du finus fphénoïdal : fa face inférieure regarde la foffe
nafale & le derrière de l'os ethmoïde.

Cet os eft quelquefois tellement foudé
avec l'os du palais, qu'il eft impoffible
de les féparer fans les détruire l'un ou
l'autre.

L'os du palais, quoique bien diftingué
du cornet fphénoïdal, contribue quelquefois, par une cavité en forme d'entonnoir, à agrandir l'étendue du finus fphénoïdal. Quelquefois auffi, il tient lieu de
cornet fphénoïdal ; mais c'eft une variété
rare.

Le cornet fphénoïdal, dans quelques
fujets, s'avance dans la cavité du finus,
&, par des fibres & de petites lames, ta-
piffe tout ce creux de l'os fphénoïde, qui
forme le deffus & le derrière du finus.

Il fe foude avec l'os fphénoïde, tantôt
plus tôt, tantôt plus tard ; mais toutes
les éminences de l'os fphénoïde, qui font
épiphyfes dans les premières années, font
foudées, & l'os a fa véritable figure, &
ces os reftent encore fort long-temps fé-
parés.

De cette expofition, il eft facile de
conclure que les finus fphénoïdaux ne
font pas tout-à-fait formés aux dépens de
l'os fphénoïde feulement : ces deux cornets, comme deux gaînes offeufes, &

Q iv

quelquefois les sommités des os du palais, en font une grande partie, & souvent sans que le corps de l'os sphénoïde se creuse, par une mécanique qui est difficile à comprendre : les sinus sphénoïdaux peuvent être fort grands, & le sont réellement par l'augmentation de ces os, qui ne peuvent s'agrandir sans que les sinus augmentent : ainsi l'agrandissement des sinus sphénoïdaux se fait comme celui de la cavité du crâne. Cependant il faut convenir que le corps de l'os sphénoïde se creuse un peu.

CHAPITRE XL.

Des Clefs ou Os surnuméraires du Crâne.

CES os sont situés dans la suture lambdoïde, & quelquefois dans la suture sagittale. Leur nombre varie ; ils sont de différentes figure & grandeur. Ils forment tous partie de la voûte du crâne ; leur figure annonce leur usage : ils paroissent tous comme autant de pièces d'une voûte. Leur surface, ainsi que dans tous les os du crâne, est plus grande en dehors qu'en dedans : elle est convexe par dehors & un peu concave par dedans.

Ils font quelquefois fitués dans les
bords poftérieurs des os pariétaux, quelquefois dans les bords fupérieurs de l'os
occipital ; quelquefois , c'eft le plus ordinaire, ils font placés & dans les bords
poftérieurs des pariétaux , & dans les
bords fupérieurs de l'os occipital. L'on
en trouve auffi dans les bords fupérieurs
des pariétaux , & dans l'union des portions maftoïdiennes des temporaux avec
l'os occipital. L'on trouve encore quelquefois un à deux de ces os , placés à peu
de diftance de la partie moyenne d'un
des os pariétaux , ou de l'os occipital.

La furface intérieure de ces os eft
d'autant plus petite , qu'ils ont plus d'é-
paiffeur. Leur fubftance , ainfi que celle
des os larges du crâne , eft une couche de
diploé , renfermée entre les deux tables
du crâne.

La table externe qui recouvre chacun
de ces os eft unie par future avec les os
voifins , fuivant M. Winflow (*a*); leur
table interne eft unie aux os voifins fans
future. M. Hunauld (*b*) prétend qu'ils font
unis par future , tant en dedans qu'en
dehors ; ce qui eft très-vrai dans plufieurs
fujets. Mais les dents de la future interne

(a) *Traité des os fecs* , p. 172.
(b) *Mémoires de l'Académie* , an. 1730. p. 551.

disparoissent avec l'âge : celles mêmes de
la suture externe disparoissent souvent
dans la vieillesse ; mais, comme le remarque cet Académicien, les os surnuméraires ont cela de commun avec tous
les os du crâne. Quelquefois on trouve
dans un même endroit plusieurs os surnuméraires, les uns auprès des autres, &
alors leurs bords sont tellement construits
qu'ils se prêtent mutuellement des sou-
tiens & des appuis.

L'on observe encore cette structure
dans leurs unions avec les grands os ; ils
en sont soutenus & ils les soutiennent à
leur tour. Cette structure paroît dans tous,
mais bien plus clairement dans les grands
os surnuméraires que dans les petits. Il
y a plusieurs os surnuméraires qui se soudent tellement avec les grands os du crâne,
qu'il ne reste aucun vestige de leur ancienne séparation ; de sorte qu'il y en a
beaucoup plus, & ils sont beaucoup plus
grands dans les jeunes sujets que dans les
personnes avancées en âge. L'on en remarque quelques-uns qui sont soudés
exactement dans l'intérieur du crâne,
c'est-à-dire, par leur table interne avec
les os voisins, pendant qu'ils sont encore
très-distingués dans leur table externe ; la
distinction est encore très-apparente.

J'ai quelquefois vu des os surnumé-

raires qui ne pénétroient pas jusques dans
l'intérieur du crâne ; mais ce qui est bien
plus rare, j'en ai vu quelques-uns qui ne
pénétroient pas jusqu'à la table externe,
quoiqu'on les apperçût très-distinctement
dans l'intérieur du crâne. J'ai apperçu ces
os surnuméraires en séparant les os du
crâne : je les ai pris pendant bien du temps
pour des dents qui se cassent assez souvent
dans le temps de la séparation ; mais je
me suis convaincu que quelques-uns des
os qui tomboient dans ce même temps
étoient de petits os surnuméraires, tels
que ceux dont je viens de parler.

J'ai quelquefois observé à l'endroit de
la fontanelle un grand os surnuméraire,
de figure carrée, qui s'articuloit avec l'os
frontal & avec les pariétaux. J'en ai encore observé quelques-uns dans les unions
de quelques os de la face entre eux.

Il y a long-temps qu'on ne croit plus
que les os surnuméraires fassent dans la
voûte du crâne la fonction des clefs des
voûtes ordinaires : que ces os existent ou
qu'ils n'existent pas, l'assemblage des os
qui composent la voûte du crâne n'en est
ni plus ni moins solide.

L'usage des os surnuméraires est le même
que celui de toutes les pièces qui contribuent à former la voûte dont ces os font
partie. Quoiqu'ils n'aient pas la propriété

Q vj

fpéciale d'être comme le centre de la preffion, que toutes les pièces de la boîte offeufe du crâne font les unes fur les autres, leur connoiffance exacte n'eft pas moins intéreffante : fans cette connoif-fance, on pourroit quelquefois prendre pour une fracture, ce qui ne feroit qu'une future, formée par l'union d'un ou de plufieurs os furnuméraires avec les os voifins.

La plupart des Anatomiftes modernes gardent un profond filence fur la ftructure & la pofition de ces os, plufieurs même ne parlent pas de leur exiftence. Riolan(*a*) les a jugés dignes de trouver place dans fes écrits. » Il faut obferver, dit-il, qu'il » y a dans certains crânes des portions » offeufes tout-à-fait féparées par leurs » propres futures, des autres os du crâne » dont nous avons parlé : ces portions » offeufes fe trouvent vers les extrémités » de la future lambdoïde entre l'os pier-» reux & entre l'os occipital. Ces portions » offeufes ne peuvent ni ne doivent aug-» menter le nombre des os du crâne, que » nous avons fixé à huit. *Animadverfione* » *dignum in quibufdam craniis portiones* » *offeas propriis futuris omninò feparatas* » *ab offibus cranii jam commemoratis, re-*

____

(a) *Comment. fur les os*, page 476.

» *periri circa fines suturæ lambdoidis inter*
» *os petrosum & occipitale ; quæ tamen por-*
» *tiones osseæ nec debent, nec possunt augere*
» *numerum ossium cranii octo narium à*
» *nobis constitutum.* »

Le silence que gardent les Anatomistes
sur la formation & le développement des
os surnuméraires , m'autorise à avancer
qu'ils ont vraisemblablement pensé que
ces os , étant comme autant de portions
osseuses des grands os larges du crâne , se
développoient de même & dans le même
temps. Voici ce que le hasard & quelques
recherches m'ont appris sur la formation
de ces os. Après avoir mis plusieurs têtes
de fœtus & de jeunes enfans à macérer ,
afin de séparer avec plus de facilité les os
du crâne & de la face , il m'est plusieurs
fois arrivé (& je ne doute nullement que
la même chose n'arrive à tous ceux qui
ont recours à la macération pour désunir
les os du crâne) , d'appercevoir plusieurs
petits placards blanchâtres, comme autant
de petits morceaux d'une matière de chaux
ou crétacée sur l'étendue de la suture
lambdoïde & de la suture sagittale , dans
les fœtus à terme & dans les petits enfans.
Ces petits morceaux de matière blanchâtre m'en ont imposé pendant quelque
temps ; je les ai pris pour une matière
huileuse & terreuse , durcie & réunie par

pelotons, tels qu'on en voit dans le temps
de la macération des vieux sujets ; mais
plusieurs observations réitérées me dé-
couvrirent l'erreur dans laquelle j'étois.
J'examinai avec la pointe du scalpel s'il
n'y avoit pas quelque matière particulière
renfermée dans chacun des morceaux
blanchâtres que j'appercevois dans la suture sagittale & lambdoïde. Je trouvai que
tous ces petits morceaux que je prenois
pour des flocons blancs d'une huile
épaisse, étoient autant de petits os naiffans, dont le contour étoit environné
d'une membrane, formée par la dure-
mère & par le péricrâne, adossés l'un fur
l'autre. Je jugeai dès-lors que ces petits os
naissans ne pouvoient être autres que des
os surnuméraires ; mais, pour qu'il ne
manquât rien à la solidité d'un tel jugement, il étoit nécessaire de les suivre &
de les examiner depuis l'état de naissance
dans lequel je les voyois, jusqu'à cette
étendue & cette dureté qu'ont ordinairement les os surnuméraires dans l'âge où
ils paroissent le plus clairement. Le siége,
la figure, un certain air de ressemblance,
les enveloppes membraneuses ou cartilagineuses dont ils étoient environnés, tout
me portoit à croire qu'un tel jugement
trouveroit, dans une certaine suite d'observations, un fondement solide,

Pour le trouver, j'examinai des têtes d'enfans de différens âges : dans toutes, j'examinai le progrès que les petits corps blancs que j'avois remarqués dans les sutures lambdoïde & sagittale faisoient, & je vis distinctement que ces petits corps ou placards blancs, qui m'avoient paru d'abord comme des gouttes d'un lait qui se prend & se change en crême ou en fromage, ou comme ces gouttes blanches dans lesquelles se transforment les huiles long-temps laissées dans l'eau, passoient successivement de cet état dans un état de dureté & de fermeté telle que celle des os, & qu'ils étoient les véritables os surnuméraires.

Leur nombre, dans nos premières années, est très-grand : j'en ai quelquefois apperçu près de vingt. La plupart disparoissent ; les uns se soudent dès l'enfance avec les bords des os pariétaux, de l'occipital & des temporaux : les autres se soudent les uns avec les autres. De sorte que tel os surnuméraire dans un sujet de dix, quinze ou vingt ans, qui nous paroît unique dans les temps de sa formation, n'a été que le quatrième ou le cinquième d'un petit morceau d'os surnuméraire, qui peu-à-peu en se dilatant, & en prenant de nouveaux accroissemens, se sont touchés & soudés par leurs bords ; de forte que, de quatre à cinq petits, il n'en est resté qu'un.

Dautres, au contraire, naissent solitairement, environnés de toutes parts d'une substance membraneuse, se prolongent en tout sens, à peu près comme les os larges du crâne dans leur formation : de leur milieu, comme d'un centre commun, partent des fibres rayonnées, qui par leurs extrémités forment des dentelures qui s'insinuent dans les intervalles que laissent entre elles les dents des os larges voisins, soit des pariétaux, soit de l'occipital, soit des temporaux, & forment avec ces grands os des sutures qui ne disparoissent qu'après bien des années dans certains os surnuméraires. Dans d'autres, ces sutures subsistent, non-seulement dans l'âge parfait, mais même jusqu'au temps de la vieillesse. Dans tous les os larges du crâne, l'ossification commence au centre de chaque os, ou dans le centre de chacune des épiphyses de chaque os ; car tous les os du crâne, si l'on en excepte les os pariétaux, sont dans les commencemens composés de plusieurs pièces : l'ossification se prolonge du centre de l'os ou du centre de chaque épiphyse ; l'on voit alors une infinité de rayons osseux partir d'un ou de plusieurs centres, d'un seul centre dans les pariétaux,

de plufieurs centres dans tous les autres os
du crâne ; mais à mefure que les fibres
offeufes s'éloignent du centre, elles s'af-
foibliffent, elles deviennent plus rares,
elles laiffent entre elles de grands efpaces
vides, qui font en partie remplis par des
fibres nouvelles ou fecondaires qui naiffent des côtés des fibres primitives, c'eft-
à-dire de celles qui partent du premier ou
des premiers centres de l'offification ; mais
ces fibres latérales, quelque nombreufes
qu'elles foient, ne pourroient remplir
elles feules les vides & les efpaces angulaires que laiffent entre elles les fibres
primitives. Alors la nature, par une fuite
de la fimplicité & de l'uniformité des lois
qu'elle fuit, commence une feconde offification dans les os du crâne, comme dans
les os longs. Dans tout le contour de
chaque os large, elle entreprend une offification nouvelle ; la partie membraneufe
ou cartilagineufe que laiffent entre eux
les os nouvellement formés, eft grande :
il s'en faut beaucoup que dans cet état
les os fe touchent par leurs bords. Elle
fait naître de toute l'étendue des intervalles membraneux que laiffent entre eux
les os naiffans du crâne, du fœtus, & de
l'enfant, une multitude furprenante de
petites épiphyfes, & ces petites épiphyfes font les corps ou placards blancs dont

j'ai parlé ci-deſſus. De ces différentes épiphyſes, il y en a qui ſont très-voiſines des
bords des os naiſſans ; il y en a d'autres
qui en ſont plus éloignées.

Celles des épiphyſes qui ſont les plus
voiſines des bords des os naiſſans, ou
plutôt des extrémités des fibres rayonnées
de ces os, envoient une partie de leurs
fibres au devant des fibres rayonnées des
os naiſſans : une autre partie de leurs
fibres s'inſinue dans les intervalles que
laiſſent entre elles les fibres primitives
des grands os, & achèvent de remplir
les vides. Il y a donc dans les os larges
du crâne, ainſi qu'il a été dit des os longs,
deux oſſifications, dont chacune commence ſon ouvrage dans des temps différens. La première oſſification commence
dans le centre de chaque os, ou dans le
centre de chaque principale pièce dont
cet os eſt compoſé ; mais la ſeconde commence dans la circonférence de chaque
os, ou plutôt un peu plus loin que la
circonférence de chaque os. Les rayons
oſſeux de la première oſſification partent
du centre & s'étendent à la circonférence ;
les rayons oſſeux de la ſeconde oſſification partent de la circonférence & s'étendent vers le centre. Mais il n'y a, parmi
les corps ou placards blancs que j'ai dit
être placés dans les intervalles des ſutures

des os du crâne, que ceux qui font les plus voifins des bords des os naiffans qui fuivent cette règle.

Ceux des corps ou germes blanchâtres que l'on apperçoit dans les intervalles membraneux qui féparent les os du crâne qui font les plus éloignés de ces bords, fe font une offification particulière, & deviennent des os diftingués; ce font les os furnuméraires. Mais affez ordinairement, quelque diftingués qu'ils foient dans l'enfance, comme les grands os fe ferrent les uns & les autres par leurs bords, & fe preffent mutuellement, il arrive que tel os furnuméraire qui paroiffoit très-diftinctement féparé des autres os, fe foude peuà-peu; fes futures commencent par ne paroître plus que par des lignes, & bientôt elles difparoiffent tout-à-fait.

CHAPITRE XLI.

Epiphyfes des Os du Crâne.

Nous avons fixé le nombre des os du crâne à huit dans l'âge parfait; mais dans le fœtus & dans l'embryon, ce nombre eft beaucoup plus grand, parce que plufieurs des os du crâne font compofés de différentes pièces offeufes, féparées les unes des autres par des espaces, les uns membraneux, les autres cartilagineux : la fubftance offeufe de chacun des os augmentant, ces efpaces, qui dans les premiers temps font très-grands, diminuent peu-à-peu, à mefure que chaque os s'amplifie, & difparoiffent enfuite tout-à-fait d'abord que les os fe touchent par toute l'étendue de leurs bords.

L'on concevra facilement ces vérités, fi l'on jette les yeux fur la tête d'un embryon dans les premiers temps de fa formation. Le crâne alors n'eft point offeux, ce n'eft qu'une veffie, qui gonflée d'air eft tranfparente, & qui le devient encore plus, fi après l'avoir foufflée on la fait deffécher.

Dans des embryons un peu plus avancés, ce n'eft plus une fimple veffie membraneufe dans tous les points de fon étendue : c'eft une veffie membraneufe à la vérité, mais qui, dans différens points de fon étendue, offre aux yeux deux germes d'offification, à cet endroit où doit éclore l'os frontal ; qui en offre quatre à l'endroit où doit naître l'occipital ; qui en préfente cinq à l'endroit où doit naître l'os fphénoïde ; qui en offre trois à l'endroit où le temporal commence à paroître, & trois à l'endroit où l'ethmoïde commence à fe manifefter.

Ainsi dans le fœtus l'os frontal est composé de deux os qui se réunissent & se soudent à cet endroit que nous avons appelé l'épine frontale. Dans l'os ethmoïde on remarque trois parties, dont deux sont placées latéralement, la troisième occupe une situation moyenne de ces trois parties : les deux latérales sont osseuses ; celle qui est au milieu des deux parties latérales forme la cloison du nez, & est cartilagineuse : c'est une lame cartilagineuse qui s'ossifie dans la suite, & forme dans les narines la lame perpendiculaire de l'ethmoïde ; & dans la cavité du crâne, cette apophyse connue sous le nom d'apophyse crista-galli.

Les deux parties latérales de l'os ethmoïde sont donc les premières ossifiées ; ces deux parties sont attachées à la partie moyenne par une couche cartilagineuse horizontale, percée de plusieurs trous ; c'est la lame criblée ou *cribreuse* de l'os ethmoïde. Ainsi l'on pourroit dire que l'os ethmoïde dans le fœtus est composé de quatre parties, dont deux sont osseuses, & deux sont cartilagineuses.

L'os sphénoïde est composé, dans le fœtus qui n'est pas à terme, de cinq parties osseuses ; & entre toutes ces parties, se remarquent des cloisons en partie membraneuses, en partie cartilagineuses De

ces cinq parties, l'une eſt le corps de l'os
ſphénoïde ; deux autres doivent être
dans la ſuite ſes petites ailes ; les deux
autres doivent devenir ſes grandes ailes.
Les petites ailes ſont les premières qui ſe
ſoudent avec le corps de l'os ; les grandes
ailes ne ſe ſoudent avec le corps que
quelque temps après les petites.

L'os occipital eſt compoſé de quatre
pièces oſſeuſes, dont une eſt ſupérieure,
deux ſont latérales, la quatrième eſt inférieure. La pièce ſupérieure eſt la plus
large, & ne fait qu'une très-légère partie
du grand trou occipital ; elle ſe ſoude avec
les deux latérales : celles-ci forment les
deux côtés du grand trou occipital, & les
condyles pour l'articulation de la tête
avec la première vertèbre. Elles ſont dans
le fœtus plus épaiſſes que la pièce ſupérieure, mais incomparablement plus
étroites & moins étendues. L'inférieure
eſt l'apophyſe cunéiforme ou baſilaire qui
fait dès-lors la partie antérieure du trou
occipital.

L'os des tempes eſt compoſé de trois
portions oſſeuſes, dont une eſt la partie
pierreuſe ou le rocher ; l'autre eſt la partie
écailleuſe ; la troiſième eſt un cercle oſſeux. Le cercle oſſeux commence par ſe
ſouder avec la partie écailleuſe ; enſuite il
ſe ſoude avec la partie pierreuſe ; & la

partie pierreuse elle-même se soude avec la partie écailleuse : ensuite le cercle osseux se prolonge de dedans en dehors, & forme le canal auditif.

Dans les embryons, les osselets de l'organe de l'ouïe sont cartilagineux ; je les ai vus peu différens d'une consistance mucilagineuse ; quelquefois je ne les ai point trouvés : ils n'étoient pas encore ossifiés, quoique la partie pierreuse commençât déja à se manifester. La tête & le col du marteau s'ossifient avant le manche & avant l'apophyse grêle : le corps de l'enclume est la première partie de cet os qui s'ossifie ; les deux cuisses sont les dernières : l'osselet lenticulaire reste cartilagineux autant de temps que les cuisses de l'enclume. La tête de l'étrier est la partie de cet os qui s'ossifie la dernière.

C'est une erreur de croire que ces os, dans le fœtus, soient d'une grandeur égale à celle qu'ils ont dans l'adulte ; mais ils sont plus grands proportionnellement qu'aucun des os du fœtus ; car dès-lors il ne manque rien à leur forme ni à leur figure, & leur solidité diffère peu de celle qu'ils ont dans l'adulte.

Dans les embryons, l'os maxillaire est quelquefois composé de plusieurs parties ; je l'ai quelquefois très-distinctement vu divisé en deux, une antérieure & l'autre poſtérieure. Dans l'antérieure, l'apophyſe naſale, & les alvéoles des dents inciſives & canines, étoient renfermées : l'autre partie étoit la tubéroſité & la portion poſtérieure du bord alvéolaire.

A la partie ſupérieure des os du palais, entre ces os & entre le corps de l'os ſphénoïde, j'ai découvert deux lames oſſeuſes, à peine ſenſibles dans le fœtus ; mais qui ſe développent peu-à-peu aprés la naiſſance : ces deux lames ſe contournent en des eſpèces de cornets, & vont s'unir à l'os ſphénoïde, dont ils forment le devant, & la moitié antérieure des ſinus. La mâchoire inférieure eſt compoſée de deux pièces oſſeuſes, ſéparées de l'endroit du menton par une couche en partie membraneuſe, en partie cartilagineuſe.

CHAPITRE XLII.

Configurations ſingulières des os du Crâne.

ON trouve, dit M. Hunauld (*a*), aſſez ſouvent dans la ſtructure des parties, une conformation différente de celle qui eſt

______

(*a*) *Mémoires de l'Académie*, année 1740, p. 371 & ſuiv.

appelée

appelée naturelle, parce qu'elle se présente plus ordinairement. La plupart des
Anatomistes ont paru plus occupés du soin
de donner la description de ces variétés,
que d'en chercher les causes. Je vais
tâcher de découvrir par quelles voies la
nature s'écarte, dans quelques occasions,
de sa façon ordinaire d'agir, c'est-à-dire,
ce qui peut occasionner la structure singu-
lière de quelques parties.

On trouve assez souvent des têtes où
la suture sagittale est prolongée jusqu'à
la racine du nez, & partage l'os coronal
en deux. Il y a des Anatomistes qui ont
regardé les crânes où on remarque une
pareille suture, comme particuliers à un
sexe plutôt qu'à l'autre.

Pour trouver la cause de cette division
du coronal, il faut remonter jusqu'à l'état
des os du crâne dans l'enfance. Cet os
est alors toujours divisé en deux parties
latérales; ainsi la même séparation qui se
trouve entre les deux pariétaux, se rencontre aussi entre les deux pièces qui composent alors le coronal. Ces deux pièces
du coronal s'unissent entre elles par des
dents; ensuite elles se soudent ensemble,
& la suture disparoît. Cette soudure, qui
se fait pour l'ordinaire de bonne heure
dans les pièces du coronal, se fait aussi
presque entre tous les autres os du crâne,
mais dans la vieillesse seulement. J'ai fait

Partie II.　　　　　　　　R

voir ailleurs (*a*) comment cela se passe. Mais si les deux pièces qui composent le coronal, s'épaississent & se durcissent avant que leur soudure soit formée, la future reste pour ne plus s'effacer que dans un âge très-avancé.

On peut pousser plus loin la réflexion que je viens de faire. J'ai trouvé dans le crâne d'un assez grand nombre d'enfans, le coronal & les deux pariétaux soudés ensemble, sans qu'il restât le moindre vestige de leur ancienne séparation (*b*). Il y a apparence que les os s'étant développés, & ayant augmenté dans les premiers temps plus promptement à proportion que le cerveau, ces os encore tendres se sont soudés ; mais lorsque le cerveau croît à proportion autant ou plus que les os du crâne, ces os alors plus pressés de dedans en dehors, ont moins de disposition à s'unir entre eux ; ainsi, acquérant de l'épaisseur & de la solidité avant leur soudure, ils deviennent moins propres à se souder. De-là on peut conclure que si le développement du cerveau est lent dans les enfans & l'ossification prompte,

----

(*a*) *Voyez les Mémoires de l'Académie*, an. 1730, page 545.

(*b*) *Voyez l'Histoire de l'Académie*, année 1734, page 43.

la suture qui est entre les deux pièces du coronal s'efface plus tôt : au contraire, lorsque le développement du cerveau est prompt & l'ossification lente, la suture qui partage le coronal en deux pièces se conserve long-temps.

Ce qui est un crâne actuellement, n'a été dans les premiers temps qu'une membrane, dont l'ossification s'est, pour ainsi dire, emparée. Assez souvent l'ossification est arrêtée dans quelques parties de cette membrane. J'ai plusieurs os de jeunes sujets où l'on apperçoit des portions de cette membrane dans lesquelles l'ossification a été arrêtée, & qui par conséquent sont restées membraneuses. Si la cause qui a arrêté le progrès de l'ossification subsiste, tandis que le reste, qui est osseux, croît & durcit, alors, ce qui pour l'ordinaire n'est qu'un seul os, en formera deux. Voilà l'origine des sutures singulières, ou, si l'on veut, surnuméraires, qu'on trouve quelquefois, aussi bien que celle des os nommés *clefs* ou *ossa Wormiana*. J'ai de ces os où l'ossification s'est arrêtée depuis une de leurs extrémités jusqu'à l'extrémité opposée. Dans quelques autres os, on voit des espaces plus ou moins étendus qui se sont conservés membraneux ; il y en a où, au milieu de ces espaces membraneux, on apperçoit un commencement d'ossification.

Je dirai en paſſant, que j'ai un crâne
où on avoit appliqué une couronne de
trépan. Le trépané étant mort avant la
guériſon du trépan, j'ai trouvé une membrane qui occupe toute l'étendue du trou,
& qui ſort de la table interne. Il me paroît
que cette membrane étoit la baſe de l'oſſification qui ſe devoit faire. Voilà qui eſt
bien différent de l'idée qu'on donne de la
façon dont le trou du trépan ſe remplit.

On jugeroit que le cerveau ſeroit plus
diſpoſé à ſe détruire qu'à ſe prêter à un développement différent de celui qu'il doit
naturellement acquérir, ſi l'on fait attention qu'il eſt un aſſemblage d'une infinité
de tuyaux d'une petiteſſe extrême, &
que les parties qui compoſent ces tuyaux
n'ont entre elles qu'une liaiſon bien
foible. En effet, on ſait que lorſque l'injection a pénétré juſque dans la ſubſtance corticale, ſi on remue un peu cette
ſubſtance dans l'eau, ſes parties ſe détachent les unes des autres, que les vaiſſeaux ſe détruiſent, & qu'il ne reſte que
des filets de cire prodigieuſement petits,
qui ont pénétré juſque dans leur cavité.
Cependant comme il ſe trouve un aſſez
grand nombre de crânes qui ont une con-
figuration biſarre, il faut que le cerveau
s'y ſoit développé d'une façon qui y réponde. On dit que les Caraïbes preſſent le
devant de la tête de leurs enfans, & leur

applatiffent extrêmement le front. J'ai un crâne que feu M. Reneaume, de qui je l'ai reçu, m'a affuré être d'un Caraïbe ; il n'a abfolument point de front. Le coronal commence à s'applatir à la hauteur des fourcils, & fe porte en arrière horizontalement jufqu'à ce qu'il foit prêt à fe réunir avec les deux pariétaux. Ce crâne femble regagner poftérieurement en longueur ce qui lui manque fur le devant.

J'ai le crâne d'un fujet affez avancé en âge, où on voit au milieu de la future fagittale un enfoncement confidérable qui avoit été fait dans fa jeuneffe. Cet enfoncement eft remplacé par deux efpèces de boffes qui font fur les côtés du même crâne. Je conferve un crâne qui eft fort refferré fur les côtés, & il a en récompenfe beaucoup d'étendue de devant en arrière.

Je pourrois en faire voir encore plufieurs qui ont d'autres fingularités dans leur conformation. Peut-être que le cerveau des perfonnes à qui ces crânes appartenoient, ne faifoit pas trop bien fes fonctions. Quoi qu'il en foit, leur cerveau s'eft prêté, fans fe détruire, à la conformation peu naturelle de ces crânes dans lefquels les parties de ces cerveaux ont dû prendre entre elles des arrangemens différens de ceux auxquels elles étoient deftinées. Quelques portions de la fubftance médullaire ont dû acquérir plus d'étendue, tandis que d'autres n'ont pas pu acquérir celle qu'elles doivent avoir, &c.

Je crois pouvoir placer ici l'observation que j'ai faite cette année sur un enfant de sept ou huit ans, mort d'hydrocéphale. La tête étoit beaucoup plus grosse que celle d'un adulte, excepté en devant, où elle n'avoit que l'étendue ordinaire à cet âge, mais latéralement & postérieurement elle étoit monstrueuse. L'eau étoit renfermée dans les ventricules, & il y en avoit plus d'une chopine. Si on veut faire quelques recherches sur le temps où a commencé cet hydrocéphale, il y a apparence que ce n'étoit qu'après que les os avoient commencé à être un peu unis entre eux par les sutures, sans cela il seroit arrivé ce qui arrive quand l'hydrocéphale commence de très-bonne heure; car alors les os du crâne s'écartent considérablement les uns des autres, & la membrane qui les unit par leurs bords, acquiert beaucoup d'étendue. Il falloit cependant qu'il y eût du temps que cet hydrocéphale eût commencé; puisque les os unis par leurs sutures, avoient eu le temps d'acquérir une étendue fort considérable : l'action de l'eau sur les parois des ventricules, & delà sur le cerveau, avoit obligé les os du crâne à prendre cet accroissement démesuré. Les apophyses pierreuses, qui sont

les os du corps les plus durs, avoient tout
au moins une longueur égale à celle qui
se trouve dans les plus grands crânes. On
voit par-là, que lorsque l'épanchement
d'eau dans les ventricules commence avant
que les os du crâne soient fortement unis
les uns avec les autres, les enfans qui ont
cette maladie peuvent vivre long-temps.
Dans le sujet qui m'a fourni cette observation, je n'ai trouvé aucun vice sensible
à la glande pituitaire, ni à l'*infundibulum*.

L'effet que l'eau, contenue dans les
ventricules, avoit produit sur la substance
du cerveau, ne mérite pas moins d'attention. Les parois des ventricules sont, dans
l'état naturel, appliquées les unes sur les
autres, & ne laissent presque pas de cavité
sensible. Dans cet hydrocéphale les parois
s'étoient écartées pour contenir plus d'une
chopine d'eau. Il falloit donc que la substance du cerveau qui compose ces parois,
fût considérablement alongée ; de plus,
il falloit que la substance corticale qui
étoit placée sur ces ventricules distendus,
& qui étoit appliqué contre le crâne, eût
beaucoup plus d'étendue qu'elle n'en devoit avoir ; aussi pour acquérir cette étendue, elle n'étoit point disposée en forme
de circonvolutions. Au lieu de se replier
en dedans pour former des circonvolutions développées, la substance médullaire formoit un second plan mince, appli-

qué fous le premier : on fent la raifon de cette difpofition. La pie - mère n'ayant point , comme à l'ordinaire, des circon-volutions du cerveau à fuivre , formoit auffi elle-même un plan fur la fubftance corticale.

On voit par cette obfervation & les précédentes, que le cerveau fe prête quel-quefois à un développement bien différent de celui qui doit s'y faire naturellement. Cette même obfervation , & ce que j'ai dit précédemment , prouve auffi que les parties les plus dures , c'eft-à-dire , les os , changent leur façon naturelle de fe développer dans un temps même où elles font déja grandes & épaiffes , & par con-féquent où elles oppofent plus de réfif-tance aux caufes qui agiffent pour faire changer la marche de leur accroiffement. Cette réflexion appliquée à l'état d'un fœtus qui n'a encore , pour ainfi dire , nulle forme & nulle folidité , fait conce-voir combien dans les premiers temps il peut fe former de configurations fingu-lières.

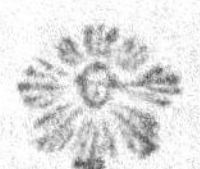

CHAPITRE XLIII.

Conséquences & observations relatives à la pratique.

TOUTES les connoissances du Médecin ont pour objet la guérison des maladies ou la conservation de la santé.

Toute occupation qui l'éloigne de cet objet, doit paroître à ses yeux une occupation frivole. Si l'anatomie n'étoit pas pour lui une source inépuisable de principes féconds, propres à le guider dans l'exercice de son art, il pourroit se dispenser d'ensanglanter tant de fois sa main dans les entrailles des morts. Mais telle est la fécondité de l'anatomie ; elle nourrit l'esprit du Médecin, (& l'esprit, ainsi que le corps, a besoin de l'être) des découvertes qui le rapprochent de l'être qui préside aux fonctions du corps humain, & elle fait éclore à chaque instant des rayons de lumière qui l'aident à découvrir les sentiers par où il doit marcher pour éviter les écueils & appercevoir la route qui conduit aux sources de la santé.

Les connoissances que nous venons d'acquérir sur la structure des os de la tête ne sont point des connoissances de pure

R v

ſpéculation. Les maladies de la tête ſont, ainſi que perſonne ne l'ignore, & très-fréquentes, & très-ſouvent funeſtes aux malades. L'oſtéologie de la tête nous preſcrit la méthode que nous venons de ſuivre dans le traitement de pluſieurs de ces maladies. L'étude des os de la tête eſt donc une occupation indiſpenſable au Médecin.

Les os du crâne, quelque ſolidement qu'ils ſoient articulés, ſont expoſés au choc des corps qui nous environnent; ils renferment le principe de nos connoiſſances & de nos mouvemens; ils ſe briſent & ſe fendent par le choc des corps dont ils ſont frappés; le périoſte dont ils ſont couverts ſe meurtrit aiſément; il s'enflamme, il ſe gangrene. Le péricrâne enflammé, porte bientôt le déſordre dans la dure mère, par les communications multipliées que ces deux membranes s'envoient mutuellement à l'endroit des trous, des fentes, des canaux dont le crâne eſt percé à l'endroit des ſutures, par leſquelles ces os ſont unis. Les fluides épanchés ſur le cerveau ou ſur la dure-mère, ſe corrompent, ſe pourriſſent, &, quand ils ne ſont pas évacués promptement, excitent des ſymptômes mortels. Leur ſimple ſéjour, quand même ils ne feroient pas ſuſceptibles de corruption, excite ſur le cerveau une compreſſion mortelle. Pour évacuer les fluides épanchés, l'on fait des ouvertures artificielles à la boîte osseuse qui enveloppe le cerveau ; c'est l'ostéologie qui nous fixe les endroits où nous devons prescrire ou faire ces ouvertures. C'est l'ostéologie qui nous défend d'appliquer le trépan sur les endroits des sutures ; elle nous fait connoître qu'en ces endroits la dure-mère se continue avec le péricrâne. C'est l'ostéologie qui nous défend de trépaner sur la partie inférieure de l'os frontal, en nous apprenant que le trépan, au lieu de pénétrer dans le crâne, ne pénétreroit que dans des cavités qui font partie de celles des narines ; elle nous instruit que quand même nous pénétrerions en trépanant dans ces endroits jusques dans la cavité du crâne, pendant qu'une partie de la couronne du trépan couperoit & déchireroit la dure-mère, l'autre partie de cette couronne tourneroit encore dans le vuide du sinus.

C'est l'ostéologie qui nous apprend à distinguer ou à ne pas confondre les fentes qui font les signes physiques des fractures, avec les sutures. Cette connoissance de laquelle dépend si souvent le sort des malades, n'est pas toujours facile à saisir. Sans le secours d'une connoissance exacte des os du crâne & de leurs sutures, des lieux où elles font placées, de la situation des os de Wormius, l'on peut aisément s'y méprendre. Hippocrate (*a*) , le père de la Médecine , reconnoît qu'il eſt tombé dans cette erreur : il convient que dans l'examen d'une plaie à la tête , il prit une fracture pour une ſuture ; mais ce qui prouve la candeur de ce grand Médecin , c'eſt qu'il avoue ingénument qu'il ne reconnut ſa faute que lorſqu'il n'étoit plus temps d'y remédier. Hippocrate ne ſeroit pas tombé dans cette mépriſe qui devroit faire trembler ceux qui oſent décider du ſort des malades ſans avoir une exacte connoiſſance de la ſtructure des os , s'il avoit eu bien préſente à l'eſprit la ſituation des ſutures des os du crâne. Hippocrate ſavoit que ces os ſont unis par ſutures ; mais il n'avoit pas une image exacte de leur ſituation & de leur étendue ; ou bien ſon eſprit occupé d'autres objets , ſe laiſſa égarer par des ſens preſque toujours trompeurs , quand l'attention ne les dirige pas.

Quoiqu'il n'y ait pas dans l'adulte de ſuture le long de l'épine frontale , il faut cependant dans les plaies qui ſont ſur cette partie , être très en garde , quand il s'agit de décider de la nature de cette plaie & des moyens d'y remédier : en effet , j'ai vu pluſieurs ſujets dont l'os frontal , même dans l'âge parfait , étoit diviſé en deux

______

(a) *De vulneribus capitis.*

parties par une suture. Quelqu'un qui ne
seroit pas instruit de cette vérité, pourroit
dans une plaie de la tête tomber dans une
erreur opposée à celle d'Hippocrate, c'est-
à-dire, prendre pour une fracture, une
fente ou une suture qui existe naturellement. Cette division de l'os frontal se
trouve très-fréquemment dans les jeunes
sujets ; j'ai dit ci-dessus qu'elle existoit
toujours dans le fœtus & dans l'enfance.
Nous avons dit que le sinus longitudinal
se prolongeoit depuis l'apophyse crista-
galli le long d'une gouttière qui répond à
l'épine frontale, & qui se prolonge de bas
en haut jusques à la suture coronale, &
depuis la suture coronale jusqu'à la tubérosité occipitale ; dans tous ces endroits,
il faut éviter, autant que l'on peut s'en
dispenser, d'appliquer le trépan.

Premièrement, parce qu'on doit être
assuré que le sinus longitudinal y est placé.
En second lieu, parce que la dure-mère
est très-adhérente à la surface intérieure
des os, principalement le long de la suture sagittale ; car en cet endroit, ainsi
que dans toutes les grandes sutures, le
péricrâne & la dure-mère communiquent
ensemble par des filets que ces deux membranes s'envoient réciproquement,

CHAPITRE XLIII.

Conséquences relatives à la pratique, déduites de la structure des Os Pariétaux.

LES os pariétaux sont presque nuds, ils ne sont recouverts dans la plus grande partie de leur étendue que par l'aponévrose des muscles frontaux, par la peau & le péricrâne ; ainsi les coups que l'on reçoit & les chutes que l'on fait sur ces os peuvent plus facilement les fracturer que l'os frontal, que l'occipital, que le temporal.

En effet, l'os frontal est recouvert du muscle sourcilier, du muscle frontal ; dans l'écartement de ses deux tables est pratiquée une grande cavité, sous laquelle paroît la table interne du crâne ; la paroi antérieure de chaque sinus frontal est un rempart pour la paroi intérieure. D'ailleurs, les éminences sourcilières forment une espèce de bourrelet osseux qui fortifie l'os frontal ; l'os occipital est terminé par une tubérosité très-forte & très-épaisse ; il est matelassé intérieurement par les muscles trapeze, splenius, complexus, grands droits, petits droits postérieurs, par les grands obliques, les petits obliques , & par les petits complexus.

Sa partie supérieure est recouverte des muscles occipitaux ; d'ailleurs , elle est très-forte ; la tubérosité la met à l'abri du choc dans les chûtes que nous faisons en arrière.

Les apophyses mastoïdes , les oreilles, les muscles sterno-mastoïdiens , les muscles temporaux suppléent à la foiblesse de la portion écailleuse de l'os temporal ; mais rien ne met à l'abri des coups & des chûtes les os pariétaux ; ils se présentent presque nuds à la surface des corps qui fondent sur eux ou sur lesquels nous tombons. Ces os sont plus minces , plus foibles que les autres os ; ils présentent une grande surface dont les plaies qui attaquent les parties de la tête qui répondent aux pariétaux , doivent faire redoubler l'attention du Médecin & du Chirurgien , en réfléchissant sur la figure du corps qui a fait la plaie , sur la violence avec laquelle il a agi , sur la hauteur de la chûte , si c'est une chûte qui a produit la plaie , sur l'âge du malade , sur la nature des symptômes de la maladie : le jugement que l'on portera sur la plaie , précédera en quelque sorte l'incision des tégumens , c'est-à-dire, que sans qu'il soit presque besoin d'ouvrir la plaie ou de la dilater , l'on sera en état de prononcer s'il y a fracture.

Une circonstance rend encore les plaies

des pariétaux dangereuses , c'est que les principales ramifications des artères & des veines de la dure - mère , rampent dans cette partie de la dure-mère , qui tapisse la table interne des os pariétaux ; ces ar-tères , par l'ébranlement externe qu'elles éprouvent à l'instant du coup , se cassent ; & il se fait un épanchement mortel , à moins que l'on ne donne issue aux fluides épanchés.

M. Hunauld a observé des fractures de l'os pariétal mortelles par des chûtes que trois à quatre enfans différens s'étoient faites en tombant simplement de leur hau-teur ; ce qu'il y a de singulier dans les faits que M. Hunauld rapportoit dans ses Cours particuliers , c'est que ces enfans après leur chûte n'avoient presque pas été malades ; c'est que dans les uns , plusieurs semaines s'étoient écoulées sans qu'il parût de grands accidens , c'est qu'il n'y avoit qu'une simple tumeur ou inflam-mation à l'endroit de la plaie , & que les autres avoient survécu à leur chûte pen-dant plusieurs mois , sans cesser de sortir & de se procurer les plaisirs ordinaires à l'enfance ; mais ces enfans, les uns plus tôt, les autres plus tard , furent attaqués tout-à-coup de tous les accidens qui accom-pagnent ordinairement les épanchemens sur le cerveau , produits par une chûte & par quelque coup à la tête : les parens interrogés, répondirent qu'il étoit vrai que leurs enfans étoient tombés; mais que leurs chûtes leur avoient paru de si peu de conséquence qu'ils n'avoient pas cru devoir l'avertir.

J'ai dit ci-dessus qu'il étoit resté une tumeur constante à l'endroit de la chûte, il n'en fallut pas davantage pour engager ce célèbre Médecin de toucher avec soin le lieu de la tumeur; il sentit à travers son épaisseur un bruit & une espèce de craquement; ç'en fut bien assez pour conclure qu'il y avoit fracture.

La maladie fut connue alors, mais il étoit trop tard; le mal étoit sans remède; le séjour des liqueurs épanchées en avoit altéré la qualité, elles s'étoient corrompues & avoient dérangé l'économie du cerveau: l'on fit une incision sur le pariétal; le péricrâne étoit séparé de la surface de l'os, ainsi qu'il arrive dans le dernier degré de la putréfaction ou du sphacèle; l'os pariétal étoit fracturé dans toute son étendue, par une fente longitudinale. De telles observations devroient engager ceux qui sont préposés à l'éducation des enfans, à ne les laisser jamais sans avoir la tête environnée d'un bourrelet circulaire.

Quoique j'aie dit que les os temporaux, l'os frontal & l'occipital se fracturent moins fréquemment que les pariétaux; quoique j'en aie fait connoître

les raisons , il n'en faut pas conclure que
ces os ne se fracturent jamais , soit par les
coups , soit par les chûtes ; j'ai voulu
seulement prouver que dans les plaies des
contusions de la tête qui ont leur siège
sur l'os pariétal , l'os est souvent fracturé ,
& que cela arrive quelquefois aux enfans,
sans que de telles fractures soient immédiatement suivies des signes qui caracté-
risent les fractures du crâne. Mais comment , dira-t-on , les os pariétaux peu-
vent-ils par une simple chûte se fracturer
dans leur longueur ? Comment , en ad-
mettant des fractures aussi grandes , concevoir qu'un enfant puisse vivre des mois
entiers sans éprouver aucun des accidens
qui accompagnent ordinairement les fractures du crâne ? Mais premièrement l'os
pariétal , ainsi que je l'ai dit ci-dessus ,
est , si l'on excepte la portion écailleuse
de l'os des tempes , le plus mince & le
plus foible des os du crâne : il est le plus
exposé aux coups & aux chûtes , il est
de tous les os du crâne celui qui se casse
le plus aisément dans la tendre enfance ;
on le casse aisément avec la main ; en le
pliant il éclate dans toute sa longueur , il
n'est recouvert d'aucune partie molle ; il
ne cède pas au choc des corps , parce
qu'étant large , & par conséquent les sutures qui l'unissent aux autres os étant
éloignées , les fêlures s'y prolongent dans

sa longueur ; l'on ne doit donc pas être
surpris que les enfans qui tombent de côté
sur des corps souvent très-durs , se fracturent quelquefois l'os pariétal sur lequel
ils tombent très-fréquemment.

Je reviens à la seconde demande : il
s'agit de savoir pourquoi l'os pariétal étant
fracturé en long dans les enfans dont je
viens de parler , les accidens ordinaires
aux fractures n'ont pas éclaté dès les pré-
miers jours. L'on en concevra facilement
la raison en faisant attention aux réflexions
suivantes. La cause la plus ordinaire des
accidens funestes qui accompagnent les
fractures du crâne est la compression que
le sang extravasé excite sur le cerveau : or,
dans les fractures où les os pariétaux sont
fendus depuis un de leurs bords jusques au
bord opposé , il est manifeste que le sang
extravasé ne sauroit faire une forte compression sur le cerveau des enfans. Car les
bords des os pariétaux , dans la tendre enfance, étant à peine unis avec les os voisins,
peuvent être rejettés en dehors par le
mouvement du cerveau ; les deux bords
de la fracture peuvent , par la même force
avec laquelle le cerveau s'élève , être un
peu écartés l'un de l'autre , & laisser une
libre sortie à la matière épanchée.

De ces deux raisons qui sont liées
l'une à l'autre , & qui sont fondées sur la
foiblesse des sutures dans la tendre enfance,

l'on peut donc conclure qu'il arrive quelquefois de très-longues fractures aux os
du crâne, sans que le cerveau soit com-
primé, & par conséquent sans que les
accidens, qui ont pour cause prochaine
& immédiate la compression du cerveau,
doivent éclater dans les premiers temps
qui suivent la fracture.

Mais ces maladies sont d'autant plus terribles, que sous des dehors trompeurs,
elles portent un coup mortel. En effet, le
sang extravasé jusques à une certaine quantité, ne peut être repris par les ouvertures
absorbantes des vaisseaux ; il s'accumule,
ses principes se décomposent, il se pourrit.
Il communique sourdement aux parties
voisines le poison dont il est infecté : ces
parties sont la dure-mère & le cerveau,
c'est-à-dire, les parties les plus importantes à la vie : alors tout-à-coup le malade, comme s'il étoit frappé de la fou-
dre, tombe dans des accidens funestes,
tels que la fièvre, les mouvemens convulsifs, le délire, accidens plutôt produits
par l'âcreté d'une matière âcre & irritante,
que par la compression. Mais bientôt, par
l'effet de la fièvre, les vaisseaux du voisinage se gonflent, s'enflamment ; il se
forme un dépôt dans toutes les parties,
sur lesquelles la matière âcre & la première
épanchée ne cesse point d'agir. Ce dépôt
presse le cerveau, il se forme même en

partie dans sa substance ; & alors l'assou-
pissement succède à la fièvre, & est en peu
de temps suivi de la mort du malade.

La structure, la direction, les unions
de l'os pariétal nous font encore comprendre la raison d'un phénomène inté-
ressant dans la pratique : il arrive quelquefois que par un coup violent, reçu à la
partie supérieure des os pariétaux, la
fracture n'arrive pas à l'endroit du coup,
mais à la partie inférieure du pariétal ; il
arrive même quelquefois qu'un tel coup
semble respecter le pariétal, pendant qu'il
fracture la partie écailleuse de l'os temporal.

L'ostéologie nous apprend que la partie
écailleuse de l'os temporal est tout à la
fois un arc-boutant qui appuie la partie inférieure de l'os pariétal, & une base sur
laquelle le bord inférieur du pariétal est
appuyé. Le coup porte sur le bord supérieur du pariétal, tend à enfoncer cet os ;
mais ce bord est plus fort que le bord inférieur ; sa figure, en forme de voûte,
lui donne une force nouvelle ; la violence
du coup s'amollit en partie dans la suture
sagittale, tous les points de la voûte osseuse
partagent une partie de la violence du
coup. Le bord inférieur étant plus foible,
plus droit, sera poussé de haut en bas
avec une violence extrême ; étant plus
foible & plus mince que le bord supérieur,

il pourra éclater, quoique ce soit au bord supérieur que le coup aura été porté.

Il se pourra même que la portion écailleuse se fracture, quoique le pariétal reçoive un coup porté sur la suture sagittale; parce que toute force qui tend à abaisser l'os pariétal, tend en même temps à jeter en dehors la portion écailleuse de l'os temporal, qui est, ainsi que je l'ai avancé, un arc - boutant qui supplée à la foiblesse du bord inférieur de l'os pariétal.

Fin du Tome second.

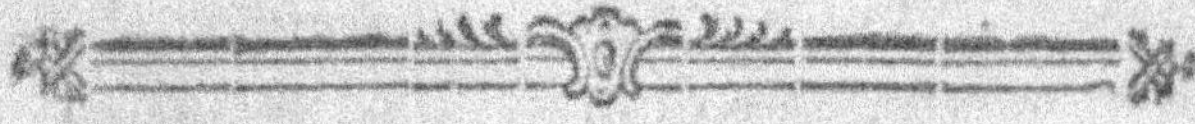

EXPLICATION
DE LA PLANCHE
DU TOME II.

FIGURE PREMIERE.

Représente une coupe verticale du crâne qui passe par les os pariétaux & les deux temporaux. On a un peu écarté ces os les uns des autres dans cette figure, pour la rendre plus nette.

A   Un fardeau appuyé sur la suture sagittale.

B   La suture sagittale.

C C   La partie supérieure des pariétaux.

DD   La partie inférieure des pariétaux qui sont déjettés en dehors par l'effort du poids.

EE   Les temporaux avec leurs sutures écailleuses, qui, en retenant les extrémités des pariétaux DD contre l'effort du poids A, font la fonction de mur-boutant.

FIGURE II.

Représente le coronal vu de derrière en

devant pour qu'on remarque sa circonférence dont le bord supérieur
BAB regarde en dedans , & par-là
est en état de s'appuyer sur les pariétaux.

FIGURE III.

Représente la moitié du coronal du côté
gauche.

AB Partie supérieure du bord coronal
dont la coupe regarde en dedans ,
& est soutenue par le pariétal.

BC Partie inférieure du même bord ,
dont la coupe regarde en dehors ,
& qui soutient le pariétal.

FIGURE IV.

Représente la face interne d'un pariétal
gauche.

FG Est son bord antérieur dont la partie
supérieure DF soutient le coronal.
Sa partie inférieure FG est soutenue
par le coronal.

FIGURE V.

Représente la face interne du même pariétal , pour qu'on y remarque la
coupe DF qui ne pouvoit pas paroître dans la figure précédente.

Fin de l'Explication des Figures.